U0307844

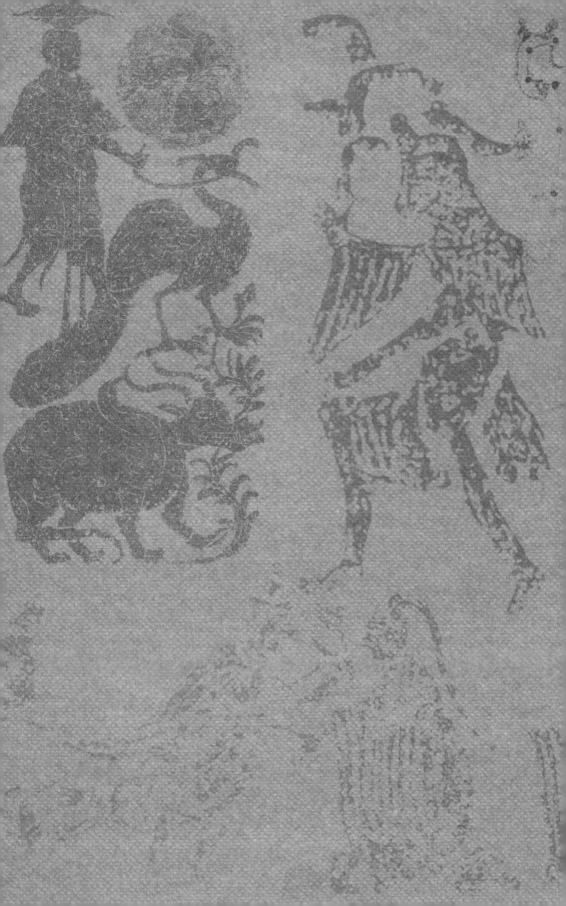

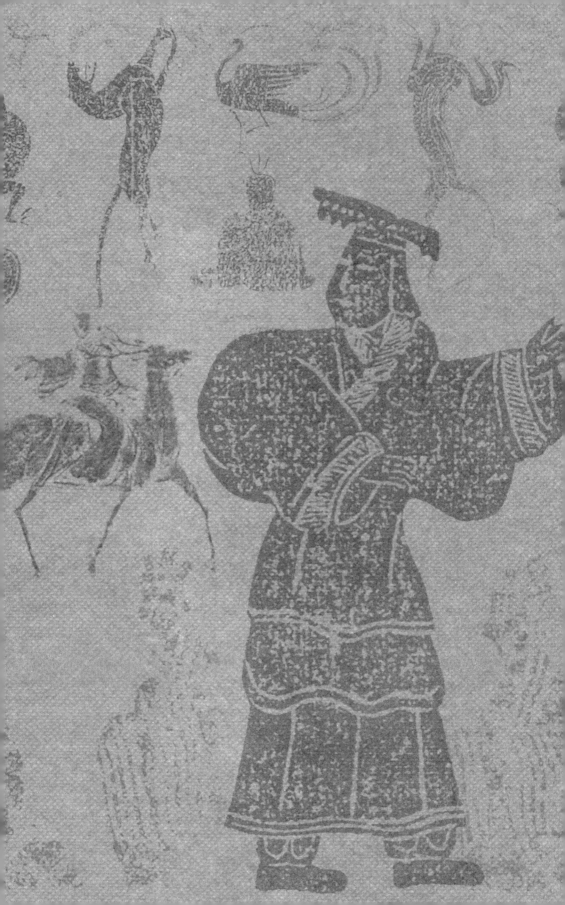

中国古医籍整理丛书

方氏脉症正宗

清·方肇权 著

朱德明 校注

中国中医药出版社

·北京·

图书在版编目（CIP）数据

方氏脉症正宗／（清）方肇权著；朱德明校注．—北京：中国
中医药出版社，2015.12

（中国古医籍整理丛书）

ISBN 978 – 7 – 5132 – 3087 – 2

Ⅰ．①方…　Ⅱ．①方…②朱…　Ⅲ．①脉学 – 中国 – 清代
Ⅳ．①R241.1

中国版本图书馆 CIP 数据核字（2016）第 007015 号

中 国 中 医 药 出 版 社 出 版
北京市朝阳区北三环东路 28 号易亨大厦 16 层
邮政编码　100013
传真　010 64405750
保定市中画美凯印刷有限公司印刷
各地新华书店经销

*

开本 710 × 1000　1/16　印张 23.75　字数 150 千字
2015 年 12 月第 1 版　2015 年 12 月第 1 次印刷
书　号　ISBN 978 – 7 – 5132 – 3087 – 2

*

定价　68.00 元
网址　www. cptcm. com

国家中医药管理局
中医药古籍保护与利用能力建设项目
组织工作委员会

主 任 委 员 王国强

副 主 任 委 员 王志勇 李大宁

执 行 主 任 委 员 曹洪欣 苏钢强 王国辰 欧阳兵

执行副主任委员 李 昱 武 东 李秀明 张成博

委 员

各省市项目组分管领导和主要专家

（山东省）武继彪 欧阳兵 张成博 贾青顺

（江苏省）吴勉华 周仲瑛 段金廒 胡 烈

（上海市）张怀琼 季 光 严世芸 段逸山

（福建省）阮诗玮 陈立典 李灿东 纪立金

（浙江省）徐伟伟 范永升 柴可群 盛增秀

（陕西省）黄立勋 呼 燕 魏少阳 苏荣彪

（河南省）夏祖昌 刘文第 韩新峰 许敬生

（辽宁省）杨关林 康廷国 石 岩 李德新

（四川省）杨殿兴 梁繁荣 余曙光 张 毅

各项目组负责人

王振国（山东省） 王旭东（江苏省） 张如青（上海市）

李灿东（福建省） 陈勇毅（浙江省） 焦振廉（陕西省）

蔡永敏（河南省） 鞠宝兆（辽宁省） 和中浚（四川省）

项目专家组

顾　问　马继兴　张灿玾　李经纬

组　长　余瀛鳌

成　员　李致忠　钱超尘　段逸山　严世芸　鲁兆麟
　　　　郑金生　林端宜　欧阳兵　高文柱　柳长华
　　　　王振国　王旭东　崔　蒙　严季澜　黄龙祥
　　　　陈勇毅　张志清

项目办公室（组织工作委员会办公室）

主　任　王振国　王思成

副主任　王振宇　刘群峰　陈榕虎　杨振宁　朱毓梅
　　　　刘更生　华中健

成　员　陈丽娜　邱　岳　王　庆　王　鹏　王春燕
　　　　郭瑞华　宋咏梅　周　扬　范　磊　张永泰
　　　　罗海鹰　王　爽　王　捷　贺晓路　熊智波

秘　书　张丰聪

前　言

　　中医药古籍是传承中华优秀文化的重要载体，也是中医学传承数千年的知识宝库，凝聚着中华民族特有的精神价值、思维方法、生命理论和医疗经验，不仅对于传承中医学术具有重要的历史价值，更是现代中医药科技创新和学术进步的源头和根基。保护和利用好中医药古籍，是弘扬中国优秀传统文化、传承中医学术的必由之路，事关中医药事业发展全局。

　　1949 年以来，在政府的大力支持和推动下，开展了系统的中医药古籍整理研究。1958 年，国务院科学规划委员会古籍整理出版规划小组在北京成立，负责指导全国的古籍整理出版工作。1982 年，国务院古籍整理出版规划小组召开全国古籍整理出版规划会议，制定了《古籍整理出版规划（1982—1990）》，卫生部先后下达了两批 200 余种中医古籍整理任务，掀起了中医古籍整理研究的新高潮，对中医文化与学术的弘扬、传承和发展，发挥了极其重要的作用，产生了不可估量的深远影响。

　　2007 年《国务院办公厅关于进一步加强古籍保护工作的意见》明确提出进一步加强古籍整理、出版和研究利用，以及

"保护为主、抢救第一、合理利用、加强管理"的方针。2009年《国务院关于扶持和促进中医药事业发展的若干意见》指出，要"开展中医药古籍普查登记，建立综合信息数据库和珍贵古籍名录，加强整理、出版、研究和利用"。《中医药创新发展规划纲要（2006—2020）》强调继承与创新并重，推动中医药传承与创新发展。

2003～2010年，国家财政多次立项支持中国中医科学院开展针对性中医药古籍抢救保护工作，在中国中医科学院图书馆设立全国唯一的行业古籍保护中心，影印抢救濒危珍本、孤本中医古籍1640余种；整理发布《中国中医古籍总目》；遴选351种孤本收入《中医古籍孤本大全》影印出版；开展了海外中医古籍目录调研和孤本回归工作，收集了11个国家和2个地区137个图书馆的240余种书目，基本摸清流失海外的中医古籍现状，确定国内失传的中医药古籍共有220种，复制出版海外所藏中医药古籍133种。2010年，国家财政部、国家中医药管理局设立"中医药古籍保护与利用能力建设项目"，资助整理400余种中医药古籍，并着眼于加强中医药古籍保护和研究机构建设，培养中医古籍整理研究的后备人才，全面提高中医药古籍保护与利用能力。

在此，国家中医药管理局成立了中医药古籍保护和利用专家组和项目办公室，专家组负责项目指导、咨询、质量把关，项目办公室负责实施过程的统筹协调。专家组成员对古籍整理研究具有丰富的经验，有的专家从事古籍整理研究长达70余年，深知中医药古籍整理研究的重要性、艰巨性与复杂性，履行职责认真务实。专家组从书目确定、版本选择、点校、注释等各方面，为项目实施提供了强有力的专业指导。老一辈专家的学术水平和智慧，是项目成功的重要保证。项目承担单位山东中医药大学、南京中医药大学、上海中医药大学、福建中医药大学、浙江省中医药研究院、陕西省中医药研究院、河南省中医药研究院、辽宁中医药大学、成都中医药大学及所在省市中医药管理部门精心组织，充分发挥区域间互补协作的优势，并得到承担项目出版工作的中国中医药出版社大力配合，全面推进中医药古籍保护与利用网络体系的构建和人才队伍建设，使一批有志于中医学术传承与古籍整理工作的人才凝聚在一起，研究队伍日益壮大，研究水平不断提高。

本着"抢救、保护、发掘、利用"的理念，该项目重点选择近60年未曾出版的重要古医籍，综合考虑所选古籍的保护价值、学术价值和实用价值。400余种中医药古籍涵盖了医经、基础理论、诊法、伤寒金匮、温病、本草、方书、内科、外科、女科、儿科、伤科、眼科、咽喉口齿、针灸推拿、养生、医案医话医论、医史、临证综合等门类，跨越唐、宋、金元、明以迄清末。全部古籍均按照项目办公室组织完成的行业标准《中医古籍整理规范》及《中医药古籍整理细则》进行整理校注，绝大多数中医药古籍是第一次校注出版，一批孤本、稿本、抄本更是首次整理面世。对一些重要学术问题的研究成果，则集中收录于各书的"校注说明"或"校注后记"中。

"既出书又出人"是本项目追求的目标。近年来，中医药古籍整理工作形势严峻，老一辈逐渐退出，新一代普遍存在整理研究古籍的经验不足、专业思想不坚定等问题，使中医古籍整理面临人才流失严重、青黄不接的局面。通过本项目实施，搭建平台，完善机制，培养队伍，提升能力，经过近5年的建设，锻炼了一批优秀人才，老中青三代齐聚一堂，有效地稳定了研究队伍，为中医药古籍整理工作的开展和中医文化与学术的传承提供必备的知识和人才储备。

本项目的实施与《中国古医籍整理丛书》的出版，对于加强中医药古籍文献研究队伍建设、建立古籍研究平台，提高古籍整理水平均具有积极的推动作用，对弘扬我国优秀传统文化，推进中医药继承创新，进一步发挥中医药服务民众的养生保健与防病治病作用将产生深远影响。

第九届、第十届全国人大常委会副委员长许嘉璐先生，国家卫生计生委副主任、国家中医药管理局局长、中华中医药学会会长王国强先生，我国著名医史文献专家、中国中医科学院马继兴先生在百忙之中为丛书作序，我们深表敬意和感谢。

由于参与校注整理工作的人员较多，水平不一，诸多方面尚未臻完善，希望专家、读者不吝赐教。

国家中医药管理局中医药古籍保护与利用能力建设项目办公室

二〇一四年十二月

许 序

"中医"之名立，迄今不逾百年，所以冠以"中"字者，以别于"洋"与"西"也。慎思之，明辨之，斯名之出，无奈耳，或亦时人不甘泯没而特标其犹在之举也。

前此，祖传医术（今世方称为"学"）绵延数千载，救民无数；华夏屡遭时疫，皆仰之以度困厄。中华民族之未如印第安遭染殖民者所携疾病而族灭者，中医之功也。

医兴则国兴，国强则医强。百年运衰，岂但国土肢解，五千年文明亦不得全，非遭泯灭，即蒙冤扭曲。西方医学以其捷便速效，始则为传教之利器，继则以"科学"之冕畅行于中华。中医虽为内外所夹击，斥之为蒙昧，为伪医，然四亿同胞衣食不保，得获西医之益者甚寡，中医犹为人民之所赖。虽然，中国医学日益陵替，乃不可免，势使之然也。呜呼！覆巢之下安有完卵？

嗣后，国家新生，中医旋即得以重振，与西医并举，探寻结合之路。今也，中华诸多文化，自民俗、礼仪、工艺、戏曲、历史、文学，以至伦理、信仰，皆渐复起，中国医学之兴乃属必然。

迄今中医犹为国家医疗系统之辅，城市尤甚。何哉？盖一则西医赖声、光、电技术而于20世纪发展极速，中医则难见其进。二则国人惊羡西医之"立竿见影"，遂以为其事事胜于中医。然西医已自觉将入绝境：其若干医法正负效应相若，甚或负远逾于正；研究医理者，渐知人乃一整体，心、身非如中世纪所认定为二对立物，且人体亦非宇宙之中心，仅为其一小单位，与宇宙万象万物息息相关。认识至此，其已向中国医学之理念"靠拢"矣，虽彼未必知中国医学何如也。唯其不知中国医理何如，纯由其实践而有所悟，益以证中国之认识人体不为伪，亦不为玄虚。然国人知此趋向者，几人？

国医欲再现宋明清高峰，成国中主流医学，则一须继承，一须创新。继承则必深研原典，激清汰浊，复吸纳西医及我藏、蒙、维、回、苗、彝诸民族医术之精华；创新之道，在于今之科技，既用其器，亦参照其道，反思己之医理，审问之，笃行之，深化之，普及之，于普及中认知人体及环境古今之异，以建成当代国医理论。欲达于斯境，或需百年欤？予恐西医既已醒悟，若加力吸收中医精粹，促中医西医深度结合，形成21世纪之新医学，届时"制高点"将在何方？国人于此转折之机，能不忧虑而奋力乎？

予所谓深研之原典，非指一二习见之书、千古权威之作；就医界整体言之，所传所承自应为医籍之全部。盖后世名医所著，乃其秉诸前人所述，总结终生行医用药经验所得，自当已成今世、后世之要籍。

盛世修典，信然。盖典籍得修，方可言传言承。虽前此50余载已启医籍整理、出版之役，惜旋即中辍。阅20载再兴整理、出版之潮，世所罕见之要籍千余部陆续问世，洋洋大观。

今复有"中医药古籍保护与利用能力建设"之工程，集九省市专家，历经五载，董理出版自唐迄清医籍，都400余种，凡中医之基础医理、伤寒、温病及各科诊治、医案医话、推拿本草，俱涵盖之。

噫！璐既知此，能不胜其悦乎？汇集刻印医籍，自古有之，然孰与今世之盛且精也！自今而后，中国医家及患者，得览斯典，当于前人益敬而畏之矣。中华民族之屡经灾难而益蕃，乃至未来之永续，端赖之也，自今以往岂可不后出转精乎？典籍既蜂出矣，余则有望于来者。

谨序。

第九届、十届全国人大常委会副委员长

许嘉璐

二〇一四年冬

王 序

中医学是中华民族在长期生产生活实践中，在与疾病作斗争中逐步形成并不断丰富发展的医学科学，是中国古代科学的瑰宝，为中华民族的繁衍昌盛作出了巨大贡献，对世界文明进步产生了积极影响。时至今日，中医学作为我国医学的特色和重要医药卫生资源，与西医学相互补充、相互促进、协调发展，共同担负着维护和促进人民健康的任务，已成为我国医药卫生事业的重要特征和显著优势。

中医药古籍在存世的中华古籍中占有相当重要的比重，不仅是中医学术传承数千年最为重要的知识载体，也是中医为中华民族繁衍昌盛发挥重要作用的历史见证。中医药典籍不仅承载着中医的学术经验，而且蕴含着中华民族优秀的思想文化，凝聚着中华民族的聪明智慧，是祖先留给我们的宝贵物质财富和精神财富。加强对中医药古籍的保护与利用，既是中医学发展的需要，也是传承中华文化的迫切要求，更是历史赋予我们的责任。

2010 年，国家中医药管理局启动了中医药古籍保护与利用能力建设项目。这既是传承中医药的重要工程，也是弘扬优秀民族文化的重要举措，不仅能够全面推进中医药的有效继承和创新发展，为维护人民健康做出贡献，也能够彰显中华民族的璀璨文化，为实现中华民族伟大复兴的中国梦作出贡献。

相信这项工作一定能造福当今，嘉惠后世，福泽绵长。

国家卫生与计划生育委员会副主任

国家中医药管理局局长

中华中医药学会会长

王国强

二〇一四年十二月

马 序

　　新中国成立以来，党和国家高度重视中医药事业发展，重视古籍的保护、整理和研究工作。自 1958 年始，国务院先后成立了三届古籍整理出版规划小组，分别由齐燕铭、李一氓、匡亚明担任组长，主持制订了《整理和出版古籍十年规划 (1962—1972)》《古籍整理出版规划（1982—1990)》《中国古籍整理出版十年规划和"八五"计划（1991—2000)》等，而第三次规划中医药古籍整理即纳入其中。1982 年 9 月，卫生部下发《1982—1990 年中医古籍整理出版规划》，1983 年 1 月，中医古籍整理出版办公室正式成立，保证了中医古籍整理出版规划的实施。2002 年 2 月，《国家古籍整理出版"十五"(2001—2005）重点规划》经新闻出版署和全国古籍整理出版规划领导小组批准，颁布实施。其后，又陆续制定了国家古籍整理出版"十一五"和"十二五"重点规划。国家财政多次立项支持中国中医科学院开展针对性中医药古籍抢救保护工作，文化部在中国中医科学院图书馆专门设立全国唯一的行业古籍保护中心，国家先后投入中医药古籍保护专项经费超过 3000 万元、影印抢救濒危珍、善、孤本中医古籍1640余种，开展了海外中医古籍目录调研和孤本回归工作。2010年，国家财政部、国家中医药管理局安排国家公共卫生专项资金，设立了"中医药古籍保护与利用能力建设项目"，这是继1982～1986年第一批、第二批重要中医药古籍整理之后的又一次大规模古籍整理工程，重点整理新中国成立后未曾出版的重要古籍，目标是形成并普及规范的通行本、传世本。

为保证项目的顺利实施，项目组特别成立了专家组，承担咨询和技术指导，以及古籍出版之前的审定工作。专家组中的许多成员虽逾古稀之年，但老骥伏枥，孜孜不倦，不仅对项目进行宏观指导和质量把关，更重要的是通过古籍整理，以老带新，言传身教，培养一批中医药古籍整理研究的后备人才，促进了中医药古籍保护和研究机构建设，全面提升了我国中医药古籍保护与利用能力。

作为项目组顾问之一，我深感中医药古籍保护、抢救与整理工作的重要性和紧迫性，也深知传承中医药古籍整理经验任重而道远。令人欣慰的是，在项目实施过程中，我看到了老中青三代的紧密衔接，看到了大家的坚持和努力，看到了年轻一代的成长。相信中医药古籍整理工作的将来会越来越好，中医药学的发展会越来越好。

欣喜之余，以是为序。

中国中医科学院研究员

马继兴

二〇一四年十二月

校注说明

《方氏脉症正宗》，又名《医学正宗》，四卷，清·方肇权撰。综合性医书，其中卷一以脉诊和方剂为主，卷二至卷四则分列内、外、妇、儿等各科疾病的症、治、方药及医案，卷末又附有针灸撷英并常用药药性述要。

该书现存家刻本和复刻本两种，家刻本为乾隆十四年（1749）方氏存仁堂首刊本，复刻本为嘉庆四年（1799）武林大成斋刻本。较之家刻本，复刻本刊刻工整，校勘精良。从内容上看比家刻本准确，更接近该书的原貌。因此，本次整理以清嘉庆四年己未（1799）武林大成斋刻本为底本，乾隆十四年（1749）方氏存仁堂家刻本（以下简称为家刻本）为主校本。

校注原则如下：

1. 凡属繁体字、古字、异体字及俗字等，一律径改为现代通行简化字。

2. 原书为竖排版，现改为横排，故凡遇"右""左"等表示方位的名词，均相应地径改为"上""下"等。

3. 全书添加现行规范的标点符号，总以医理正确、文理通达、医文兼顾为标准。其中凡涉及书名、简称书名以及某一篇名时，一律加书名号，如《脉诀》《伤寒》《太素脉》等；若泛言"经云""本草云"时，其"经"与"本草"一般不加书名号；方剂名称中所含书名亦不加书名号；原书引用古代文献，因其往往不是古籍原文，故引文前只用冒号而不用引号。

4. 凡属难字、僻字、异读字等，均注明字音，注音采用汉语拼音加直音的方法，加括号书于被注音词之后，如：瘀

（diào 吊）、颡颥（niè rú 啮如）；凡属本有其字的通假字，费解的字、词、古证名、古药名以及部分专用名词或术语等，均予以训释；对于书中引用的成语、典故等则考证其出处，辨明语义。注释采用浅显的文言句式，力求注文、引证准确而简明。一般于首见处加注，凡重出则不再出注。

5. 原书目录较为简略，为方便读者，此次整理依据正文标题补入。又原书目录有与正文标题不符者，则根据目录及正文标题相互订正之，不出校记；若正文标题有错漏者，则根据正文内容订正或补入，并出校记。

序 一

　　昔范文正公征贵贱于术士，首问作相，次问为医，谓：为此二端，可以救世。大矣哉！仁人之言乎？盖中古以还，时气多戾，补天时之阙，调人气之和，莫近于医。精其术者，救患扶危，一方托赖，而又著为成书，以流传于四海，则康济群生，愈推愈远，即谓之功齐良相可也。

　　予幼习举业，旁罗百家，独未暇于轩岐之术，盖抱愧昔贤久矣！岁次己巳孟春朔日①，沐盥敬拜于先祠。祠有修谱之役，工将告竣，庑②下梨枣③堆积尚多，予因而问之，梓人曰：徽郡方子之医书也。持稿以归，阅之数日，叹其用力之精勤，非苟作者。盖方子以为世医脉理未明，温凉倒置，贻误于人不浅，故作是书，对症抄方，收速效之功，免庸工之累，意良厚也。且其改正汤散，申明脉诀，渺悟精思，足补前人之未备；辨别症候，分析寒热，穷原极委，洞达经络之由来。若其中所立医案，皆凭脉用药，或燥热，或寒凉，或益气，或养血，或见血而不治血，或见痰而不理痰，响应桴鼓，幽微细切，妙合神机。信乎！方子之识解冠群医，而其研穷于此者，亦非一朝夕之故也。噫！士君子束发受书，穷年兀兀④，或不免终老牖下⑤，即

---

① 孟春朔日：即农历正月初一日。
② 庑（wǔ 武）：堂下周围的廊屋，也泛指房屋。
③ 梨枣：旧时刻版印书多用梨木或枣木，故以梨枣代指书版。
④ 兀兀：勤奋刻苦貌。
⑤ 牖（yǒu）下：家中。牖，古建筑中室与堂之间的窗子。

幸一弋获①，而终不显于朝，不竟其用于世者何可胜数！今方子以逍遥山水之身，乃能潜心于艺，著书行世，俾知医者益精其长，不知医者亦得敬用其方，则其利益于天下后世良非浅鲜。以视世之学成而无所用者，相去奚啻②径庭哉！

夏五月，得晤方子，具述作书之意，请序于予。予素不知医，顾今闲居肆力③，意且将舍旧图新，用其所未足，而深幸方子之书之适获我心也。爰弁④数语于简端，以美其济世之功云。

时乾隆己巳秋七月钱为光顿首拜题

---

① 弋（yì 易）获：获取，射取。
② 奚啻（xī chì 希斥）：亦作"奚翅"，何止，岂但。
③ 肆力，尽力。
④ 弁（biàn 变）：置于前端。

序 二

古人云：不为良相，即为良医。又云：为人子者，不可不知医。盖相则燮理①阴阳，可以寿世；医明寒热虚实，可以寿人。世固人之推也，父母又人之最亲者也，事虽殊而理一以贯之矣。予族兄秉钧，与予世居海阳②之东山，比屋而处，塾亦为邻，于是出入与偕十有余载。弱冠后，各就性之所近而致力焉。予习饿业③，为诸生二十余年，贡入成均④，无所树立，穷愁万端。兄业轩岐，遨游于大江南北，而见夫世之知医者，亦虽不乏人；其名为医而实不知医者，亦复比比而是。于是悯其以讹传讹，误人误世，乃屏绝人事，避迹深山，取《内经·素问》、百氏之书，殚心毕力，穷极奥精，由博而约，分门别类，著《脉症正宗》四卷，脉、方、症、治，靡不辨论精详，男、女、大、小以至针灸，一切考究入微，非数十年之苦心，加以四三年之并力，曷克臻此！观其寿人寿世之心如是，其于医也，可不谓良哉！今夏五月，予以庐墓⑤之故，仍留阖闾城⑥西贞山东麓。兄自京江访予山中，出其所著示予，且曰：将梓之，以为宇内名为医而不知医，与夫为人子之不知医者便。予受而卒读之，见其脉分迟数，病判阴阳，方成拟类，案凭治效，以其

---

① 燮（xiè 谢）理：协和治理。燮，谐和，调和。
② 海阳：今安徽歙县、休宁一带，古称海阳。
③ 饿业：即举子业。古时为应科举考试而准备的学业，明清时专指八股文。
④ 成均：《周礼》称大学为成均，后泛称官设的最高学府。
⑤ 庐墓：古时指服丧期间在墓旁搭盖小屋居住，守护坟墓。
⑥ 阖闾城：即苏州古城。

生平之有得，独出新裁，发前人未发之秘，不特可为医家之卢扁①，人子之指南。直与家前辈古庵②《丹溪心法附余》诸书后先辉映，其寿人寿世无疑已。爰语兄曰：急从事。吾知世之为医为子者见是书，鲜不愿各置一编于案头也。是为序。

时乾隆己巳午月端阳前二日愚弟辅渭游氏书于蓼庐之草舍

① 卢扁：即扁鹊，或谓其为卢地人，故称。
② 古庵：即明代休宁籍医家方广，字约之，号古庵，著有《丹溪心法附余》等。

序　三

　　盖①闻医不三世，不服其药。为是语者，亦谓甫②习岐黄，寡闻渺见，恐未能按脉理辨虚实耳。然亦未可概论，试观古之名医如刘河间、李东垣、张仲景、朱丹溪辈，非有家学之渊源，而著书立说，至今脍炙人口，是则非三世之言，又不可执矣。

　　予族兄秉钧，性本慈仁，行素敦笃，久存心于拯救，尝谓人曰：士生斯世，不能为良相以治世，当为良医以济世。盖医有参赞化育之功，起死回生之力，裨益于人者原自不浅。因是博览群书，究心脉理，更考道于吴、楚、黄③、宛④间之负名者，常满目矣！忆自晴川聚首，观其审脉理，深得呼吸之调匀，辨症候，心白寒热之无拗。常以人之疾病为己任，每见利而多却之。予曰：人生斯世，不为名则为利，兄何为其然也？兄曰：我为世之下工误人，因矢志学道以拯济，若重金帛，是初终易操也。予曰：惟如是，兄诚仁人也。但仁及一方，未仁及天下后世，利似未溥⑤。窃为兄计，曷若效古人，既竭目力焉，复继以规矩，既竭耳力焉，复继以律吕⑥，既得之于心者，笔之于纸，则可泽及远施，而天下后世皆得以蹈法从正，共沐仁人

---

　　① 盖：丛刊本作"窃"。

　　② 甫：起初，刚开始。

　　③ 黄：古地名，今河南省潢川县西。

　　④ 宛：古时楚国地名，治所在今河南省南阳市。

　　⑤ 溥（pǔ 圃）：通"普"，普遍，广大。《诗·小雅·北山》："溥天之下，莫非王土。"

　　⑥ 律吕：中国古代十二音律的总称，其中奇数各律称六阳律，偶数各律称六阴吕。

之赐也。兄曰：我固有志而未逮也。嗣后，予晦迹①须坞、雏溪之上，兄自徽游润城②，将生平之辛勤，果汇为一编。己巳春，来访于予，出囊中书示之。细阅之，脉理中分提纲、引入式、别形容、正主病、补穷微，可谓洞达周身之膜原，援引学者之阶梯。且讲症候，规以迟、数中之有力无力，而决病源，则知寒热虚实之无遗，剂之温凉寒热悉备矣。是皆越前人范围，而指迷解惑。书列方散，较士材之《必读》《三书》③更为详密。则此《脉症正宗》非金针至宝乎！习轩岐者，诚家藏一帙而玩读之，则破愚正误，虽仓公、扁鹊不得独擅其名矣！兹因兰陵诸友急请付梓，故聊述其志以弁于首云。

时乾隆己巳年孟春月之吉愚弟逸樵淳文朴氏题于雏溪之草堂

---

① 晦迹：谓隐居匿迹。

② 润城：故称润州，即江苏镇江、金坛一带。

③ 三书：即《士材三书》（《诊家正眼》《本草通玄》《病机沙篆》），明代李中梓（士材）撰。

自　序

权，休邑东山里人也。少贫，未能卒业诗书，将成童辄奔走衣食。已而母吴氏初患崩漏，非沉疴异候，时权未谙岐黄，惟侍汤药，以为母患于医是赖，不意经历多医，五载弗效，始知医中亦有误人，不禁憾之。乃购古今医典《灵枢》、诸书方药，昼夜揣摩，经五寒暑，颇有心得。私心窃谓：庶几可问世，不负病者矣。

于是涉江、浙，越汉、湘，历病千般，怪奇百出，虽未获全收其功，而病源颇未错误。因念遍阅悬壶之家，射猎数卷，或吸呼未得，迟数罔闻，俾寒热之倒置，又温凉之失度，纵满口方书，未足矜夸①也。或无心领悟，而数奇时可，谈言微中，及叩其根底，茫然莫辨者。又强记汤散、草术、单方，未可以思射利也。常有资高学广而傲物偏执者，未能融贯于当时也。嗟乎！安得谓曲弥高，和弥寡乎！权也有志未逮，思广活人，乃入山诛茅②，殚数年之心力，著成卷帙，准以呼吸迟数为脉中提纲，以寒热虚实为病中要领，以气血为身中根本，其余二十六字兼附其间，稽之病症百有余条，尽在十字之内，融会贯通，毫发无憾。唯同志之士鉴权苦心，置案寓目③，近之则可以养身全家，远之亦得以济人利世也。抑权尝思云间④为天医

① 矜夸：骄傲自夸。
② 诛茅：芟除茅草，引申谓结庐安居，隐逸山林。
③ 寓目：过目，观看。《左传·僖公二十八年》："君凭轼而观之，得臣与寓目焉。"
④ 云间：江苏松江县之古称。

落垣①，明医递兴，岁丁卯，游屐偶及，心期就正，然而所见不逮所闻，益叹医道之明之难如此。近抵润城，有蒋子伯言臂肘久患，问治于权，稍稍为之酌剂，其时运棹②如故。其事母也孝，其居心也善，已刊《妙应真经》济世，及观权著，击节称赏。噫，异哉！千里相逢，遽成知己乎哉。忆东山之先，前明时有方文公者，医号故庵，于《丹溪心法附余》之外，仍著有《病源赋》《陶氏伤寒节抄》《本草集要》《重选药性类要》《脉诀杂录》《医指天机》诸书以行于世。权固不敢步其后尘，然于脉理补正，症候分清，处方用药，切中病情，皆排弊归正，发明无隐，其于世也或不无小补云耳。

时乾隆己巳季夏月之吉新安方肇权秉钧氏自序于存仁堂

---

① 天医落垣：天医，掌管疾病事务的星神；垣，星的区域，古代把众星分为上、中、下三垣。

② 棹（zhào）：长的船桨。

凡　例

是书之作，愚业岐黄，常经山州草县、穷乡僻野，历见医生辈读之《脉诀》，皆高阳生假王叔和之名而作也。所看之书仅《万病回春》《寿世保元》，则以为得之矣。是二书者，无过以各家章句袭窃成卷，并未相贯《内经》奥典，又未确酌脉理渊源，顺易之病有录，反难之症莫题，寒热倒置，温凉失用，致误于世也。总之，山州草县书肆无《内经》圣典、名家遗言、发补前人未备之书，使有志之士何以得读耶？思以学圣而入贤，学贤而入士，不可得也已，致令中材者仍守中材耳。愚因此目击心伤，不幸身老，勉工夫，励精神，草成是书，刊刻成卷，遍达州县乡僻，使有志入岐黄者诵之朗然明白，再不误于世之冤药者也。

是书名《脉症正宗》者，睹世之诊候经脉者多不从呼吸，迟数罔闻，致病症错乱，用药相反，而误病者之无宁日也。愚故将《脉诀》首分"呼吸迟数"，将症候重别"寒热虚实"，八字中诚医家治病之纲领，《正宗》因而名焉。后白下①改《医学正宗》。

是书首篇因高阳生造伪诀，错乱颠倒，惑世已久，习之者皆误疾病之人不浅也，故不得不驳之。

是书各症候篇首"古人云"者，皆先圣贤之典，致中古之士俱承其文而注说耳。愚读圣贤之典，多有切于病情者，然亦有病情中未尽切者，又或题其本而未齐末者。然后之人

---

① 白下：古地名，今属南京。

多守其文，执而未能变者有之，亦有遵其本难明其末者有之，按病不切情，如草木不知根荄也；病不齐末，如花果未能成实也。愚因此按症辨驳，归及原由，补其未备，主治得宜，使习之者一目心雪，不误于世人。愚岂好名哉？愚不得已也。

诸家《脉诀》或三篇或五篇者，皆统而言之，未分次第，读之者而无条绪，反有却退之志。愚今立《脉诀》几篇，分之次第，先辨左右手排列脏腑，使读者不必株守拗规，要知脏腑强弱之弊，故邪得以乘间而入留传也。次立二十八脉提纲兼附，使读者举指便知脉中条绪，不致茫然散漫矣。再立《脉诀》入式，使读者知脉中活泼，呼吸清白，无有疑难拗误，欣然进趋之路也。又立《脉诀》形容，旁引曲喻，使读者心中了然明白矣。又立《脉诀》主病，病察脉，脉合病，使读者知病中根由。又立《脉诀》顺逆，顺易治，逆难生，使读者知病中美恶，措手施治而不惑也。又选《脉诀》相似，如世之事物有依稀相似，差之毫厘，失之千里，故将相似之《脉诀》录卷中，使临诊时不致差拗。又立《脉诀》余末，使习医者要兼识也。又立《脉诀》穷微，使读者熟识深思，则尽脉理之精微而毫无遗漏矣。

是书所立拟类诸方者，因观中古之人各立汤散各成一家者，内有气病而用血药，有血病而用气药，或凉症中兼凉味，热症中兼热味，皆气血未明，寒热未分耳。如人身中之病，寒斯寒而热斯热，孰谓寒热相兼，则水火可并合？盖水旺则火熄，火旺则水耗，岂能相兼乎？如茱连丸之类，未知是凉是热之功能。愚因立拟类诸方，气病气味，血病血味，寒斯散寒，热斯清热，实者峻削，虚者益补，惟气血两虚者方以八珍汤之味，不过十中之无一耳。

是书之作，因世之明达者不常有，使识字辈遇病者危笃，慨发恻隐之心，将是书置案上，对病者细问之，症与书符，照书中抄方服药，自然效验。

是书中症尾医案，皆凭脉用药，效验者方敢纂入，案中多有见血未治血，见痰未理痰，见热不清热，见寒不温中，害目未治目，伤酒仍饮酒，皆应手取效，响应桴鼓。

是书中亦选古人汤散颇分阴阳、别寒热者录之。

是书中女科、小儿科，诸家另立汤散，愚思小儿之躯与大人同，只是脏腑气血未足，用药以轻重之殊。其女科以胎前、产后、调经稍别之，其余与男子同一也。

是书内症候之末，脉候之下，补治之理，如温中、清热、养血、理脾、消导、滋阴、分利。悟得此理，洞悉病源，其于用药，何难之有？

是书案内多用桂、附、姜、吴者，因历寒症居多，皆凭脉用药。就当时有不识者，曾谤愚之偏于燥热也。

是书中有重出之句，缘症候中有百余条，而病源只从"寒热虚实"四字中出耳。

是书中言症候言医案，多提迟、数二字，少言二十六字者，但百病中非寒则热也，身受于寒、热，则脉现乎迟、数，迟、数既明，病情何遁乎？其于二十六字无非相兼参法。然迟、数二字，本愚之独得，是以临病处方皆凭脉用药也。

观中古之书，发前人未备者少，窃大家而成一家者居多，或窃大家，移换修饰，自称著撰者有之。愚之是书亦未敢许以未备，既得之于心，不敢私之于己，冀世之同志者依之凭脉别症，用药对病，不误于世云。

是书之次卷首篇"病源总论"者，缘病情中条繁症杂，习之者如临海岸，则茫然无措手处，而有畏难志衰，每废于半途也已。愚故立病源总论，短言语，捷提纲，辨寒热，分虚实。诚有志者不厌熟读，得意深思，接参症治总诀，自然临病心明，立方切中，何虑乎病症千般之无条绪者也。

卷首语①

照书疗病免致错误

如见症时，将此书置案上，揭开首卷目录，问病情形状，对目录中逐看；相符一二症者，次查后卷症候内细看一番，或是寒，或是热，或是虚，或是实；与病情相符合，按看症尾用何汤散，或拟类，或改正，或集录，皆在首卷内备载，可照书抄方服药，自然效验。其有爱看书、史者，及识此书之清白者，须宜熟览，可以却病立身，更得以临病辨症，举笔成方，能济人垂危。回生之日，而与以功德拯患难者并益于世也。

---

① 卷首语：此段文字原无，据丛刊本补。

目　录

卷之一

高阳生假王叔和名造伪诀世为之惑误辨

考王叔和，晋大夫也，乃明达之士，辨别脉理，穷究病源，作有《脉经》，惜乎遗失，后高阳生假其名以造伪诀，诀中脉理未通，病源未达，以惑于世。嗟乎！习之者都被其误，尚迷而不悟，以误于病者不可胜数。愚故不得不驳之，以提醒被其误者也，一一辨明于下。

如伪诀中：春得脾而莫疗。按：春乃木令，脉当弦，但脾司土而和缓，是四季平和脉，又为胃土正脉，人有胃气者生，无胃气者死，诚是春得脾脉，是我克者为微邪，何致于莫疗矣？

又言：冬见心而不治。按：冬令水旺，脉当沉细，但夏脉洪大，而冬时岂无火热之症、洪大之脉乎？亦是我克者为微邪，又何致不治矣？

又言：夏得肺而难瘥。按：夏脉当洪大，肺脉短涩，今夏令遇金脉，亦是我克者为微邪，又何致难瘥矣？倘短涩之脉三部皆见，死期将至，何待夏乎？

又言：秋得肝亦何疑。按：秋金之脉微、浮、短、涩，肝木弦长，亦是我克者为微邪，又何致何疑矣？但微、浮、短、涩三部皆见，是为久病死期，何伪诀作秋令之平脉？

伪诀中言：左心小肠肝胆肾，右肺大肠脾胃命。女人反此背看之，尺脉第三同断病。考前贤诀中脏腑排列左右两手，男、女、儿童皆同，何言女人反此背看之？岂将女人左右手反列脏腑耶？

又言：尺脉第三同断病。前贤诀中左尺候肾，右尺候命门，命门者，附居七椎之内，男以藏精，女以系胎，且胎孕以尺脉为据，何以尺脉同断乎？同断者，女人于无病时与男子同断也。若当胎孕之时，亦同断乎？又有释文者谓：春夏天气在上，人气亦在上，其时为男，其脉寸盛尺弱。盖春夏有男子寸盛尺弱，女人则无寸盛尺弱乎？又谓：秋冬天气在下，人气亦在下，其时为女，其脉尺盛寸弱。盖秋冬有女子尺盛寸弱，男子则无尺盛寸弱乎？此皆不学无术流俗之辈，岂达经脉脏腑乎哉？

伪诀中：一息四至合平脉，更加一至太无疴。考之经典，人生十六以上至百岁，皆以四至为平，则气血循环经脉，自寅至丑，一昼夜合行五十度，多则为热，少则为寒。若脉到五至，是过行十度，是为热也，其经脉中如四至洪大坚强，皆为热看，何五至而无疴也？

伪诀中言春弦、夏洪、秋毛、冬石之说。若以春弦在肝，夏洪在心，秋毛在肺，冬石在肾，犹可以言，不过一脏之微患。若将春弦、夏洪、秋毛、冬石按令全归寸、关、尺三部，则难以言。如弦脉，竭力劳伤之象，春令三部皆见，岂不病乎？然伪诀作平和之脉；如洪脉，血虚阴亏之象，夏令三部皆见，岂不病乎？然伪诀亦作平和之脉；如毛脉，轻、浮、微、濡，气血两败之象，秋令三部皆见，死期将至，然伪诀亦作以平和之脉；如石脉，沉、坚、着、实，有里无表，阴盛阳衰之象，冬令三部皆见，岂不病乎？然伪诀亦作以平和之脉。悲夫！信口胡说，全失经纶，何世人竟不醒悟而犹宗之，深使愚之未能明焉。

伪诀中以浮、芤、滑、实、弦、紧、洪列为七表，以微、沉、濡、弱、缓、涩、迟、伏列为八里，以长、短、细、虚、促、结、代、牢、动分为九道，仍有数、大、散三脉无所归矣。详夫经脉者，血气之先也，周于身而根于脏腑，或遇六淫之侵，七情之犯，病则达于脉也。惟明达之士，定其呼吸，分其迟数，察其盛旺休微，得其情由，如目视形容，言辞对答，何脉息理难明乎？哂①尔伪诀，将二十八字浪分七表、八里、九道之胡说。据表者，浮也，浮于上为阳分；里者，沉也，沉于下为阴分。将浮、芤、滑、实、弦、紧、洪列于表，而沉分岂无滑、实、弦、紧之脉乎？将微、沉、濡、弱、缓、涩、迟、伏列于里，而浮分岂无缓、迟、微、濡之脉乎？论九道，道者，道路之道也，道理之道也，将以九脉为道路乎？为道理乎？视二十八脉中惟迟、数二字是脉中提纲，病中

---

① 哂（shěn 审）：讥笑。

渊源，何伪诀并不以提纲、渊源题明，反以二十五脉兼附者，浪分七表、八里、九道之胡说，全不达经脉之由来也。

伪诀中言浮脉：按之不足举之余，再再寻之指下浮。脏中积冷荣中热，欲得生精用补虚。据言浮脉主风，又主表，又为阳也，当主阳分之病，何得致沉分之积冷？既浮主风，风者，凉气也，何得致沉分荣血热乎？欲生精补虚，是阴分不足，与浮为风、为表、为阳何相及乎？

又言：尺部见之风入肺。按：尺部肾位居下，寸部肺位居上，何以尺部之风而病归肺乎？如天壤之隔也。

伪诀中言芤脉：指下寻之中且虚，邪风透入小肠居。病时淋溺兼疼痛，大作汤丸必自除。考之《图经》①，寸、关、尺三部乃一脉贯通而无间断，何得以芤脉之形容两头有、中且虚无？以前后论之，若中虚无则关部绝矣，关绝则肝、脾二脏绝矣。以浮沉论之，中候胃气，人有胃气者生，无胃气者死，若中且虚无，则无胃气也，岂能流通血脉以望其生也乎哉！前贤诀中以芤脉为血病，血不足则热生，何以邪风透入小肠居？竟将芤脉作风邪之脉也。

伪诀中言滑脉：主四肢困弊，手足酸疼，小便赤涩，又生寒热，又大泄三焦，又关滑胃寒不下食，尺部见之脐

---

① 图经：即《铜人腧穴针灸图经》三卷，针灸著作，宋·王惟一撰。

似水，下焦声沥。考《太素脉》中以滑为清贵，前贤诀中以滑为气和，主痰涎流利之容，何以四肢困弊、手足酸痛？此二者，风寒虚弱之候也。言小便赤涩，热症也，又大泄三焦，大热症也，此二者当以凉剂清之，如困弊、酸疼、生寒热，皆虚候，何当大泄三焦？岂非如人既入井而加之石也。言关滑胃寒脐似水、下焦声沥等句，皆寒冷之候，何以将滑脉又作迟冷之脉也？同一"滑"字，前言作"虚"，接言作"热"，后言作"寒"，何一息之间自反其不知者也？嗟乎！高阳生诚是糊涂之人也！

伪诀中言弦脉：时时带数，关中有弦寒在胃，下焦停水满丹田。夫弦脉如弓上弦，极力劳伤之象。若弦带数，是弦数，则为热，何以寒在胃？又何以下焦停水？将以弦脉作迟冷之脉也。

伪诀中言紧脉：三关数又弦，上来风是正根源，忽然狂语人惊怕。前贤诀中以紧为北方寒冷之脉，何言三关数又弦、狂语人惊怕？此皆大热之候也。是将紧乃寒邪反作大热之脉看乎，司职者将紧字从寒乎、从热乎？

伪诀中言洪脉：若逢秋季及冬季，发汗通肠①始得凉，到关翻胃几千重。前贤诀中以洪脉为阳盛血亏之象，血亏则津液干，脏腑枯也，何汗液之有？岂可通肠下乎哉？又言到关翻胃，或言热吐则可，夫反胃是无火也，寒冷之症

---

① 肠：原作"畅"，据丛书本改及脉诀改。

候，何将洪脉作寒凉之脉乎？

伪诀中言缓脉：往来寻之状若迟，肾间生气耳鸣时。邪风积气来冲背，脑后三针痛则移。缓脉关前搐项筋，当关气结腹难伸。前贤诀中以缓为和缓调匀之脉，又为胃气之正脉，何言状若迟？但迟是三至，缓是四至。又言肾间生气，是冷气也；邪风积气，是寒气也；脑后三针，督脉风府穴也；关前搐项筋，风入太阳之经也；气结腹难伸，寒痛也。以上之症将和缓之脉作迟冷之脉也，错乱颠倒不可胜言矣！

伪诀中言迟脉：重手乃得，隐隐曰迟。迟脉人逢状且难，遇其季夏①不能全，道是脾来水必干。前贤诀中三至为迟，浮、中、沉三候皆有也，迟而有力为牢，何伪诀中重手乃得，隐隐曰迟？将迟脉作沉分之形象而表无也。又言状且难，季夏不能全，此二言将迟脉作死脉也。观一切风寒之脉，皆是三至为迟脉，服药调养皆全者也。又言脾来水干，迟是寒邪，病当寒湿相连者有之，何得脾经之来致肾水之干涸乎？

伪诀中言弱脉：轻手乃得，重手稍无，只为风邪与气连。前贤诀中以弱脉在沉分取，何以轻手乃得、重手稍无？是将弱脉作浮分而言。但弱乃阴虚之脉，何以风邪气连乎？宗之者竟不觉察。

---

① 季夏：原作"夏季"，据《脉诀·八里脉·迟》及下文乙正。

伪诀中言长脉：阳毒在脏三焦热、徐徐发汗之句。既阳毒在脏①，三焦大热，迫血液而干燥，何汗液之有？而汗之，是重枯也。

伪诀中言短脉：气壅三焦不得昌，脏中宿食生寒热，大泻通肠必得康。前贤诀中以短为不足，或短居寸、尺者有之。短若居关部，则上不通寸，下不通尺，乃脏气绝也。言气壅三焦，气之盛也。短为不足，乃真气不相续于心胸之间，常似胀闷，而似痛非痛，反以大泻通肠，是益其不足矣！

伪诀中言牢脉：寻之即无，按之即有。只缘水火相刑克，欲得全时更问天。前贤诀中以迟而有力为牢，乃风寒伏脏之脉，但中风寒劳之脉皆是迟牢，多有治之而效者，何更问天？为不治之脉，是又将牢脉作死脉也。按牢为重阴，寒冷之至，火熄也，何水火相克之法乎？

伪诀中以几十动止诊人之死期，何其言之谬也。惟四至为缓，缓时一止为结，结者，积也，缘脏腑中有积聚之气冲于经脉中，缓气血之流行，忽时一止者也。又六至为数，数时一止为促，促者，热极也，缘脏腑中之火热迫经络中之气血奔腾疾走，如人之行疾也。至胸中之气不相接续，则稍止其步而又行也，所以数时一止者也。如结、促之动止为频也，何不定死期，反以几十动止之迟慢也反决

---

① 脏：原无，据上文补。

死期乎？屡见后学者误读伪诀，借口动止于人之前者也。

夫高阳生生之于前，愚生之于后，何相雠^①仇乎而深责其谬也？缘诸业医者错读其书，皆宗之，致误病者之无穷日也。间有明达者，虽读先圣贤之书，亦未能辟邪说、拯迷忽也已。愚故立论辨驳，切切题正旨者，思草县山乡难得名家书籍，惜有志之士不以规矩不能成方圆矣。诚觅^②圣经贤典，明家遗言，熟读深思，何患乎脉理不明、病症相疑乎哉！斯时也，得于心，应于手，使天下之病者不累药饵之冤误也。幸甚！幸甚！

脏腑排列左右手辨

愚按：中古之士排列脏腑以左心小肠肝胆肾、右肺大肠脾胃命者，皆因经脉相接续而言也。如肺之经脉起自中府穴，终少商穴，接起大肠商阳穴，是以肺与大肠为表里；如心之经脉起自极泉穴，终少冲穴，接起小肠少泽穴，是以心与小肠为表里。以此定列，当有六脏六腑，而经脉中有包络、三焦二经，包络之经脉系肾之俞府穴来，此经之天池穴接之，此经之终于中冲穴，接起三焦之关冲穴，亦当为表里者，何排列者之不列也？考书中有膻中者，臣使之官，至后之明达者以膻中为包络，列于肺为表

---

① 雠（chóu 仇）：同"仇"，仇敌。《诗·邶风·谷风》："反以我为雠。"

② 觅：丛书本作"见"。

里，以大肠司后关列右尺，以小肠司前关列左尺，此三者，以脏腑相近而言也。唯命门一物本无经脉，未列脏腑，只言左尺为水，右尺为火，按命门内藏两肾之中，伏于七椎之内，贴脊居焉，有脂膜一片，局似蜂窝，则雌豕①之花肠是也。盖此火脾土得之而健运磨化，两肾得之而温暖既济，又有诸脏腑、经络、气血得之而温暖容和，所以有主不明则十二官危之言也，则知命门之火关乎人身也，大矣！既伏两肾之中，脉则形于两尺。是以两尺数而洪大，则肾中之水不能制火，火则反而上游，是为虚火上炎之候也；如两尺迟而无力，则肾中之水寒冷，火亦残败，是为虚寒之候也。遵经脉相连为表里，缘气血相通流行而言，从脏腑相近为表里，易于传染也。若言表里相传，如脾胃为表里，脾有病当传于胃，常见脾弱胃强者居多，何以之不传也？如肝藏血，肝无血养，则肝病当传于胆，何肝虚火炽反助胆之猖狂乎？以愚度之，不必遵经脉之相连，亦不必从脏腑之相近，只以何脏腑之先虚，邪入先陷之耳。如胃虚者寒入则吐，肺虚者寒入则咳，肾虚者寒入则腰痛，何常有脏腑相传乎？如窃者入室，必窥其墙倾空虚之方而出入之也。

二十八脉提纲兼附

浮沉迟数脉提纲，要知虚实按参详。

---

① 豕：丛书本作"猪"。

洪大细微形各别，滑涩紧缓不相同。

长短动伏脉悬远，濡革浮取弱牢沉。

弦芤代散并促结，须明兼附提纲中。

脉诀入式

读《大学》之书，修身、治国、平天下。然治国、平天下，皆自修身为始，修身得正，则平治天下犹如无为而治之政也。《论语》曰：其身正，不令而行；其身不正，虽令不从。所以必先正己，而后正人矣。如业岐黄者，皆由学而知之，世之生而知之者能有几人乎？但学时先从脉理，次察病源，脉理得，症辨焉，然后立方，治疗何难。

观之前贤诀中：两手寸关尺已定，脏腑配合在其中。掌后高骨号为关，骨下关脉形宛然。诊时先将中指屈，方知关骨定准绳。常使直指架骨上，焉知骨下怎浮沉。中指已得关部位，三呼三吸审因由。即将中指稍举起，次下寸部定虚盈①。然后尺着无名指，浮沉迟数细端详。若将三指齐排下，一条经脉任能当。反使动止难伸达，所以昧昧不能明。须知时时频诊候，莫嫌三两载工程。一朝悟得拾芥易，快然闻道不模糊。自古于今言呼吸，呼吸之中甚难分。呼出二至吸入二，四至合为一息周。呼出起数气外出，吸数气入向内归。数时呼出并气出，以致烦乱难穷

---

① 虚盈：家刻本作"荣枯"。

通。若非焚膏能继晷①，即当夜卧觉细思。愚因②初学之时候，屡将呼吸列心间。夜更③频按寸关尺，熟念呼吸越模糊。如斯不倦两三载，忽悟呼吸倒悬推。以吸为先呼为后，吸入则数至一二，呼出接数三与四。一息四至为缓脉，平和之则为权衡。一息之中如不及，三至为迟作寒详。一息之中数更多，分明数脉热为殃。一朝而得真妙诀，寒热分明指掌间。又有三至半二至半，吸呼之中细推详。一息四至继，一息只有三至撞④。二息七至平分颇，三至半脉此中详。又有一息三至继一息，只有二至撞息数。二息五至平分颇，二至半脉此中详。仍有二至为残败，五至为过六至数。七极之时犹回挽，八脱九死有力生。一一将身寸关尺，息定吸呼数无差。病症心中了了明，然后稳诊他人手。他人之脉亦如然，治法相同总一般。自己静中如不得，焉能临症诊⑤他人。所以治国先正己，疗病先将自疗之。

脉诀提纲兼形容

浮脉在肌肤，轻手便得知。有力为洪大，洪盛指头

---

① 焚膏能继晷（guǐ 轨）：形容夜以继日地用功读书或努力工作。膏，油脂；晷，日影。

② 因：丛书本作"固"。

③ 更：家刻本作"间"。

④ 撞：此下原衍"息数"二字。

⑤ 诊：家刻本作"参"。

旋。无力为虚大，来指尚优游。浮按渐无形，散脉于中详。浮而得细微，濡脉之形容。浮按独抵指，是革按如鼓。浮中多流利，滑脉似珠圆。浮中按直坚，弦脉上弓弦。浮中如弹指，紧乃解索宽。浮中沉实脉，有力端长直。浮来只三至，迟脉甚分明。浮取若调匀，缓脉本和平。浮直通寸尺，长脉持竿摇。

沉脉在筋骨，重指方能得。沉分再按之，伏脉深藏里。沉分过有力，实脉强逼指。沉分寸关尺，不及短脉则。沉分如线直，细脉不充肌。沉分按无力，弱软如丝绵。沉分如豆粒，动脉相摇漫。沉分如圆润，滑脉中活泼。沉分刀割竹，涩脉滞迟步。沉分刀责责①，弦上紧劳力。沉分若弹弦，紧乃北方气。沉分似若无，微脉将潜形。沉分步从容，缓脉循循然。缓脉如一止，结脉暂留停。

迟脉本属阴，一息三至行。迟而多有力，牢脉深藏固。迟脉按无力，弱脉居迟行。迟来指上贴，代来还不清。迟沉及筋骨，伏脉须相察。迟中滞难行，涩脉强前进。

数脉本属阳，一息六至详。数时如一止，促脉奔行留。数中如洪大，芤脉之形容。数中过有力，实脉刚强地。数中小无力，细虚两脉值。数中不流利，涩脉附

---

① 责责：急劲貌。

居之。

脉诀主病

浮脉居于表，多见阳分病。有力热邪干，无力气分弱。浮迟寒居浅，浮数热蕴中。浮紧伤于寒，浮缓受于湿。浮芤或失血，浮洪虚火炎。浮弦为痰饮，浮滑老痰坚。浮濡阳分亏，浮微气血败。浮短宿食滞，浮散气血空。浮革血分虚，浮细气中弱。

沉脉主于里，气湿两相参。有力积滞病，无力气郁痛。沉迟冷块结，沉数热伏深。沉紧为冷痛，沉缓水邪蓄。沉牢成痼冷，沉实热干燥。沉弱阴未足，沉细阳有亏。沉弦痰饮聚，沉滑痰食兼。沉微元神散，沉短气不清。

迟脉主阴邪，寒冷久相缠。有力寒邪盛，无力虚寒生。迟脉中带滑，冷痰脏腑深。迟按牢脉现，筋骨冷寒攻。迟弦相并候，寒疟久相持。迟细无力微，气血久伤残。迟长又有力，寒归气未伤。迟短不及位，脏腑虚寒殃。

数脉为阳病，热蕴阴已亏。数中如有力，外热相干犯。数中如无力，虚火三焦焚。数而洪大芤，火迫血妄行。数弦又有力，热疟常相兼。数细二脉现，气血两衰败。数见虚无力，阴竭阳上亢。数时一止促，烦躁不安宁。

滑脉元阳弱，痰饮怪样灾。吐泻吞酸病，胃中宿食堆。

涩脉精血伤，亡阳汗自泄。上焦血枯槁，下焦瘀血停。

缓脉胃气和，缓细湿上求。缓滑痰饮聚，缓弱阴不充。

紧乃肃杀气，寒邪经络居。浮紧宜发散，沉紧要温中。

弦脉司痰饮，脾胃有亏伤。寸弦头眩晕，尺弦阴疝干。

芤脉血分伤，瘀积胸中藏。阳经火上炎，阴络下流红。

长脉迢迢匀，太过热蕴中。血枯二便涩，烦躁不安眠。

短脉不及位，脏腑元神虚。沉短痞气塞，肚腹常疼痛。

实脉为太过，阳毒与斑狂。面赤喉闭患，二便常不通。

虚脉元神亏，发热由阴虚。气血两衰败，怔忡惊悸多。

洪脉阴分伤，虚火三焦焚。根由肾不足①，滋阴养

---

① 不足：家刻本作"已损"。

血源。

微脉气血衰，脏腑元神弱。微寒微热并，般般不足看。

濡脉气分亏，元阳肌表空。骨蒸多自汗，神工赖若何。

弱脉阴已衰，寒热常相加。气血精神乏，阴阳及早调。

革脉浮中实，失血由阴虚。劳伤虚损病，急早把阴扶。

牢脉迟中实，阴寒痼冷深。痞块疝气疾，温燥消磨时。

细脉气血衰，亦有七情干。神伤阴损候，有力湿腰间。

动脉司痛惊，脏腑元神伤。胃败脾衰弱，气血渐将残。

散脉初见表，元神①内已散。脏腑气血败，指日赴逍遥。

伏脉沉中取，寒邪闭脏腑。沉沉多昏睡，温中散寒宜。

促脉过行时，阳亢阴将穷。气燥狂妄疾，滋阴养血回。

---

① 神：家刻本作"阳"。

结脉缓中止，宿积脏腑储。气血多阻滞，调和自消熔。

代脉贴指肤，脏腑元神无。气血久衰败，魂魄已相离。

脉诀顺逆

寒邪之伤也，迟脉为相宜。迟中细微弱，药味不能应。

劳损内伤候，六脉迟缓弱。若见数细疾，延日死将至。

疟疾时带弦，弦数是为热。弦迟是为寒，代微元神离。

泄泻同下痢，虽数要洪大。数细而无力，身热凶可知。

冷痢与寒劳，迟牢许可生。迟中微又颤，服治亦危亡。

呕吐并翻胃，沉迟滑可生。迟中小细涩，潮热为凶殃。

咳嗽分寒热，迟寒数热定。二脉有力生，无力药不应。

火热炎炎病，洪数实者生。细数软无神，肾竭命门残。

吐血并蓄血，要知寒与热。迟数中有力，方能药相应。

阳狂火乘心，洪大实可生。弦数小无神，指日赴幽冥。

癫痫痰为祟，心弱神不充。滑弦迟者生，涩小弱难医。

心胃痛多般，数迟两脉坚。微细小又涩，服药不相应。

疝虽肝经病，根由肾寒冷。沉迟坚可医，迟弱功难全。

积聚与痞块，迟牢许可攻。沉细按无力，气血已受亏。

鬼祟之脉异，左右手不一。有力邪初伏，无力久缠危。

肺痈本内热，数而要洪大。肺痿是虚热，亦要兼洪大。

湿病多延久，医生多不晓。沉迟细缓生，变数小不应。

气病百样形，沉缓迟好调。迟小数无力，久病药不应。

头痛与眩晕，风寒气血虚。洪大迟者安，涩小弱难调。

痰饮脾胃弱，积湿在其中。弦滑缓为宜，沉弱不能消。

秘结本实热，数而要洪大。数弦细无力，气血两衰败。

咽肿与咽痛，热极把上焦。洪大坚强生，细数阴火炎。

脉诀相似宜辨 前贤句

洪与虚皆浮也。浮而有力为洪，浮而无力为虚。

沉与伏皆沉也。沉行筋间，重按则见；伏行骨间，重按不见，必推筋至骨，乃可见也。

数与紧皆急也。数六至也，而紧则不必六至，维弦急而左右弹，状如切紧绳也。

迟与缓皆慢也。迟则三至，极至迟慢；缓则四至，徐而不迫。

实与牢皆兼弦、大、实、长之四脉也。实则浮、中、沉三取皆有力也，牢则但于沉候取。

洪与实皆有力也。洪则重按少衰，实则按之亦强也。

革与牢皆大而弦也。革则浮取而得，牢则沉取而见也。

濡与弱皆细小也。濡在浮分，重按不见；弱主沉分，轻取不可见也。

细与微皆无力也。细则指下分明，微则似有若无，模糊难见矣。

促、结、涩、代皆有止也。数时一止为促；缓时一止为结；往来留滞，似止强行为涩；动而中止，不能自还，止有定数为代。

脉诀余末

妇人有胎孕，阴搏而阳别。尺中如动甚，胎孕已结成。滑疾如不散，胎已有三月。但疾无他候，五月可以断。左疾为男看，右疾为女孕。男胎腹如箕，女胎腹如釜。欲产之脉候，洪大而离经<small>乱也</small>。新产之脉候，缓弱方为应。女人虽有病，六脉本调匀。勿作病中断，胎孕已成器。乃是真妙诀，勿误两命关。

奇经八脉法，书中常载有。病中却少见，不必深求取。惟有反关脉，百中常遇有。不由太阴肺，别走手阳明。合谷后寸余，阳溪宛中详。寸关尺微弱，可向反关寻。只以定迟数，不必细求疵。六阴与六阳，诊之常常有。虽不在病脉，究竟是不足。临症皆细审，勿得等闲详。

脉诀穷微

易诊脉三部，洪大与软弱。两关本洪大，寸尺本软弱。关部之洪大，寸尺为太过。寸尺之洪大，居关方为平。关部之软弱，寸尺为平和。寸尺之软弱，关上见衰残。移会此中理，庶尽脉中情。

中陷脉最奇，吸呼静中求。寸尺四至缓，独关三至迟。有力伤脾胃，无力损元神。亦有热燥血，亦有虚寒亏。脾伤宜补脾，神损要升阳。热燥须养血，虚寒在温中。

颤振脉深微，诊时细穷究。沉浮迟数脉，有力无力形。来皆从容步，优游应指旋。唯有颤振脉，身肩负重担。腰肢摇摆折，脏腑元神残。

掩脉人难识，智者常被误。病症本火热，脉得迟三至。斯为一朝寒，闭掩热于内。先要散寒邪，方能理热煎。

纯杂脉亦希，六部几样形。有大又有小，有迟又有数。或有日易者，亦有日皆然。总为不足候，无非延日期。

缓细脉形容，亦为稍平和。诊之常有者，不病人居多。间诊此脉者，疾病相缠绊。精神肢体弱，面浮身黄肿。二脉之因由，内外二湿侵。

肥胖人之脉，数而又太盛。胖人肉浮厚，经脉居深沉。当于中候取，为表为浮审。浮而为太过，是以症不治。寸脉无者有，多作不足看。时乖农夫者，勿认病中断。

［补遗］得实为捷径

脉诀之规浮中沉，千古流传不可移。

多有瘦人肌肉薄，下指便得浮洪大。

肥人肉厚按方得，浮中推去沉得之。

学者宜遵三候法，不以规矩不方圆。

学问皆从博而约，以约致博难穷通。

浮取不足中得力，沉取便弱不相称。

只以得力为得实，万病归来指旋中。

［补遗］迟数虚实

习医不究数与迟，临病犹如风马牛。

诚能焚膏夜卧觉，何愁三六不精详。

惟有虚实两字难，有力为实无力虚。

常有脉实症属虚，亦有脉虚症反实。

经脉由来气血先，后因气血灌溉之。

有生之初脉沉细，外因寒热作实看。

又或生来脉洪大，内伤荣卫作虚论。

临症诊候两相参，从脉从症各分张。

世人熟念深思去，千古秘藏泄漏时。

改正汤散

愚谓人之病于身也①，寒热虚实四②字而已，病症千般，不外乎是。夫治之理，寒者温之，热者清之，虚者补之，实者泻之，此一条大路而无弯曲也。遍观诸方书中汤

---

① 也：此下有"气血"二字，据家刻本删。
② 四：原作"六"，据家刻本改。

散，多有温凉并用，表里同施，或不辨气血之偏胜，纯行克伐者有之；或不分脏腑之虚实，补泻混用者有之；或十余味、二十味者，立汤散之名。思之古人设一拦江网，待愚昧者之为医也。若明白者，何必以古人之规耳！且汤散中药多性杂不相对病者，反致元神之益亏也。是故将首用汤方改正一二，庶得原情合病云耳。

改正六味地黄汤

愚按：六味地黄汤者，原因肾经虚弱，水不制火而立也。今人不识分辨阴阳，举手错乱，一遇虚弱之症及久病未能取效者，或不知病之名者，概以六味地黄汤加减用之，或加减为丸料，或纯以六味地黄汤为煎剂为丸料者，是阴虚火炎者相宜，若是阳虚气陷者用之，反致阳衰阴旺，唤起偏胜之患出也。又有将六味地黄丸经数年服者，有经一二十年服者，未见功效者多。但六味中功虽补阴，唯泽泻一味不当用于肾虚水弱汤中，察泽泻之性虽泻阴火，实泻肾之元神，如肾虚水弱之火岂堪泻乎？设遇阳虚体弱、中气下陷者服之，则气益陷而肾水又①泻，以一药而二者受害，必致精滑不可胜言矣！处方者当未及深思耶。或是体健、相火炎者爱以六味滋养其身，于中泽泻只可须微用之耳。理宜去泽泻，易车前，车前之性走溺窍，闭精窍，是易为当也。

---

① 又：家刻本作"受"。

熟地二钱　　山萸六分　　山药一钱　　茯苓八分　　丹皮八分
车前八分

改正四物汤

愚按：四物汤者，因血分虚弱而立也。但血虚则热生，火必上炎，脉必数而洪大，迫经脉中气血奔腾前走，过行度数矣。四物汤用生地、当归、白芍，皆能养血，血得生而热自平，不当用川芎，川芎之性虽养血而长于催行，血虚度数已过行，何得又催行乎？理去川芎，改丹皮，丹皮之性能和血，又清血中伏热，易之当也。及中古之士有将四物汤提说者，不言及川芎，反以白芍酸敛微寒，谆谆为戒，并不知经脉中气血流行度数之过、不及者，徒以酸敛微寒而言及于无益哉！然血虚则热生，正宜白芍之寒以平之；血虚则脉行过度数，正宜白芍之敛以挽回之。又言四物汤者，男子多肾虚宜熟地，女人多血热宜生地，夫男子岂无血热，女子岂无肾虚？何必分其男女而徒胶柱鼓瑟^①之弊也！

生地二钱　　当归一钱五分　　白芍一钱　　丹皮八分

改正四君子汤

愚按：四君子汤者，因阳气虚弱而立也。但气虚则虚寒生，病必胀满饱闷，四君子汤中有人参、白术、茯苓以

---

① 胶柱鼓瑟：比喻拘泥成规，不知灵活变通。语出汉·扬雄《法言·先知》。

辅正气，则元阳回而虚寒充也。方中何以用甘草？甘草性甘，甘能作胀，又且缓中，而虚寒之胀满饱闷反以甘缓留之乎？看世人处方，必用甘草来调和诸药之性，诚能处方合宜，何必用之调和乎？如人家道本和睦亲仁，何必旁人之调释？哂尔爱用甘草者，缘脉理未明，寒热未分，症候未别，用药未决，畏首畏尾之徒，将以甘草来调用药之不相合宜耳。且气虚则寒，行度有差，脉必迟而无力，四君子汤宜也。惟去甘草之平淡，易以香附，香附之性能行诸气，本方有参、术以辅正，则元气之行自然合度，何忧乎病之不效也！

人参一钱　白术二钱　茯苓一钱　香附八分，以姜汁炒之

改正附子理中汤

愚按：附子理中汤者，理中焦之寒冷也。夫寒冷之邪，有内外之殊，外入者，风邪干犯，入脏腑筋骨也；内生者，气虚则虚寒生，致脏腑空角之处少元神之充备，而阴寒袭焉，病则胀满虚痛。汤中有人参、白术以辅正，用干姜以温中，则元神充而寒邪散也。何以用甘草？甘能作胀，反助寒凉之胀满乎？理去甘草，改厚朴，厚朴之性散寒除胀，温胃和中，改之宜也。本方加附子，名曰附子理中汤，全得温中之理。然按此汤可施于脏腑虚寒者是也，如外入寒邪致筋骨之深者，宜加升散之品方能提出于外，斯为之万全者也。

人参一钱　白术二钱　干姜一钱　附子八分　厚朴一钱

改正承气汤

愚按：承气汤者，因壅滞闭结之邪而立也。夫闭结者，是热为害，日积月累，其来久矣！煎熬血液，肠胃枯涩，热邪伏翕①于肠胃之间，故立承气汤以承顺其气而推荡之也。然汤中用大黄、芒硝、枳壳，皆克伐肠胃之品，实似陆地行舟，舟行而地多坑陷之亏，闭结虽通，难免肠胃中已亏之津液今更耗也。宜加生地、当归、白芍、麻仁以养血润肠，任热结之邪不劳而下也。守承气者，是壮健之人、新结之邪，施之犹可，倘遇久病虚弱之闭者均用之，虽然通后，气血被伤，脏腑受伐，安得不复结乎哉！

大黄二钱　芒硝一钱　厚朴一钱　枳壳八分　当归二钱
生地二钱　麻仁二钱

改正麻黄汤

愚按：麻黄汤者，为风寒之邪入太阳经络而立也。病则头项痛，腰脊强。汤中用麻黄加葱白，以发太阳经之邪从汗而解，但太阳经有寒邪必咳嗽痰涎，则上焦湿而且润矣，何得用杏仁之润品？既用麻黄汤发太阳经之汗，使邪从汗解，速治之法，免引入阳明经，何得用桂枝监之，又使不发？观此之法，甚非顺性之理，像乎行舟拉纤式，用一上水纤，用一下水纤之拙也。又何得用甘草缓之，岂留以再传乎？使愚亦未敢轻用麻黄汤之弊也。究寒邪入太阳

① 翕（xī 希）：聚集，聚合。《尔雅·释诂》："翕，合也。"

经，其脉必迟而有力，此汤中理去桂枝、杏仁、甘草不当之味，易香附以行气，加川芎以行血，加紫苏以温中散寒，使气血流行，邪无自留焉。但此症如少腹疼痛，为邪入太阳之腑也。

麻黄八分　紫苏八分　香附二钱　川芎一钱

改正桂枝汤

愚按：桂枝汤者，原为太阳经伤风而立也。如见症咳嗽、鼻塞、声重，皆是肺病。总之阳虚者，皮毛不固，风邪易入，故尔自汗，与太阳经何相关乎？用桂枝者，因桂枝性通血脉，则风邪随气血流行而出，汗自止也。究伤风脉息属迟，为寒也，何得以芍药血分之味？血得生而气益弱。且芍药性敛酸微寒，与迟脉之风邪度行有差者之不相宜，反致阴旺阳亏之弊也。如咳嗽、鼻塞、痰涎、声重、胸满之病，用甘草以和缓之，是谓留病于身也。又用枣子引以补脾，脾得生而痰涎更壅也。此汤之治太阳经，全失太阳经之病也，致中古之士每每多疑麻黄、桂枝二汤，用之无所取效而舍之矣！理去芍药、甘草、枣子引，加防风、荆芥以疏风理血，加紫苏以温中达表，加半夏以除痰，仍姜引以散寒，如斯之用，得合伤风之症也。若阳虚气弱之人而得伤风者，自有补中益气汤备焉。

桂枝八分　防风八分　荆芥八分　紫苏六分　半夏八分

姜引

改正九味羌活汤

愚按：九味羌活汤者，因三阳经之风寒与四时气令通用之而立也。其于汤中羌活、防风、细辛、白芷、苍术固宜，何以用黄芩之凉味，又用生地之凉血热于风寒之中，岂相宜乎？或寒包火者用之犹可，又何以用甘草缓留乎？理去黄芩、生地、甘草不当之味，加香附、青皮以行气，内有蕴热，加木通以分利，则风寒散而热邪去，方可通治四时之方法也。

羌活八分　防风八分　细辛六分　白芷六分　香附一钱
川芎一钱　青皮八分　木通五分　苍术一钱

改正槟榔丸

愚按：木香槟榔丸者，因热邪积滞，干犯肠胃而成痢者设也。夫热邪久居肠胃，则精、津、血、液枯槁空乏，是以得斯症者，难治之候，危亡之秋也。而汤中首用木香，且以之立丸名，竟不知木香之性偏于辛热，值此枯燥之肠胃，反以木香燥之，是将以热济热，处方者诚何心欤？内用槟榔、枳壳、三棱、莪术、黑丑、大黄、芒硝之猛味推荡热邪，不无诛伐太过，值此有病之脏腑气血，焉受勇猛之过伐乎？历见医者一见痢疾，辄以木香槟榔丸为首曲，且随之囊杂以煎剂中，不与病家言者，若是强实新邪，虽然应效，而元神亦受其亏；若是虚弱之人，亦以此投之，气血更伤，脏腑益害，命亡倾刻之间。呜呼！只言命之穷也，谁知药误之咎欤？

夫人之用药治病，仗人身中之气血少存焉，得药力之入，同达脏腑经络中，使邪随气血流行，助之而散者也。当司命者，要知气血之盛衰是人之根本也。今当去木香、三棱、莪术、黑丑过伐之味，加生地、当归、白芍、丹皮以养血，使枯燥之肠胃得以透润，任热邪之深也，何留之有？此方就名槟榔丸，兼有养脏之功，改之为千古稳法！

槟榔八分　青皮八分　陈皮八分　枳壳八分　黄柏八分大黄三钱　芒硝一钱　生地二钱　当归一钱　白芍八分　丹皮八分

改正十枣汤

愚按：十枣汤者，因伏饮积痰而立也。病致伏饮积痰，脾胃先亏，元神亦弱也。致及日饮水浆皆有停蓄，成痰成饮矣。然汤中用芫花、大戟、甘遂，皆是逐水之品，不无过于勇猛，而虚弱之元神、脾胃何以当之？虽一时效验，难免逐后又生焉。宜加黄芪、白术以辅元阳，加半夏以除湿痰，公之汤内，则脾胃旺而痰饮消也，何忧乎伏积之留乎哉！

芫花一钱　大戟一钱　甘遂一钱　黄芪二钱　白术一钱半夏一钱

改正小柴胡汤

愚按：小柴胡汤者，因寒邪在半表里之间以和解之而立也。但半表里地乃少阳胆经之分，如表之恐伤于太阳、阳明之元神，若下之恐引寒邪入脏腑之内，所以和解之而散也。观之少阳经脉循胁络耳，故用柴胡疏之，何得辄用人参以补其阳，闭其寒邪之何出乎？又何得用黄芩之凉味清少阳之寒邪，是以寒济寒也。每见世之治风寒之邪者，便以小柴胡宝之，或不知脉理，症候未明者，亦私意之小柴胡是稳妥汤头，常为终身之衣钵，若施于气血两虚、微寒微热、头痛之人，祸不旋踵矣。历诊少阳受风寒之脉皆迟也，当去人参、黄芩、枣子引，加香附、青皮以行气，加紫苏以温中达表，是风寒之轻者也。

柴胡八分　半夏八分　紫苏八分　甘草五分　香附一钱青皮八分

改正大柴胡汤

愚按：大柴胡汤者，因表里两邪而立也。然病到用大黄、枳壳之剂，则知肠胃结燥非一朝也。虽有表邪，不可一朝，微寒尚在皮肤，闭郁热于内也。汤中用大黄、枳壳推荡热邪固宜，既肠胃枯燥，何得用半夏之燥？是重枯也。汤中虽用柴胡走肝胆之经，然寒邪是在皮肤，非在肝胆也，亦该去之，勉存之以完汤头之名耳。宜去半夏之燥，加羌活散一时之表邪，加生地、当归、麻仁以助白芍生血润肠，则内蓄之邪热任然而下也。

大黄二钱　枳壳八分　柴胡六分　黄芩一钱　白芍一钱当归一钱　生地一钱　羌活八分　麻仁二钱

再按：大柴胡症或有外寒内热者，常历诊脉息多见迟牢，宜先用表剂，则迟脉退而数脉现也。其中有误于明智者，要脉症相参，庶得乎寒包热之拗窍，接用下剂，斯为稳妥，倘在危急之际，则用改大柴胡汤表里同施可也。

改正五积散

愚按：五积散者，因风、寒、湿、食、痰五者停积而立也。观之此病亦杂，其症亦少，诚五脏调和，气血流通，何致五积并聚之为病乎？必然脾胃之先亏，气血虚弱，然后五积之邪渐次乘之也。看本草书中一味能治数病，看立汤散十数味者尚不能夺于病，何其之不相侔也。夫五积散中味计十六，烦而又杂，如用之时效未知，孰胜孰不胜之力而难明焉。然脏腑中果五积并聚，病亦久而深也，则脏腑气血俱伤矣！正当辅正为急，兼以散邪，庶是良法。汤中可去茯苓、甘草之闲味，去陈皮、桔梗平淡之性，去白芷、麻黄走泄元阳之弊，加黄芪、白术以辅正气，加香附以行气，内有当归、白芍、川芎以养血，有姜、桂以散寒，则正旺而邪散，如满坐皆君子，而佞①者退藏焉。

黄芪二钱 白术一钱 香附一钱 川芎一钱 当归一钱 白芍八分 厚朴一钱 枳壳八分 苍术一钱 半夏一钱 肉桂六分 干姜一钱

---

① 佞（nìng 泞）：巧言谄媚，伪善。

改正参苏饮

愚按：参苏饮者，因内伤外感而立也。病致内伤，元神亦弱矣。观其饮中味皆平淡，则知内伤尚轻而外感亦微，只可施于微邪，难效于内伤之深也。按内伤乃元阳不能充溢于皮肤，故邪得以乘之，既是内伤，何渴之有？宜去干葛。且内伤是不足，何当枳壳之伐真气乎？亦宜去之。再去茯苓、甘草平淡之味。饮中有人参以辅正，加黄芪以助之，则正更旺而邪自散也。

人参八分　苏叶八分　陈皮八分　桔梗六分　前胡八分半夏六分　木香三分　黄芪一钱　白术一钱

改正逍遥散

愚按：逍遥散者，因气之闭郁而立也。惟妇人病居多，妇人深居闺阃①，少于外达，致事多拂意而郁结。汤名逍遥者，乃宽舒散结之义耳，方中既用柴胡、当归、茯苓、白术、薄荷、生姜为宜也，不当用甘草、白芍以缓敛之，反致郁结之迟留也。二味去之，加香附、青皮、川芎以行气血，更为逍遥之迅速也。本方中本加栀子、丹皮以调经，只用于调经之初，若是经闭久滞者，又当凭脉参症而治之。

当归八分　柴胡八分　茯苓八分　白术一钱　生姜八分薄荷八分　香附二钱　青皮八分　川芎一钱

---

① 阃（kǔn捆）：即闺门，妇女之居室。

改正苏子降气汤

愚按：苏子降气汤者，因气痰逆壅于心胸之间而立也。盖痰因火动，火因气生，所以气、痰、火三者常相连为患也。汤中用苏子、半夏、前胡以理痰，陈皮、厚朴以理气，用当归者，血舒而气行也。不当用肉桂之燥以助火，有气、痰、火把于心胸，是必胀满饱闷，何以用甘草之缓？甘又能作胀，二者宜去之，加枳壳、青皮以降气，加栀子以清热，加木通以分利，则气降、火熄、痰清，而胸中自然宽平。其于虚痰寒痰，另有痰门备载。

苏子八分　半夏八分　前胡八分　厚朴一钱　陈皮八分

当归一钱　枳壳八分　青皮一钱　栀子八分　木通五分

改正小续命汤

愚按：小续命汤者，因风寒之邪入脏腑筋骨之间而成中风瘫痪、麻木不仁等症，值于危亡之际而立也。汤名续命，则是救命也。汤中用肉桂、附子以温寒，防风、麻黄以疏提，防己以除湿，人参、川芎以辅正，皆合宜也。何以用黄芩之凉，白芍敛血，杏仁之润，甘草之缓？分明寒热并用，升敛同施，理不合也。可去黄芩、白芍、甘草、杏仁，加独活助防风之升散，加香附以行气，则气血调和，任寒邪之深也，亦随其气血之流通而出耳。

肉桂六分　附子一钱　防风八分　麻黄八分　防己一钱

人参八分　川芎一钱　独活八分　香附二钱

改正大秦艽汤

愚按：大秦艽汤者，因风寒之邪久袭脏腑、经络、筋骨之间，气血受亏，治服不效，故立此汤，缓服功成也。汤中用人参、白术、川芎、熟地以辅正，用秦艽、二活、防风以散寒宜也。夫治久病，益气养血，斯为正理，气血流行而风寒之邪自然殒灭，按此寒凉之候深而久也，致痼冷矣，何得用黄芩、石膏之凉？如人遇冬时雪霜凛冽，衣单难御，观立此方者心无恻隐，是反夺其衣，益其寒，不死何待，诚何心欤？宜加肉桂、附子以暖脏腑，加香附以行气，更使气血流行而调和也。方中既用二活、防风之勇，何必白芷、细辛卒徒耳？亦去之。

人参一钱　白术一钱　川芎一钱　当归一钱　熟地一钱
秦艽二钱　羌活八分　独活一钱　附子八分　肉桂六分　香附二钱

改正顺风匀气散

愚按：顺风匀气散者，因㖞僻偏枯之症而立也。但㖞僻偏枯乃风寒之邪久居经络，致筋脉凝泣①，缓纵不收耳。然方中以理气、升散、舒经，皆合乎症，如炊煮一般，米薪水皿皆具，为餐之计备矣。岂知少火焉，何炊之有？其症脏腑、经络、筋骨皆寒冷也，徒以理气、升散、舒经，

---

① 泣：原作"结"，据家刻本改。泣，通"涩"，血凝不消。《素问·五脏生成》："血凝于脉者为泣。"

何益之有？既用人参以助气，何得用沉香去下气乎？理去沉香，加肉桂、附子，使脏腑经络温暖，气血自然流行，则久居之邪必随气血之流行而渐散者也。

白术一钱　乌药八分　白芷八分　天麻八分　紫苏八分
人参八分　木瓜八分　甘草六分　肉桂六分　附子八分

改正独活寄生汤

愚按：独活寄生汤者，因风、寒、湿三邪杂合而成痹症也。夫痹者，软弱也，深久也，气血被伤，元神有损，病至足中沉坚之分也。汤中用独活、寄生、杜仲、牛膝、人参、川芎、当归、熟地、防风、肉桂固宜，可加附子以助肉桂之力，使脏腑筋骨更暖，则风寒之邪一见太阳之温暖则自溶化也。方中宜去细辛之走上，甘草之缓留，茯苓、白术、秦艽之闲味，再加苍术、防己、木瓜以除湿，虽三邪伏聚为殃，自然消散，足下之患宜丸料也，久服功成。

独活一钱　寄生一钱　杜仲八分　牛膝六分　人参八分
川芎一钱　当归八分　熟地二钱　防风八分　肉桂六分　附子一钱　苍术一钱　防己八分　木瓜八分

改正回阳救急汤

愚按：回阳救急汤者，因三阴经之寒冷而立也。夫风寒之邪直入三阴，则脐腹切痛，肢冷囊缩，甲青唇黑，命危顷刻之候也。但此症本元阳不足，不能充御皮肤，故邪乘其虚而入之，又或色欲之后元阳空虚，失于盖覆，常使寒邪乘其空虚而入之。汤中用六君、桂、附、干姜等味以辅正温寒，皆为合宜，何得用五味子酸敛？又用胆汁之凉，又用甘草之缓，碍于辅正之药，何功之有？理去五味子、胆汁、甘草，再排半夏、茯苓、陈皮之闲味，加二活以升散，则阴分之邪见温而出也。或寒入三阴之深者，温燥不效，余临于斯时，急用蕲艾捻如豆粒大，于关元、气海二穴灸之，应手而效，接服温燥之剂，反掌收功，何忧乎三阴之无治法也。

人参八分　白术一钱　肉桂六分　附子一钱　干姜八分川羌一钱　独活一钱　茯苓八分　甘草三分　半夏八分　陈皮六分

改正导气汤

愚按：导气汤者，因寒湿之邪入肝经，致成膀胱疝气而立也。但疝病虽属于肝，根由于肾，缘寒之入也，肾先受之，又或坐卧湿地，囊则受之，囊乃筋之总，筋乃肝之司，是故寒湿相为病者，肝肾之由也。此汤名导气者，引导其气而散之也。汤中用川楝、茴香、吴茱萸、山楂、枳壳、荔枝核、木香等味纯行破气，用于初起新邪固宜，若是久病已虚之人，减去川楝、山栀子凉味，加人参、黄芪、香附、青皮以辅正行气，则气血之流行，寒温之邪亦随之而出矣。作为丸料，久服功全也。

茴香一钱　木香三分　吴萸八分　荔核十粒　山楂十粒①
枳壳八分　人参八分　香附二钱　青皮一钱　黄芪八分

改正四神丸

愚按：四神丸者，因肾脏之虚寒致成泄泻而立也。夫人之虚寒成泻者，多由阳分不足，而肾中之水亦溶然，不能温达于肠胃之分，则肠胃之滑流而不能关敛者也。故经云：关门不利，肾之过也。如夜半至于子时乃阳气之初，所以每至五更时分而溏泻也。方中用肉蔻、故纸固涩之力也，用吴茱萸以温肝，用五味子以敛肾，用药之当也。惜乎症深药薄，杯水何熄车薪？当加肉桂、附子以温寒，加熟地以滋肾，则肾水充而命门火旺，何患乎溏泻之不止也？病在下焦，宜丸也而功全。

肉蔻八分　故纸一钱　吴茱八分　五味十粒　肉桂八分
附子八分　熟地二钱

改正活血润肠生津饮

愚按②：活血润肠生津饮者，因血枯闭结而立也。但血枯闭结，则肠胃中津液干槁矣。方中用熟地、当归、川芎、二冬、瓜蒌固宜，此乃血枯致闭，非瘀血也，何以用桃仁、红花而破之？一养血，一破血，何功之有？理去桃仁、红花，加麻仁、丹皮、大黄，则肠胃更润而幽闭

---

① 十粒：家刻本作"八分"。
② 按：原作"味"，据上下文体例改。

通矣！

熟地二钱　当归一钱　川芎八分　天冬一钱　麦冬八分

瓜蒌八分　丹皮八分　麻仁一钱　大黄二钱

改正消渴方

愚按：消渴方者，因三消中之上消而立也。夫消渴之由，缘外受热蒸而伤血，则脏腑无润泽；内因肾竭而津亡，则三焦无滋养，致热自生，喜饮而频消也。方中用黄连、花粉、地黄、牛乳、藕汁，纯是生津清热之味，可谓尽善矣。惜乎治其末也，未达其本，本者，肾也。宜加熟地、当归以滋肾水，除生姜之热性，以免燥阴走表之患，则生津之源溢而渴自止也。

花粉八分　黄连八分　生地二钱　牛乳一杯　藕汁一杯

熟地二钱　当归一钱

改正清暑益气饮

愚按：清暑益气饮者，因暑月之邪入肌肤而立也。详夫书中，伤寒则脉紧身寒，中暑则脉虚热炽，则知中暑乃体弱之人值于暑月，因饮食过饱，纳凉广厦，体倦熟睡，俟靖①中阴寒侵犯肌肤经络之中，闭之则肌肤热炽，原本体虚弱，所以脉见虚弱之符也。病则头痛，外邪也；吐泻，内伤脾胃也。方中用人参、白术、黄芪、陈皮、青皮益元阳而理气，神曲以消导，苍术以除湿。既饮中以益气

---

① 靖（jìng 静）：安静，静止，此处指睡眠中。

立名，则知气虚矣，气虚则虚寒生而下元弱也。宜去黄柏、干葛之凉性，泽泻之分利，加厚朴、紫苏以散寒，方合内伤外感之义也。

人参六分　白术一钱　黄芪一钱　陈皮八分　青皮八分
神曲一钱　苍术一钱　厚朴一钱　紫苏八分

改正白虎汤

愚按：白虎汤者，因肺经热盛而立也。因石膏色白，故以之立汤名。本方中以石膏为君清热宜也，何以用知母清虚热之品而用于实热症中，何功之有？又何得用粳米去生脾土？脾得补而热益彰也。理宜去知母、粳米，加黄芩清上焦之热，加栀子清三焦之热，加桑白皮泻肺金之有余，加生地以养血，加木通以分利，如斯之法则热清而肺宁矣！

石膏二钱　黄芩八分　栀子八分　桑皮八分　生地二钱
木通六分

改正竹叶石膏汤

愚按：竹叶石膏汤者，因上焦虚热而立也。虚热者，乃热迫血枯，肺金干燥，烦躁咽焦之候，或由思虑过度，心火刑于肺金；或因肾败，虚火上炎，熏蒸肺金。本方中用竹叶、石膏清上焦之虚热，但石膏之性过凉，利于实热，不利虚热，宜少用之，内用甘草、粳米去生脾土，使土来生肺金，勉而用之，何得用人参以补气分？气有余便是火，助上焦之热益炽也。又何得用生姜之热，半夏之燥？是为火上添油，使上焦更无宁日矣。主斯方者，全失虚热之候矣。急去生姜、半夏、人参，加麦冬、元参、白芍、丹皮以平虚热，养阴血，庶得上焦润而肺金清者也。

竹叶五片　石膏少用　甘草三分　粳米数粒　麦冬八分
元参六分　白芍一钱　丹皮八分

改正泻白散

愚按：泻白散，因肺经有实热而泻之也。夫实热乃外入之热邪也，泻者，泻其有余也。方中用桑白皮、黄芩固宜，何得用甘草、粳米以补脾土来生肺金？肺得生而热益炽也。何得用地骨皮、知母退虚热之品施于实热之症？功微力薄耳。夫人身中气有余是火，又何以用人参以补气？亦助热邪之益彰也。然前章竹叶石膏汤本清肺中虚热，不当用石膏之过凉，今泻白散本泻肺中实热，当用石膏之凉以清之而反不用，立斯方者全不达人身中之实热，混而立之，惜乎后人亦迷而不悟，犹为集解者有之。本方宜去人参、地骨皮、知母，加天冬、桔梗、石膏以清润之，则肺宁而金肃，下生肾水，水能上达三焦，则肺可永杜枯燥之日矣！

桑皮八分　黄芩八分　甘草三分　天冬一钱　桔梗六分
石膏二钱

改正黄连解毒汤

愚按：黄连解毒汤者，内因热盛，外成毒患而立也。

如内因热盛则肠胃枯燥，外成毒患则皮肉肿溃，皆是热蕴之衍，血分之亏也。方中用黄连、黄芩、黄柏、栀子清热极当，但此症如天旱时河干水浅，舟楫难行，必得水涨河洪，滔然前往，是以枯燥之肠胃常用凉剂之不效者，缘脏腑无润泽，致热邪涩滞，安肯离哉！宜加生地、当归、丹皮以润养之，再加滑石、猪苓以分利，何忧乎热邪之留哉。

黄连八分　黄芩八分　黄柏八分　栀子八分　生地二钱
当归一钱　丹皮八分　滑石一钱　猪苓八分

改正平胃散

愚按：平胃散者，因胃中积滞，胀满饱闷而立也。方中用厚朴以温散，用苍术以燥脾固宜，既有积滞为实也，宜消导之，何得用陈皮、甘草以补脾？汤名平胃而难平也。宜去陈皮、甘草，加枳壳、青皮以宽中散气，庶乎平之有期也。

苍术一钱　厚朴一钱　枳壳八分　青皮八分

改正二陈汤

愚按：二陈汤者，因上焦湿痰留饮而立也。今之司职者一见痰症，不能分别燥湿，便以二陈汤主之为圣剂，是湿痰来投，方内有半夏燥之，缘法有效，设燥结之痰来投，方亦以半夏燥之，是自投罗网而重枯燥也。概用之虚火上炎、肾虚水泛者，致祸不旋踵矣。

故将痰病提明，湿者燥之，燥者润之，水泛者滋之，不可紊乱也。汤中去甘草之缓，加苍术以除湿，则湿痰可消矣。

半夏一钱　陈皮八分　茯苓八分　苍术一钱

改正清脾饮

愚按：清脾饮者，因疟疾而立也。但疟发有期有信，因脾主信①，故将治疟之方立名清脾饮，岂知方中全未达疟者之原而枉立名耳。视疟疾发于一二日者，历诊其脉，或五至，或六至七至之凭验，至多者热深，至少者热浅，故其发也，有日发、间发之殊。愚只以凭脉处方，养血、清热、分利之味，应手而效，是以生平治疟不用清脾饮之清、常山饮之截也。今将饮中略存两味以留清脾饮之名，加数味方能全治疟之功，使病疟者不为药汁之烦也。其接三日一发者，是为寒疟，另出门类。

柴胡八分　黄芩八分　当归八分　生地一钱　木通六分
滑石八分

改正常山饮

愚按：常山饮者，因疟之欺凌于人而截之也。然一日二日之疟皆热也，先清之，继用常山截之，斯尽常山之长。今人不善用常山者，开手不清热，便以清脾饮不合疟之味来治疟，接用常山来截疟，内之热邪不清，常山岂能

---

① 脾主信：谓脾的有节律性的功能。

收其功哉？所以多见疟之截者屡复也。夫疟本热症也，何以用生姜之热？宜加生地、当归以养血，加滑石、猪苓以分利，加黄芩、栀子以清热，是为清、截共一法，必随剂而效速也。

常山一钱　知母八分　贝母六分　乌梅三个　槟榔八分
生地二钱　当归一钱　滑石八分　猪苓八分　黄芩八分　栀子一钱

拟类诸方本汤用人参或力不足者，概重用黄芪、玉竹以代之

愚观本草之中，一味可治数病，看其汤散，数味共成一方，如味数少者，功专力薄，庶可成方，有及十余味、二十味者，药性多而又杂，虽效于病，未知是孰益之功能，倘不中病者，药性必发，使病者有伤之脏腑气血当之而益伤也。愚故按症立方，皆以八味成汤，分阴阳，不混杂，或有阴阳两虚者，方敢并用气血之品，不过百中之一二耳！名拟类诸方以公于世，使未习岐黄者按书审病，抄方使用之效，仍俟明达者之加减以成方圆也。其于汤散中用引者，不过以目前之便物性相通者，以之稍扶助药力，在人之活法耳。

补气汤阳气大虚

人参八分　黄芪一钱　玉竹二钱　白术一钱　木香三分
山药一钱　陈皮八分　川芎八分

理气汤 滞气

香附二钱　川芎八分　青皮八分　厚朴一钱　乌药一钱
桔梗六分　元胡八分　柴胡八分

补血汤 阴血大虚

熟地二钱　当归一钱　白芍八分　丹皮八分　元参一钱
丹参一钱　木通八分　车前八分

理血汤 瘀滞

生地二钱　当归一钱　丹皮八分　川芎一钱　桃仁一钱
红花五分　赤苓八分　香附二钱

大发表汤 强实寒深

麻黄八分　紫苏八分　羌活八分　独活八分　香附一钱
川芎八分　防风六分　白芷一钱

小发表汤

防风八分　荆芥八分　紫苏八分　香附一钱　川芎八分
半夏八分　陈皮八分　薄荷一钱

葱姜拭法

用葱二十根、姜五钱煎水拭周身，或服一碗，亦能
出汗。

大下汤 大结

生地二钱　当归一钱　黄连八分　枳壳八分　大黄三钱
芒硝一钱　麻仁一钱

蜂蜜一杯冲和。

小下汤 微结

生地一钱　当归八分　白芍八分　丹皮六分　栀子八分
大黄一钱　木通六分　车前八分

和解汤

柴胡八分　干葛八分　甘草五分　薄荷八分　杏仁八分
合香八分　厚朴一钱　桔梗六分

大中风汤 沉寒

附子一钱　肉桂六分　黄芪一钱　川羌八分　独活一钱
干姜八分　香附一钱　川芎八分

蒸洗法

如中风深而久者服药不效，审其气血未全败者，用羌活、独活、紫苏各五两，生姜三两，葱二两，煎水一大锅，用横板架锅上，扶病者坐板上蒸受热气，湿即拭之。

小中风汤

附子八分　干姜一钱　黄芪一钱　当归八分　羌活八分
独活一钱　厚朴一钱　乌药八分

温中汤

干姜八分　吴萸八分　厚朴一钱　半夏八分　白术一钱
苍术一钱　黄芪一钱　青皮一钱

大清热汤

生地二钱　当归一钱　丹皮八分　黄芩八分　栀子一钱
黄连八分　滑石一钱　木通六分

小清热汤

当归八分　白芍八分　木通六分　猪苓八分　柴胡八分
瓜蒌八分　干葛六分　栀子六分

燥结痰汤

生地二钱　当归八分　丹皮八分　天冬一钱　桑皮八分
贝母八分　杏仁八分　木通八分

湿痰汤

陈皮八分　半夏一钱　白术一钱　苍术八分　干姜八分
厚朴八分　草蔻一钱　乌药一钱

升湿汤 外湿

羌活八分　独活一钱　防风八分　荆芥八分　苍术一钱
木瓜一钱　防己八分　猪苓八分

渗湿汤 内湿

黄芪一钱　白术一钱　茵陈八分　苍术八分　官桂八分
木通八分　半夏八分　车前八分

消导汤

白术一钱　神曲一钱　山楂一钱　厚朴八分　麦芽八分
砂仁六分　枳壳八分　陈皮八分

分利汤

　　白术一钱　　苍术八分　　防己八分　　滑石一钱　　青皮八分
赤苓八分　　木通六分　　官桂八分

升提汤气虚下陷

　　人参八分　　黄芪一钱　　白术一钱　　山药八分　　柴胡四分
升麻四分　　桔梗八分　　吴萸八分

调顺阴阳汤

　　黄芪一钱　　白术一钱　　香附一钱　　当归一钱　　川芎八分
白芍八分　　山药一钱　　乌药一钱

流气汤

　　香附二钱　　青皮八分　　川芎八分　　柴胡八分　　厚朴一钱
乌药八分　　官桂八分　　枳壳一钱

补肾汤功胜六味

　　熟地二钱　　杜仲一钱　　当归八分　　白芍八分　　芡实一钱
车前八分　　山药一钱　　木通八分

补脾胃汤

　　人参八分　　黄芪一钱　　白术一钱　　苍术八分　　莲肉一钱，
炒　麦芽一钱　　陈皮八分　　草蔻八分

润肺汤

　　天冬二钱　　麦冬八分　　阿胶一钱　　苡仁一钱　　当归八分
白及一钱　　百合八分　　桔梗六分

补心汤

生地二钱　当归八分　白芍八分　枣仁八分　茯神一钱
木通六分　五味六分　丹参一钱

补肝汤

生地二钱　当归一钱　白芍八分　柴胡六分　杜仲八分
枣仁一钱　车前八分　牛膝八分

养胃汤

黄芪二钱　白术一钱　茯苓八分　甘草五分　砂仁五分
陈皮八分　神曲一钱　草蔻八分

实火呃逆汤

生地二钱　当归一钱　白芍一钱　栀子八分　黄芩八分
杏仁八分　黄连八分　沉香八分

虚火呃逆汤

熟地二钱　当归八分　丹皮八分　麦冬八分　元参八分
五味五分　淮膝八分　车前一钱

寒包火汤

当归一钱　白芍八分　川芎八分　木通八分　猪苓一钱
防风八分　荆芥八分　香附一钱

火包寒汤

黄芪一钱　白术八分　香附一钱　川芎八分　厚朴一钱
防风八分　荆芥八分　乌药八分

寒湿相连汤

黄芪一钱　白术一钱　苍术一钱　干姜八分　木瓜一钱
防己一钱　猪苓八分　腹皮一钱

温中消食汤

黄芪一钱　白术一钱　炮姜八分　神曲一钱　枳壳八分
山楂八分　草蔻八分　半夏八分

噤口痢汤

黄连八分　生地二钱　牛乳一杯,冲服　当归一钱　白芍
八分　天冬二钱　滑石一钱　柿饼一个

消痞块汤

黄芪二钱　白术一钱　当归八分　川芎一钱　附子八分
三棱八分　莪术八分　独活八分

肺痿汤

天冬二钱　百合一钱　苡仁一钱　元参八分　麦冬八分
熟地三钱　杜仲一钱　五味五分

肝痿汤

生地二钱　当归一钱　白芍一钱　柴胡八分　元参八分
栀子八分　花粉一钱　丹皮八分

脾痿汤

生地二钱　当归八分　白芍一钱　白术八分　甘草五分
滑石一钱　栀子八分　茯苓一钱

肾痿汤

熟地二钱　杜仲一钱　淮膝一钱　当归一钱　五味六分
车前八分　黄柏八分　知母八分

肺痈汤

当归二钱　白芍一钱　天冬二钱　阿胶一钱　苡仁一钱
银花一钱　连翘八分　桔梗八分

隔噎汤

熟地二钱　当归一钱　天冬二钱　阿胶二钱　柿饼一个
元参一钱　贝母一钱　桔梗六分

寒心胃痛汤

附子八分　草蔻一钱　黄芪二钱　木香五分　羌活八分
独活一钱　元胡八分　乌药八分

虚寒心痛汤

黄芪二钱　白术一钱　玉竹三钱　菖蒲一钱　良姜八分
肉桂八分　枣仁八分　草蔻一钱

血虚心痛汤

生地二钱　当归一钱　白芍八分　丹皮八分　桔梗六分
枣仁一钱　远志八分　元参八分

实热心痛汤

生地二钱　当归一钱　黄芩八分　栀子八分　川楝一钱
黄连八分　木通五分　桔梗六分

虫心痛汤

黄芪一钱　白术一钱　半夏一钱　芜荑一钱　苍术一钱
乌梅三个　槟榔一钱　丹皮一钱

热瘀血汤

生地二钱　当归一钱　丹皮八分　栀子一钱　蒲黄八分
桃仁八分　元胡八分　川芎一钱

寒瘀血汤

黄芪一钱　白术一钱　香附二钱　川芎一钱　附子八分
干姜六分　桃仁八分　红花八分

外因瘀血汤

归尾八分　川芎一钱　大黄一钱　枳壳八分　白芍八分
灵脂一钱　赤苓八分　童便一杯

血旺气弱汤

黄芪二钱　白术一钱　山药八分　干姜八分　枣仁一钱
乌梅三个　乌药一钱　茯苓八分

肾虚腰痛汤

熟地二钱　当归一钱　黄芪一钱　杜仲一钱　香附一钱
川芎一钱　升麻三分　青盐三分

失志腰痛汤

熟地二钱　当归一钱　香附一钱　川芎一钱　青皮八分
木通八分　白芍八分　薄荷八分

痫症汤

黄芪二钱　　白术一钱　　香附二钱　　川芎一钱　　枣仁一钱
远志八分　　半夏八分　　附子一钱

湿痰流注汤

黄芪二钱　　白术一钱　　香附二钱　　川芎一钱　　半夏一钱
厚朴一钱　　干姜八分　　苍术一钱

心肾两补汤

熟地二钱　　当归一钱　　覆盆一钱　　杜仲一钱　　黄芪一钱
枣仁一钱　　远志八分　　五味五分

便浊汤

黄芪一钱　　白术一钱　　陈皮八分　　香附一钱　　川芎八分
苍术一钱　　车前八分　　半夏一钱

下陷遗溺汤

黄芪二钱　　白术一钱　　干姜八分　　益智一钱　　五味十粒
升麻三分　　柴胡三分　　山药一钱

自汗汤

黄芪二钱　　白术一钱　　山药八分　　熟地二钱　　枣仁一钱
五味五分　　牡蛎一钱　　玉竹二钱

盗汗汤

熟地二钱　　当归一钱　　元参八分　　车前八分　　枣仁一钱
五味五分　　白芍八分　　牡蛎一钱

血虚眩晕汤

生地二钱　当归一钱　川芎八分　藁本六分　丹参一钱
麦冬六分　陈皮八分　升麻三分

气虚眩晕汤

黄芪二钱　玉竹三钱　白术一钱　香附一钱　川芎八分
半夏八分　山药一钱　吴萸八分

黄疸汤

茵陈二钱　吴萸八分　香附一钱　川芎一钱　苍术一钱
白术一钱　木通六分　猪苓八分

瘟疫汤

生地二钱　当归一钱　黄芩八分　连翘八分　黄连八分
滑石八分　蒡子一钱　桑皮八分

咽痛实热汤

生地二钱　当归一钱　黄芩八分　黄连八分　滑石一钱
豆根八分　蒡子一钱　桔梗六分

痹症汤

黄芪二钱　香附二钱　当归一钱　川芎八分　木瓜一钱
苡仁一钱　附子八分　熟地二钱

败毒散

生地二钱　当归一钱　连翘一钱　银花一钱　黄芩八分
黄柏八分　大黄一钱　滑石八分

厉风第一汤

黄芪二钱　香附二钱　当归一钱　川芎一钱　白术一钱
苦参一钱　独活一钱　苍术一钱

厉风第二汤

黄芪二钱　香附二钱　当归一钱　川芎一钱　防风八分
蒺藜一钱　胡麻八分　皂角一钱

厉风第三汤

黄芪二钱　当归八分　香附一钱　苦参一钱　贯众一钱
芜荑一钱　花椒七粒　乌梅三个

拟类女科诸方

恶阻汤

当归一钱　白术一钱　贝母一钱　陈皮八分　砂仁五分
栀子八分　香附一钱　藿香八分

胎动汤

生地二钱　当归一钱　白芍八分　黄芩八分　白术一钱
木通八分　杜仲八分　续断八分

漏胎汤

黄芪一钱　白术一钱　熟地二钱　当归一钱　阿胶一钱
杜仲一钱　麦冬八分　续断八分

子悬汤

生地二钱　当归一钱　白芍八分　丹皮八分　黄芩八分
栀子八分　木通六分　杜仲八分

子肿子气汤

白术一钱　香附一钱　当归一钱　川芎八分　茯苓八分
苍术八分　伏毛①八分　苏梗八分

带下汤

黄芪一钱　白术一钱　当归八分　升麻三分　柴胡四分
苍术一钱　半夏一钱　熟地一钱

调经不及期汤

熟地二钱　当归一钱　白芍八分　丹皮八分　元参八分
麦冬八分　陈皮八分　杜仲八分

调经过期汤

熟地二钱　当归一钱　白芍八分　丹参八分　吴萸八分
白术一钱　香附一钱　川芎八分

集录诸汤散

天王补心丹

生地四两　人参一两　元参一两　丹参二两　茯苓一两

---

①　伏毛：即大腹绒，系大腹皮的绒毛。

桔梗一两　远志二两　枣仁二两　柏仁二两　天冬二两　麦冬一两　当归三分　五味一两

蜜丸，朱砂为衣，灯草汤下。

归脾汤

白术一钱　人参八分　黄芪一钱　当归八分　甘草三分茯神八分　远志八分　枣仁一钱　木香三分　元眼十枚

独参汤

人参

补中益气汤

黄芪二钱　白术一钱　陈皮八分　升麻三分　柴胡四分人参八分　当归一钱　甘草六分

四逆汤

干姜一两　生附五钱　甘草三钱

大顺散

杏仁一钱　干姜二钱　肉桂八分　甘草五分

灸气海关元穴法 寒入三阴用之，穴在后针灸科

香薷饮

香薷一钱　扁豆一钱　厚朴一钱　茯苓八分　甘草五分木瓜一钱

六和汤

半夏一钱　砂仁五分　杏仁八分　人参八分　木瓜一钱

赤苓八分　藿香八分　香薷一钱

八味顺气丸

白术一两　茯苓一两　青皮五钱　白芷三钱　橘红一两
乌药一两　人参三钱　甘草五钱

木香调气散

白蔻五分　丁香三分　檀香一钱　木香三分　藿香一钱
甘草六分　砂仁五分

健脾丸

人参八分　陈皮八分　枳实六分　山药八分　麦芽一钱
神曲一钱

藿香正气散

紫苏八分　伏毛八分　陈皮八分　桔梗六分　甘草六分
茯苓八分　半夏八分　厚朴一钱　白芷六分

瓜蒂散

瓜蒂一钱　赤豆一钱　藜芦一钱　郁金八分

调气平胃散

木香三分　乌药一钱　白蔻五分　檀香一钱　砂仁五分
藿香八分　厚朴一钱　陈皮八分　甘草五分

川芎茶调散

薄荷八分　白芷八分　防风八分　甘草六分　细辛八分
羌活八分　荆芥八分　茶叶八分

金沸草散

覆花八分　前胡八分　细辛八分　半夏八分　荆芥八分
赤苓八分

防己黄芪汤

防己一钱　黄芪一钱　白术一钱　甘草六分

除湿汤

半夏一钱　苍术一钱　厚朴一钱　茯苓八分　陈皮八分
藿香八分　甘草六分

生附子汤

附子一钱五分　干姜一钱　白术八分　厚朴一钱　苍术一
钱　茯苓八分　牛膝八分　杜仲一钱

羌活胜湿汤

羌活一钱　独活八分　藁本八分　荆子八分　防风八分
川芎一钱　甘草六分

凉膈散

芒硝八分　大黄二钱　栀子一钱　连翘八分　黄芩八分
甘草六分　薄荷八分

导赤散

生地二钱　木通八分　草梢八分　竹叶十片

滋阴降火汤

生地二钱　当归一钱　白芍八分　天冬二钱　白术八分

麦冬一钱　远志一钱　甘草六分　知母八分　黄柏八分　川芎八分　陈皮八分

犀角地黄汤

犀角一钱　生地二钱　白芍八分　丹皮八分　柴胡八分黄芩八分

烧盐方

烧食盐，冲滚水探吐。

稀涎散

牙皂三个　白矾一钱　藜芦一钱

桐油煎豆腐食之探吐甚捷

五苓散

白术一钱　泽泻八分　茯苓八分　猪苓八分　官桂一钱

八正散

车前一钱　瞿麦八分　蒿蓄一钱　滑石一钱　栀子八分大黄二钱　木通八分　甘草八分

保和丸

神曲一钱　山楂一钱　茯苓八分　半夏一钱　陈皮八分连翘八分　卜子八分

三花神佑丸

芫花一两　大戟一两　甘遂五钱　牵牛五钱　大黄一两

轻粉二钱，水法

舟车丸

甘遂五钱　　大戟一两　　芫花五钱　　大黄五钱　　陈皮三钱
木香一钱　　槟榔二钱　　青皮一钱　　牵牛二钱　　轻粉一钱

胃苓汤

苍术一钱　　厚朴一钱　　陈皮八分　　甘草六分　　白术一钱
泽泻五分　　猪苓八分　　茯苓八分　　官桂一钱

六一散

滑石六钱　　甘草一钱

加辰砂，名辰砂六一散。

升阳顺气汤

人参八分　　黄芪一钱　　陈皮八分　　半夏一钱　　升麻四分
柴胡四分　　当归八分　　草蔻八分　　神曲一钱

升阳除湿汤

苍术一钱　　柴胡六分　　羌活八分　　防风八分　　神曲一钱
泽泻六分　　猪苓八分　　陈皮八分　　升麻四分　　麦芽一钱　　甘草
六分

诃子散

炮姜一钱　　粟壳一钱　　橘红八分　　木香三分　　白芍一钱
白术八分

养脏汤

诃子一钱　当归一钱　肉蔻八分　白术一钱　茯苓八分
白芍一钱　干姜八分　肉桂六分

救命汤

人参一钱　黄芪一钱　当归一钱　白芍八分　熟地二钱
苍术一钱　陈皮八分　升麻三分　柴胡四分　甘草三分

导痰汤

半夏一钱　陈皮八分　茯苓八分　甘草五分　南星一钱
枳壳八分

半夏天麻白术汤

半夏一钱　天麻八分　白术八分　人参六分　黄芪八分
橘红八分　黄柏六分　干姜八分　茯苓八分　麦芽一钱　苍术
一钱　神曲八分

普济消毒饮

黄芩八分　黄连八分　蒡子一钱　元参一钱　甘草六分
桔梗三分　板蓝根一钱　升麻六分　柴胡六分　马勃八分　连
翘八分　陈皮八分　僵蚕一钱　薄荷八分

六郁汤

川芎一钱　香附一钱　甘草八分　茯苓八分　橘红一钱
半夏八分　栀子八分　砂仁五分　苍术一钱

八味丸

熟地二钱　山萸八分　山药八分　茯苓八分　丹皮八分
泽泻五分　肉桂八分　附子一钱

金匮肾气丸

熟地二钱　山萸八分　山药八分　茯苓八分　丹皮八分
泽泻六分　肉桂六分　附子一钱　车前八分　淮膝八分

小儿科诸方

抱龙丸

琥珀三钱　竺黄三钱　茯神三钱　山药三钱　枳壳一钱
枳实一钱　胆星三钱　朱砂三钱　粉草一钱　金箔二十张

蒸饼，姜汁丸，朱砂、金箔为衣，灯心汤下。

胎寒：改正附子理中汤，集录四逆汤。

胎热：集录大连翘饮①，集录凉膈散。

急惊：拟类大清热汤，拟类小清热汤。

慢惊：拟类温中汤。

脐风：改正回阳救急汤。

夜啼热症：凉膈散。

夜啼凉症：改正附子理中汤。

五疳丸

芦荟　芜荑　雷丸　黄连　槟榔　胡连　虫蜕　白术

---

① 集录大连翘饮：按前"集录诸汤散"并无该方。

青黛　赤芍　麝香　木香

曲糊为丸。

走马牙疳、口疳：拟类大清热汤，拟类小清热汤。

摘前贤十二经脉络

察十二经脉，内关脏腑，管摄筋骨，外达皮肤，相通毛孔，气血依之，昼夜流行，循环不息者也。如人外受之病初自皮毛，由经络入脏腑，内伤之病由脏腑达经络而出也，是以云"不明十二经络，动手便错"之语，故经脉者，周身之要领，病中之效验也。愚因之录前贤十二经脉，经络流通，脏腑宛然，脉分虚实，症治得宜，故并写图形附卷内，以便揭览，使读之者方知病症因由，治之有所主持而无拗误者也。

肺　经

手太阴肺中焦生，下络大肠出贲门。上膈属肺从肺系，系横出胁臑中行。肘臂寸口上鱼际，大指内侧爪甲根。支络还从腕后出，接次指入阳明经。是经多气而少血，脉居右手寸中藏。

实则脉实，上热气粗兼鼻塞，泻必辛凉；虚则脉虚，少气不足息低微，补必酸温。橘甘下痰气神方，姜陈去气嗽圣剂。七情郁结因而喘，沉香、乌药、参、椰；胸痞喘急彻而痛，半夏、瓜蒌、桔梗。鼻塞不通丸，荆穗、澄茄、薄荷；鼻渊不止末，龙脑、苍、芷、辛荑。百花却去

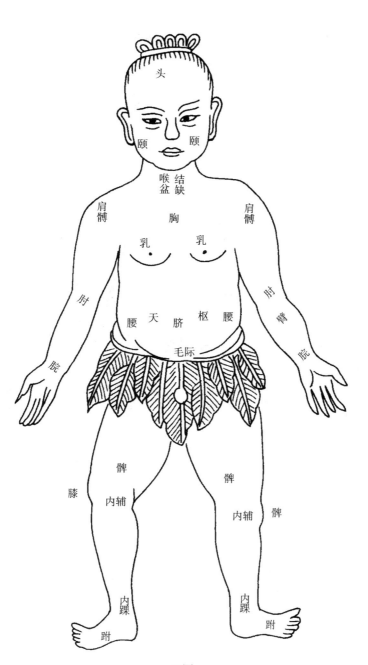

头

颐　颐

喉　结
盆　缺

肩髃　胸　肩髃

乳　乳

肘　腰　天　枢　腰　肘
臑　脐
脘　毛际　脘

髀　髀

膝　内辅　内辅　髀

内踝　内踝

跗　跗

正图

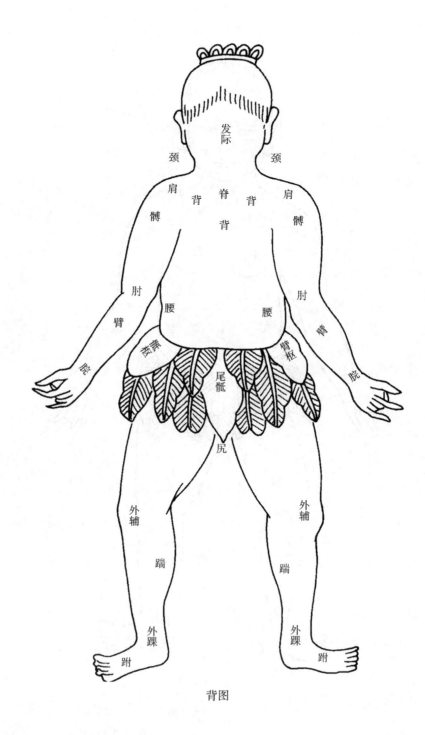

背图

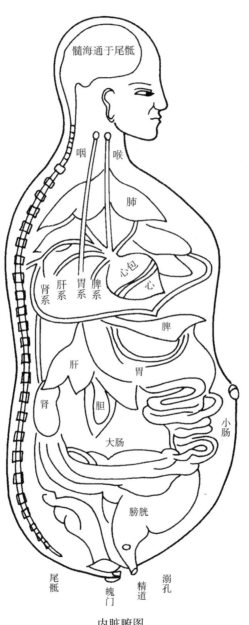

髓海通于尾骶

咽　喉

肺

心包　心

肾系　肝系　胃系　脾系

脾

肝　胃

肾　胆

大肠　小肠

膀胱

尾骶　魄门　精道　溺孔

内脏腑图

红痰，二母偏除嗽热。黄连、赤苓、阿胶抑心火而清肺脏，诃子、杏仁、通草利久嗽以出喉音。流注疼痛因痰饮，半夏倍于朴硝；瘾疹痛痒为风热，苦参少于皂角。哮嗽齁齁①，兜铃、蝉蜕、杏除尖，砒霜少入；热壅咽喉，鸡苏、荆芥、桔、防风，参、牛蒡子、甘草。消酒胆，轻粉、硫黄；去鼻痔，白矾、甘遂。白砒霜性情实重，入豆豉偏治吼喘；百草霜性味虽轻，和盐梅却消舌肿。甜葶苈良治肺痈，苦熊胆寒涂肠痔。琼玉膏理嗽调元，流金丹清痰降火。人参非大剂不补，少则凝滞；黄芩非枯薄不泻，细则凉肠。升麻、白芷为报使，葱白、麻黄用引经。紫菀、五味能收敛，桑白、防风实开通。

肺者，相傅之官，治节出焉。其形四垂，伏着于脊之第三椎，中有二十四穴行列分布，以行诸脏之气，为脏之长，为心之盖也。肺重三斤三两，六叶两耳，主藏魄，虚如蜂窠，上无透窍，吸之则满，呼之则虚，一呼一吸，消息②自然，司清浊之运化，为人身之橐籥③。

大肠经

手阳明之脉大肠，次指内侧起商阳。次指上连出合谷，两筋歧骨循臂肪。

---

① 齁（hōu）齁：鼻息声。
② 消息：消长变化。
③ 橐籥（tuó yuè 佗越）：古代鼓风吹火的器具，此喻肺主气、司呼吸、调节气机的功能。

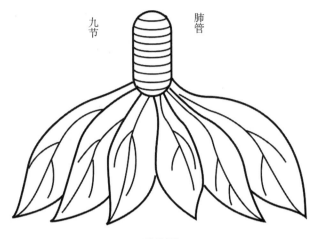

九节　肺管

肺脏图

　　入肘外廉循臑外，肩端前连柱骨傍。从肩下入缺盆内，络肺下膈属大肠。支从缺盆直上颈，斜贯颊前下齿当。环出人中交左右，上挟鼻孔注迎香。此经气盛血亦盛，是动颊肿并齿痛。

　　脉居右寸，实则脉实，热蓄而胀满不通，辛凉可泻；虚则脉虚，中寒而肠鸣泄泻，补必辛温。用黄连而解酒毒，炒厚朴以止便红。肠风妙川乌、荆芥，脏毒奇卷柏、黄芩。痢中六神散宜调则调，带下百中散可止则止。润肠通秘，麻仁丸果有奇效；行滞推荡，六磨汤岂无奇功。痔疮热痛，脑、麝研入；㖞斜僵仆，磨敷井水。痢疾腹痛，姜茶煎出自坡仙[1]，梅蜜饮方书登父[2]；肠内生痈，还魂汤

---

　　① 坡仙：宋代文学家苏轼，号东坡居士，文才盖世，亦好医药，世人称其为"坡仙"。

　　② 登父：宋代医学家杨士瀛，字登父，著有《仁斋直指方》《伤寒类书活人总括》等。

加减随宜，十宣散去增适可。尝闻食石饮水可作充肠之馔，饵松食柏方成清府之方。是以疗饥者不在珍馐，调肠者何烦异术。

　　大肠者，传送之官，变化出焉。回肠当脐左回十六曲，大四寸，径一寸，寸之少半，长二丈一尺，受谷一斗，水七升半。广肠傅[①]脊以受回肠，乃出粪秽之路，大八寸，径二寸，寸之大半，长二尺八寸，受谷九升三合八分，合之一。大肠重二斤十二两，肛门重十二两。回肠者，以其回叠也。广肠者，即回肠之大，更大也。直肠者，又广肠之末节也，下连肛门，是为谷道、后阴，又为魄门。总皆大肠一条也。

大肠上口即小肠下口也

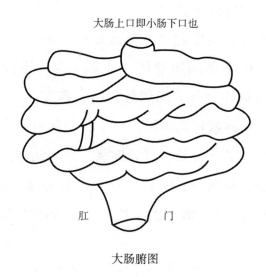

肛　　门

大肠腑图

---

　　① 傅：通"附"，附着。《韩非子》："毋为虎傅翼。"

胃　经

足阳明胃交鼻起，下循鼻外入下齿。还在侠口入承浆，颐后大迎颊车里。耳前发际至额颅，支下人迎缺盆底。下膈入胃络脾宫，直者缺盆下乳内。一支幽门循腹中，下行直合气冲逢。遂由髀关抵膝膑，胻[1]跗中趾外间尽。一支下膝注三里，前出中指外间穷。一支别走足跗指，大趾之端经尽已。此经多气复多血，脉居右关。

实则脉实，唇口干而胁下肿痛，宜泻胃土；虚则脉虚，腹痛鸣而面目虚浮，药行温补。橘皮竹茹汤治热渴而频频呕哕，乌药沉香散疗寒痛而日日攒眉[2]。人参治翻胃之良，草蔻消积气之冷。粥药不停，藿香叶、人参、橘皮；心脾刺痛，缩砂仁、香附、乌药。胃冷痰生，半夏姜煎生附子；中寒停水，曲丸苍术久陈皮。芫花消痰癖，共丸朱砂；黄连消消渴，煎生甘草。硫汞结成砂子，吐冷立全；参萸煎用姜枣，咽酸则可。霍乱转筋肢逆冷，木瓜盐炒吴萸；食癥酒癖胸胁痛，棱莪醋炙芫花。胃冷呃逆，人参、甘草倍陈皮；胃实痰喘，藿香、橘皮增半夏。抑又闻上部有脉、下部无脉为食寒，点盐汤探吐宽舒；倘或三部俱急、人迎带数号曰内壅，服灵丸泻利便止。调理脾胃之药最难：热则消于肌肉，须用中和饮子；寒则减于饮食，

---

① 胻（héng 恒）：胫骨上部，即小腿。

② 攒（cuán）眉：即皱眉，不适貌。

要施仁义丹头。

胃者，仓廪之官，五味出焉，又为水谷气血之海也。胃大一尺五寸，径二尺六寸，横屈，受谷三斗五升，其中之谷常留二斗，水五升。

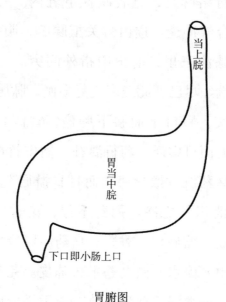

胃腑图

脾 经

太阴脾起足大趾，上循内侧白肉际。核骨之后内踝前，上臑循胻经膝里。股内前廉入腹中，属脾络胃与膈通。侠喉连舌散舌下，支内从胃注心宫。此经气盛而血衰，脉居右关。

实则饮食消而肌肤润泽，虚则身体瘦而四肢不举。脐凸肢浮生之难，口青唇黑死之易。治别寒热温凉，用适其宜；味辨甘温苦泻，行当熟记。如白术健脾消食，必青皮、枳壳；人参缓土和气，须半夏、橘红。柴胡去不足之热，佐之甘草、升麻；黄芪去有汗之火，辅之芍药、川芎。气虚呕而人参、茱萸，胃寒吐而丁香、半夏。泄泻、手足冷而不渴兮，附子、干姜；霍乱吐泻而不药兮，胡椒、绿豆。脾冷而食不磨兮，四君宜加砂、蔻；胃寒而饮不消兮，本方加入参、苓。香附微寒，与缩砂消食化气，更妙安胎；沉香少温，共藿香助土调中，奇消水肿。破血消癥兮，三棱、莪术；除瘀去痛兮，蒲黄、五灵。茴香治霍乱转筋，共济木瓜、乌药；辣桂主中焦气滞，相扶枳壳、生姜。心腹痛兮，元胡索入胡椒；胸满咳逆兮，良姜妙同香附。腹实胀兮，大黄、滑石、厚、牵牛、木香、苓、泻；腹虚胀兮，参、苓、厚、术、橘、辰砂、曲、柏、附子。大抵物滞气伤，补益兼行消导，橘皮枳壳丸加减随宜；食多胃壅，推陈并贵和中，巴豆备急丸荡涤何伤。

脾者，仓廪之官，五味出焉。形如刀豆，与胃同膜，而附其上之右腧，当十一椎下，开声则动，动则磨胃而主运化，其合肉也，其荣唇也，开窍于口。脾重二斤三两，广扁三寸，长五寸，散膏半斤，主裹血，温五脏，主藏智意。

心 经

手少阴脉起心中，下膈直与小肠通。支者还从肺系走，直上咽喉系目瞳。直者上肺出胁下，臑后肘内少海

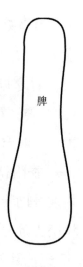

脾脏图

从。臂内从廉抵掌中，锐骨之端注少冲。是经多气而少血，脉居左寸。

　　实则热而虚则寒，静则安而动则躁。虚寒者，怯怕多惊，健忘恍惚，清便自可，脉必濡细迟虚；实热者，狂妄谵语，腮赤舌干，二腑涩黄，脉须洪数沉实。心盛则热见乎标，心虚则热收于内。虚则补其母，实则泻其子。心阳不足，桂心、代赭、紫石英，补须参、附；离火有余，竹叶、大黄、山栀子，泻用芩、连。凉心者朱砂，壮心者琥珀。舌出寸余，研冰片敷之即收；血衄如泉，炒槐花掺之即止。除疮琥珀膏，犀角与辰砂；定志宁坤丸，朱砂共黄连。惊悸不安须龙脑、沙参、小草，健忘失记必茯神、远志、当归。多睡饮卢仝①之苦茶，不眠服雷公之酸枣。凉

---

① 卢仝：唐代诗人，好茶成癖，著有《茶谱》，世称"茶仙"。

血补阴生地黄，生津止渴天花粉。文蛤末愈口疮，铁锈粉噙舌肿。中风不语，烧竹叶更良；感热多言，飞朱砂又善。胸间痞痛，开之枳实、瓜蒌；心内懊憹，治之栀子、豆豉。热心痛炒菖蒲、川楝、栀子焦，冷心痛须木香、肉桂、元胡索。心惊盗汗，飞辰砂与六黄；鼻衄流红，煮黄芩炒芍药。惊热朱砂，颠狂铁粉。安镇灵台，琥珀、丹砂和玉屑；开神清府，茯神、远志共菖蒲。倘真血之有亏，觅真铅而补实；或元气之有损，求真汞以填完。

心者，君主之官，神明出焉。居肺管之下，膈膜之上，附着于脊之第五椎，其合脉也，其荣色也，开窍于舌。心重十二两，中有七孔三毛，盛精汁三合，主藏神。心像尖，图形如莲蕊，其中有窍上道于舌，有四系以通四脏。心外有赤黄脂裹，是为心包络，心下有膈膜与脊胁周回相着遮蔽，使浊气不得上熏心肺也。

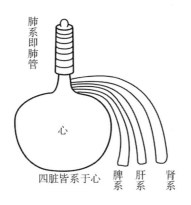

心脏图

小肠经

手太阳经小肠脉，小指之端起少泽。循手外廉出踝中，循臂骨出肘内侧。上循臑外出后廉，直过肩解绕肩胛。交臂下入缺盆内，向胁内心循咽嗌。下膈抵胃属小肠，一支缺盆贯颈颊。至目锐眦却入耳，复从耳前仍上颊。抵鼻升至目内眦，斜络于颧别络接。此经少气而多血，脉居左寸。

沉诊为心实则脉实，烦满而口渴生疮；浮取小肠虚则脉虚，懊憹而唇青下白。颔肿不可转，清痰降火；腰折难动移，渗湿利热。倘小便频数，乌药、益智丸，用酒煮山药；若精气不固，白茯、猪苓和，须蜡化津液。小肠疝气，茴香姜汁入青盐；肾宫精冷，川楝炒成木破。滑石寒而能治诸淋，沉香温而能行诸气。尿血煮苦荬菜①根，血淋煎车前子叶。清泉旋汲饮发灰，薄荷时煎调琥珀。热入小肠为赤带，茴香、川楝、当归；邪归六腑变膏淋，滑石、金砂、甘草。尝考牡蛎、石斛补，续断、金砂泻。巴戟、乌药、茴香温，黄芩、通草、花粉凉。羌活、藁本引于上，黄柏、二苓行于下。

小肠者，受盛之官，化物出焉。后附于脊，前附于脐上，左回叠积十六曲，大二寸半，径八分，分之少半，长

---

① 苦荬菜：菊科植物山苦荬的全草或根，功效清热解毒、凉血、消痈排脓、祛瘀止痛。

三丈二尺，受谷二斗四升，水六升三合，合之大半。小肠上口在脐上二寸近脊，水谷由此而入，复下一寸，外附于脐，为分水穴，当小肠下口而泌别清浊，水液入膀胱，滓秽流过大肠，重二斤十二①两。

小肠上口即胃之下口也

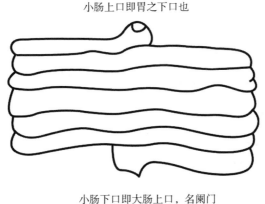

小肠下口即大肠上口，名阑门

小肠腑图

膀胱经

足太阳经膀胱脉，目内眦上起额尖。支者颠上至耳角，直者从巅脑后悬。络脑还去别下项，仍循肩膊侠脊边。抵腰膂肾膀胱内，一支下与后阴连。贯臀斜入委中穴，一支膊内左右别。贯胛侠脊过髀枢，臂内后廉腘中合。下贯腨内外踝后，京骨之下趾外侧。此经血多而气少，脉居左尺。

实则脉实，病转胞而不得小便，苦烦满难于俯仰，药

① 二：《难经·四十二难》作"四"。

用寒凉通利窍，石膏、栀子、蜜同煎；虚则脉虚，腹痛引而腰难伸屈，脚筋紧急耳重听，补磁石、五味、黄芪，配苓、术、石英、杜仲。大腑热蒸肠内涩，木通、生地、黄芩；小便不利茎中痛，葶苈、茯苓、通草。肾大如斗，青皮、荔核、小茴香；胞转如塞，葵子、滑石、寒水石。冷热熨可利便难，屈伸导能和腰痛。风热相乘囊肿，服三白而立消；虫蚁吹着阳胕，敷蝉蜕而即散。补用橘核、益智仁，泻须滑石、车前子。加茴香、乌药能温，添黄柏、生地清凉也。

膀胱者，州都之官，津液藏焉，气化则能出矣。膀胱当十四椎，居肾之下、大肠之前，有下口无上口，当脐上一寸分水穴处为小肠下口，乃膀胱之际，水液从此别回肠，随气蒸渗而下，其出其入，皆由气化，入气不化则水过大肠为泄泻，出气不化则闭塞下窍而为癃肿。膀胱重九两二铢，纵横九寸，受溺九升九合，口广二寸半。

肾　经

足少阴肾起之由，小趾斜趋涌泉心。然骨之下内踝后，别入跟中腨上侵。出腘内廉上股内，贯脊属肾膀胱边。直者属肾贯肝膈，入肺循喉舌下寻。支者从肺络心内，仍至胸中部分深。此经多气而少血，脉居左尺。

一脏两形，左为肾，男子以藏精；右为命门，女子以系胞。元气之根，精神之舍也。受病同归于膀胱，诊候两分于水火。实则脉实，少腹胀满而腰背急强、便赤舌燥

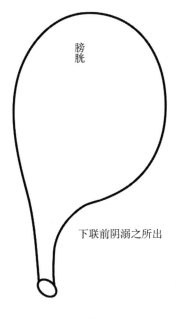

膀胱

下联前阴溺之所出

膀胱腑图

者，泻肾汤；虚则脉虚，气寒阳痿而言音混浊、胫弱脉代者，苁蓉散。肾气不和、腰胁痛，异香散；阳经郁结、肩背痛，通气汤。腰痛茴香，精泄韭子。气滞腰痛堪顺气，血滞臂痛可舒筋①。五味能交心肾，须茯神、远志、当归、山药、苁蓉、枸杞；龙齿安养精神，与益智、茴香、故纸、鹿茸、牛膝、黄芪。地黄补肾益精，加当归而补髓；附子推寒除湿，倍人参而壮阳。龙骨补虚损疼痛，猪肾济肾弱亏伤。大抵咸能走肾，秋石须明配合；寒凉败命，春茗要别新陈。淡渗泻水之剂宜慎，烧炼助火之丹勿吞。肉

---

① 筋：家刻本作"经"。

桂、独活报使，地黄、枸杞引经。

　　肾者，作强之官，技巧出焉。肾附于十四椎下，其合骨也，其荣发也，开窍于二阴。肾两枚，重一斤二两，藏精与志，形如刀豆，相并曲伏于脊之两旁，相去一寸五分，外有黄脂包裹，各带二条，上条系于心，下条趋脊下大骨。在脊骨之端如半手许中有两穴，是带经过处，上脊髓至脑中，连于髓海。

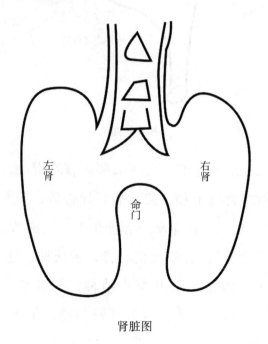

肾脏图

包络经

　　手厥阴心主包络，属包下膈三焦宫。支者循胸出胁下，胁下连腋三寸间。仍上抵胁循臑内，太阴少阴两经中。指头中冲支者别，小指次指络相通。此经少气原多血。

病则手心热，肘臂挛急，胁下肿痛，胸间满结，心中澹澹然①而动，喜笑，目黄，面赤，心烦之候。脉与心参，故为臣使之脏，实乃裹心之膜，君主之宫城，亦安身立命之地也。

但包络以脏较之，在心下横膜之上，竖膜之下，与横膜相黏，而黄脂裹心是也。脂边之外有细筋膜如丝，与心肺相连者，心包也。论中十二宫，少包络而有膻中，为使之官，喜乐出焉，此即手厥阴心包络也。

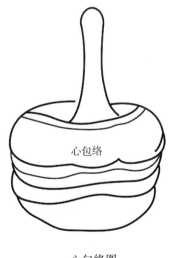

心包络图

三焦经

手少阳三焦之脉，起自小指次指端。两指歧骨手腕

---

① 澹澹然：水波摇动貌。

表，上出臂外两骨间。肘后臑外随肩上，少阳之后交别传。下入缺盆膻中分，散络心包膈里穿。支者膻中缺盆上，上项耳后耳角旋。屈下至颐仍注颊，一支出耳入耳前。却后上关交曲颊，至目内眦乃尽焉。此经少血而多气。

病则耳聋喉肿，耳后、锐眦、肩臑、肘臂外疼痛，自汗来。

三焦者，人之三元之气也。总领脏腑、营卫、经络、内外、左右、上下之气也，莫大于此也。

胆　经

足少阳胆经之脉，始从两目锐眦生。抵头循角下耳后，脑空风池次第行。手少阳前至肩上，交少阳右上缺盆。支者耳后贯耳内，出走耳前锐眦循。一支锐眦大迎下，合手少阳抵项根。下行颊车缺盆合，入胸贯膈络肝经。属胆仍从胁里过，下入气冲毛际萦。横入髀枢①环跳内，直者缺盆下胁膺。过季胁下髀厌②内，出膝外廉是阳陵。外辅绝骨踝前过，足跗小指次指分。一支别从大指去，三毛之际接肝经。此经多气而少血，左关脉候。

病则眉频口苦而呕宿汁，善太息，恐如人捕。实则脉实而精神不守，半夏汤泻之；虚则脉虚而烦扰不眠，温胆

① 枢：原作"然"，据医理改。
② 髀厌：即髀枢。

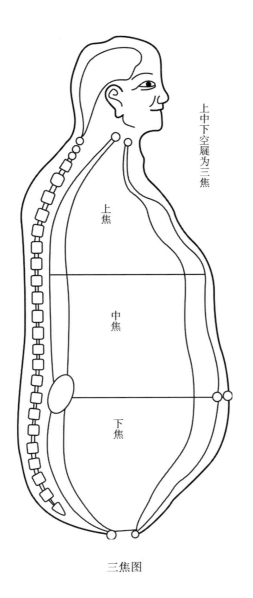

上中下空屍为三焦

上焦

中焦

下焦

三焦图

汤补之。

　　火不下降心胆跳，茯神、沉香蜜和丸，送入人参汤；中风颠狂心恐悸，铅汞、朱砂共结成，吞下井花水。咽痛膈壅，硝、蚕、黛、勃、蒲、脑子，加麝以收功；胆虚卧惊，参、柏、枸、神、枳、熟地，用酒而有力。清热宽咽，薄荷、缩砂、芎、片脑；惊心怖胆，人参、酸枣、乳辰砂。胆虚寒而不眠，酸枣、竹叶；胆实热而多眠，生枣和茶。补用苡仁、炒酸枣，泻须黄连、柴、前胡。温则半夏、橘红，凉加竹茹、甘菊。

胆者，中正之官，决断出焉。胆在肝之短叶间，重三两三铢，长三寸，汁三合，胆主藏而不泄。

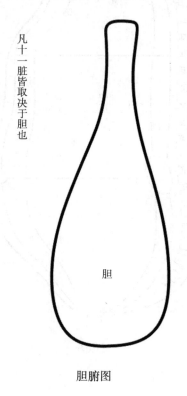

凡十一脏皆取决于胆也

胆

胆腑图

肝 经

足厥阴肝之脉络，大指之端毛际丛。足附上廉太冲分，踝前一寸入中封。上踝支出太阴后，循腘内廉阴股冲。环跳阴器抵小腹，夹胃属肝络胆逢。上贯膈里布胁肋，夹喉颃颡目系同。脉上巅会督脉出，支者还生目系中。下络颊里环唇内，支者便从膈肺中。此经血多而气少，脉在左关。

实则脉实，两胁痛而目眦肿痛；虚则脉虚，七叶薄而汪汪昏泪。资心火以补肝虚，抑阳光而泻本实。故味辛补而酸泻，气凉泻而温补。姜、橘、细辛补之宜，芎、芍、大黄泻之可。目胜离娄^①，君神曲而佐磁石；手开瞽目，捣羊肝以丸连末。气痛两胁，君枳实、芍药、参、芎；痰攻双臂，施术、草、橘、半、苓、附。右胁痛胀，桂心、枳壳、草、姜黄；左胁刺痛，粉草、川芎和枳实。悲怒伤肝双胁痛，芎、辛、枳、桔、防风、干葛草姜煎；风寒感冒囊茎痛，茴香、乌药、青、橘、良姜调酒饮。疝本肝经，何药可疗？附子、山栀力最高，全蝎、玄胡功不小。上燥下寒，梅膏捣丸归、鹿；头痛气厥，乌药细末、川芎。寒湿脚痹踏椒囊，风热膝痛煎柏末。温则木香、肉桂，凉则菊花、车前。补用阿胶、酸枣仁，泻须柴胡、犀牛角。

肝者，将军之官，谋虑出焉。肝居膈下，上着附于脊之九椎下，其合筋也，其荣爪也，主藏魂，开窍于目，其

---

① 离娄：传说中视力特强的人。《孟子·离娄上》："离娄之明，公输子之巧，不以规矩，不能成方圆。"

系上络心肺，下亦无窍。肝重二斤四两，左三叶，右四叶，凡七叶。

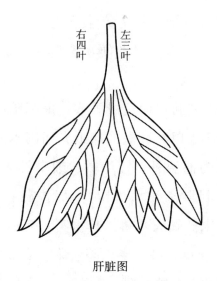

肝脏图

治病先分阴阳说

按《易》之《系辞传》曰：天尊地卑，乾坤定矣。此言天地之阴阳也。又曰：乾道成男，坤道成女。此言男女之阴阳也。顾分阴分阳，静中一动，有互为其根者焉。然人之躯有七尺，气属阳而血属阴，气血和而形体称，一有参差而病生矣！参差者，气血偏胜之谓，致使六淫易入，七情相干者也。所以古人言：气病血病，二者宜分；阳虚阴虚，两般勿紊。阳虚气病，昼重而夜轻；阴虚血病，昼轻而夜重。且血行脉中，气行脉外，气为血之引导，血为气之依归，昼夜循环，周而复始。或气长而血短，则气有余便是火，血不足又生热，脉必数而洪大，药宜养血以配气，四物汤是也；或血长而气短，气虚则寒，气寒下陷，脉必迟而无力，药宜补气以配血，四君子汤是也。如斯不杂，则气血相伴而脏腑和焉。若气虚而误用血药，则血益盛而气更微，使弱气不能摄血，常有鼻衄、吐泻之患，此寒血也，宜温中；或血虚而误用气药，则气益旺而血更亏，使弱血不能配气，常有狂妄、烦躁、火炎之症，此血虚也，宜补血。

夫医者之立于世，病者之家迎逢如上宾，恭敬若贵客，坐高堂，入绣房，手诊未分呼吸，迟数枉闻，以气病为血病，以血病为气病，四君、四物颠倒而施，以热症不烧认作伤寒，以寒症烧热认为热症，桂、附、膏、连温凉失用，危亡顷刻，不能挽回，使天下之苍生含冤于九泉者比比。悲夫！正将天作地，认日为月，以男为女耳。惟望同志之士书要多读，胜友相参，得寒热之清白，用温凉之不错，庶几乎上不愧于天，下不怍①于人者也！

心中了了指下难明辨

历古于今，圣贤叠兴，多学而知之者也，生而知之者仅矣！如孟子曰：舜何人也？予何人也？吾何畏彼哉。缘医家有遗不经②之言：心中了了，指下难明。斯言以出，

---

① 怍（zuò 坐）：惭愧。
② 不经：谓不见于经典，没有根据。

则丧后人之志，进趋之路塞，而甘为不能明达之日也已。适使中材之人株守目前浅谈之方书，以为足耶。孔子曰：始作俑者，其无后乎？惟海内有志之士当如猛省斯言之不中，苦心熟读圣贤之奥典，深察脉理之渊源，究呼吸于微芒之际，辨迟数于过、不及之间，虚心忖度①，如是者至矣！何患乎指下之难明哉。设遇明师，指日可传，盖得于心而应于指，诚有可学而知之者矣。

蜂蜜为丸药宜用不宜用辨

考本草中蜜糖之性，安五脏，润大肠，调脾胃，悦颜色，皆滋润之性，宜于燥热之症者也。今之医者每以病后调养，皆以蜜糖为丸，或是久病药杂而不效者，作丸料亦以蜜糖监之，常有服之不效者，常有服之不相安者，举世之病概不是燥热之症耳。当今之时，天地之气薄矣，人之身弱者多受天地之寒邪，寒湿常相连之，病者或禀受气弱，虚寒自生，内湿随之，二者之患而亦蜜糖为丸，是以湿济湿，何相安于脏腑经络乎？试以寒湿之症，药用温燥，宜以玉竹熬膏为丸，按玉竹之性有益脾益肾之功欤。

酒炒姜汁炒②黄连戒

观书中寒因热用，热因寒用，此主治之正理也。所以

---

① 忖度（cǔn duó）：思量，揣度。
② 姜汁炒：原无，据目录及正文内容补。

大热之症必以黄连清之，取黄连之性凉也，是为热因寒用之当也。且置黄连时，尤选真而且大，不惜价以兑之，惟求其凉性之力厚，使热邪之速效也。每见用时辄以酒炒，或以姜汁炒之，则黄连之凉性去矣，何清热之功效？此皆寒热未明，尚在犹豫之际，值用黄连者以此为戒。

卷之二

病源总论

　　稽夫病症千般，汗牛难竟；经脉一理，倚马①可终。如中风寒也，入于筋骨经络；火则热也，干乎脏腑血气。寒邪之侵当以温散，暑阴之犯惟从热剂。惟寒为湿，用升渗以分利；枯焦即燥，须荣润而清凉。气病者，虚气、实气、冷滞宜分；血病者，虚火、实火、寒陷要审。中寒者直中三阴脏腑，受寒者渐次经络筋骨。伤风冒之近浅，痼冷寒之久深。寒包乎火，素有热蓄；火包乎寒，不无凉积。水肿者，阳水、阴水之分；疟疾者，热疟、寒疟之殊。肺痿，劳伤肾败；肺痈，热毒肺燥。痢疾两端，要穷冷热；泄泻多异，审其实虚。翻胃者命门火衰，隔食者肾宫水涸。心痛者寒、热、虚、实相参，虚损者水、火、气、血须穷。癫痫者寒痰乘陷心宫，阳狂者热邪干犯君主。腰痛有根肾之寒虚，黄疸本是脾之湿蒸。霉症总因寒湿，怪病多端；痰饮亦缘湿停，奇症难明。

　　原夫头痛，风寒之干，亦本气虚血弱而致；眩晕，气血之亏，致令痰涎经络有阻。呕吐哕，热寒气火；肋胁

---

　　① 倚马：比喻文思迅捷，下笔万言。典出《世说新语·文学》：晋人袁虎曾任大司马桓温府记室，一次奉命草拟布告，倚着战马立时写成。

疼，寒热血亏。喘因火迫①，三焦血少②；哮为气弱③，肾脏寒邪。霍乱者内外伤感，干霍乱肠胃枯焦。咽痛者脏腑热壅，倒鱼刺肾败火炎。咳嗽有寒有热，须知虚炎④；眼目有虚有实，要察寒凝。鼻病究寒凉逆犯，口苦穷热邪干冲。耳聋须知寒与火，齿症辨别胃与肾。惊悸者，谋虑伤心也；健忘者，心肾不交也。呃逆，火咎于胃，原为阴火攻冲；消渴，热归三焦，盖由血分有损。自汗阳虚，盗汗阴弱。积聚脾伤，痞块冷结。身体痛，风寒痰滞；骨节痛，寒湿血亏。瘟疫虽归气运，六淫干犯；郁结咎于脏腑，七情相牵。颤振无握，经络筋伤；倦怠嗜卧，脾胃寒湿。风痹瘾疹，热邪之轻也；斑丹火毒，热邪之重也。鹤膝风者，风邪入骨也；鼓槌风者，风寒伤筋也。梦而遗者，相火之强也；精自滑者，气虚下陷也。魄门秘结有冷热之分，膀胱癃闭为虚实之别。遗溺者，肾膀寒虚之异；淋症者，三焦冷热之殊。便浊，脾胃病，渗漏空处而流行；垢腻，膀胱热，附于便道以随出。疝归肝病，风寒入肾肝而冷结；痹虽杂邪，寒湿侵气血以壅阻。

　　以上短言，病之要领尽于斯矣。其于临病立方，而拟类方中提明捷径，何必他求哉！

---

① 火迫：家刻本作"不足"。
② 血少：家刻本作"气弱"。
③ 气弱：家刻本作"有余"。
④ 炎：据文义似当作"实"。

症治总诀

观乎病源未达，千方难决；症因已得，一药可全。前篇病源论中，病情略述；接补症治方法，汤散提明。

究乎风寒之伤，二中风汤温中汤使；寒邪久借，改八珍汤改大秦艽汤调。

暑乃阴邪，温中消食汤大顺散；湿因寒留，升湿汤渗湿汤分利汤改理中汤。

热极成燥，补血汤改四物汤，润肠生津饮至当；火热猖狂，大清热汤补血汤，虚火四物汤地黄汤。

气病何治，理气汤流气汤改逍遥散，补气汤补中益气六君子汤，寒气温中汤改附子理中，回阳救急汤冷寒攻；血病医方，大小清热汤犀角地黄汤加黄连解毒，补血汤补肾汤六味地黄汤，寒血二中风汤与温中汤，改附子理中寒厥深。

详夫伤风邪浅，改九味羌活参苏饮川芎茶调散；受寒邪深，改附子理中汤二中风汤二温中汤。

十枣汤三花神佑丸舟车丸，水肿为宜；二清热汤二温中汤改六味地黄汤，痢疾参要。

疟疾寒热之殊，热用二清热汤常山饮，寒须二中风汤改附子理中汤；泄泻虚实之别，虚须温中汤改六君子，实要消导汤改平胃散凭。

肺痿，补肾汤改六味地黄汤；肺痈，二清热汤加黄连解毒汤。

头痛之干，发表汤参，内虚调顺阴阳汤；眩晕常犯，改八珍汤调，外感补中益气汤。

咳嗽寒热干犯，寒浅者，改九味羌活汤改参苏饮；寒深者，温中汤有二中风汤；实热者，燥结痰汤改白虎汤；虚热者，补肾汤改六味地黄汤。痰饮燥湿为患，湿痰者，湿痰汤兼渗湿汤；燥痰者，燥结痰汤有小下汤；酒痰者，温中汤内改附子理中；虚痰者，六味地黄汤补肾汤。补中益气汤能治气喘不足，改附子理中汤温中汤可疗寒哮有余。

积聚，消食汤兼改理中汤；痞块，消痞块汤二中风汤。

自汗阳虚，自汗汤敛；盗汗阴弱，盗汗汤收。

瘟疫者，瘟疫汤普济消毒饮；消渴者，补血汤改六味地黄汤。

翻胃火衰，温中汤速效；嗝食血干，嗝食汤捷奇。

参之霍乱伤感，藿香正气散胃苓汤；呃逆虚实，呃逆汤六味地黄汤。

心痛者，心痛汤补心汤相调；腹痛者，消导汤改平胃散须斟。

胁肋痛，改逍遥散流气汤补血汤；腰间疼，补肾汤六味地黄汤温中汤。

霉症，温中汤渗湿汤效；疝病，寒湿汤改导气汤煎。

癫痫痰积，痫证汤补心汤流气汤调顺阴阳汤；阳狂热蓄，二清热汤补心补血汤改活血润肠生津饮。

咽痛闭塞，砭血为先，虚火补肾汤六味地黄汤；呕吐妨食，温燥须进，热者清热汤补血汤。

梦遗精滑，补肾汤补心汤滑补中益气。热结寒闭，大承气汤大柴胡汤寒改附子理中。

郁结者，流气汤改逍遥散；脚气者，升湿汤改八珍汤。

言鄙语短，切病处方。症别寒热，药酌温凉。虽欠翰墨，颇得中正。莫嫌粗糙，备枕救生。

汤散歌诀

凡看疾病要明寒热虚实，举用汤散须知补泻温凉。

六味地黄汤山萸山药茯苓丹皮，除泽泻入车前汤。

改正补肾汤熟地五味，当归白芍玄参杜仲芡实车前。

盗汗熟地玄参当归白芍，牡蛎五味车前子枣仁。

养血须知改四物汤，地黄当归白芍牡丹皮。加入丹参玄参木通车前子，汤名补血汤更良。补心汤地黄白芍当归枣仁，茯神五味丹①参木通。

大清热汤归地丹皮，木通滑石栀子黄芩黄连。小清热汤归芍柴胡，木通栀子瓜蒌干葛猪苓。

大下汤中芒硝大黄黄连，归地麻仁枳壳赤苓。小下汤中改四物，大黄栀子木通车前。

犀角地黄芍药丹皮，益以柴胡黄芩并肝平。黄连解毒加栀子黄柏，归地猪苓木通丹皮。

---

① 丹：原作"玄"，据本书卷之一"拟类补心汤"改。

改白虎汤石膏先，桑皮地黄通栀_子黄芩。

普济消毒芩连鼠_{牛蒡子}，玄参甘桔兰根侣。升柴_胡马勃连翘陈，僵蚕薄荷灯_草石膏引。

瘟疫_汤生地归芩连_翘，牛蒡滑石连①白皮。

改常山_饮归地二母，栀芩猪_苓滑槟榔_乌梅。

改承气汤硝_大②黄厚朴，麻仁枳壳归芍地③。

改大柴胡_汤地芍归，_大黄麻_仁黄芩枳_壳加羌活。

活血润肠生津饮，熟地当归丹皮使。川芎瓜蒌天麦冬，大黄麻仁燥闭通。

燥结痰汤归地丹_皮，桑皮贝_母杏仁木通天冬。

嗝噎_汤归地阿胶_黄连，贝_母桔梗天冬玄_参金银花。

呃逆汤内归地芍，栀芩沉香黄连杏仁。虚呃_汤熟地丹皮归，五味玄参牛膝麦冬④车_前。

改四君子_汤参术苓，去草入_香附姜汁炒⑤。

补气_汤参术玉竹芪，木香山药芎陈皮。

补中益气汤芪术陈，升_麻柴_胡参草当归求。

调顺阴阳归芎芍，乌药山药芪术_香附。

理气芎_香附厚朴青皮，乌药郁金桔元胡_索。

流气汤芎附青_皮官桂，乌药厚枳壳柴胡。

---

① 连：原作"桑"，据本书卷之一"拟类瘟疫汤"改。连，即黄连。
② 大：原无，据本书卷之一"改正承气汤"补。
③ 地：原作"药"，据本书卷之一"改正承气汤"改。地，即生地黄。
④ 麦冬：原无，据本书卷之一"拟类虚火呃逆汤"补。
⑤ 炒：原作"和"，据本书卷之一"改正四君子汤"改。

改逍遥散归柴苓，术附姜青芎薄荷。

自汗汤五味牡蛎枣仁，芪术山药玉竹百合骨皮。

改导气汤川楝茴，吴萸木香栀荔核。山楂枳壳参芪归，香附川芎与青皮。

温中汤内姜二术，芪夏吴萸青皮厚朴。

大中风汤桂附子干姜，二活芎附黄芪参。小中风汤附子姜，芪朴二活乌药当归。

改正附子理中汤，白术人参朴干姜。加入肉桂紫苏二活，回阳救急汤冷寒深。

改大秦艽汤桂附参，二活归地黄防风白术香附。

大顺杏仁姜桂甘，夏月暑邪本阴寒。

温中消食芪术姜，楂曲半夏枳壳草豆蔻。

痞块汤中归芪术，附子三棱莪芎独活。

痫症汤中芪附子，半夏芎附枣仁远志。

消导汤白术厚朴楂麦芽，砂仁神曲枳壳陈皮。

便浊汤中芪术苍术，香附升麻厚朴半夏干姜。

发表汤中麻黄紫①苏，二活防风白芷香附芎。

川芎茶调散薄荷，细辛甘白芷羌荆防。

改九味羌活辛芷，芎附苍风木通青皮。

改参苏饮芪术陈，木香苓桔半甘前胡。

藿香正气用紫苏，大腹陈皮桔梗咀。甘草茯苓半夏

---

① 紫：原作"子"，据本书卷之一"拟类大发表汤"改。

曲，厚朴白芷姜枣扶。

分利汤二术滑赤苓，木通官桂青陈皮。升湿二活荆防风，木瓜防己苍猪苓。渗湿二术芪车前，通猪官桂共茵陈。湿痰汤二术半橘红，干姜乌药朴草蔻。

胃苓汤中二术陈，泽泻甘朴猪苓茯①苓。

十枣汤芫花甘遂大戟，三花神佑丸加黑丑大黄轻粉。

十枣加槟榔青陈皮黑丑，木香轻粉大黄舟车丸。

虽将汤散成歌诀，莫执成歌不减增。依样葫芦情难切，究病穷方酌合宜。

伤寒辨

古人云：热病者，皆伤寒之类也。或愈或死，其死皆以六七日之间，其愈皆十日以上者何也？对曰：巨阳者，诸阳之属也。其脉连于风府，故为诸阳主气也。人之伤于寒也，则为病热，热虽甚，不死，其两感于寒而病，必不免于死，愿闻其状。对曰：伤寒一日巨阳受之，故头项痛，腰脊强；二日阳明受之，阳明主肉，其脉侠鼻络于目，故身热目痛而鼻干、不得卧也；三日少阳受之，少阳主胆，其脉循胁络于耳②，故胸胁痛而耳聋，三阳受病而未入脏者，可汗而已。四日太阴受之，太阴脉布胃中，络于嗌，故腹满而嗌干；五日少阴受之，少阴脉贯肾络于

---

① 茯：家刻本作"桂"。

② 脉络于耳：原作"耳脉络于"，据文义乙正。

肺，系舌本，故口燥舌干而渴；六日厥阴受之，厥阴脉随阴器络于肝，故少腹满，囊缩而厥。三阴三阳、五脏六腑皆受病，营卫不行，五脏不通，则死矣！其不两感于寒者，七日巨阳病衰，头痛少愈；八日阳明病衰，身热少愈；九日少阳病衰，耳聋微闻；十日太阴病衰，腹减如故；十一日少阴病衰，渴止不满，舌干，已而嚏；十二日厥阴病衰，囊纵，少腹微下，大气皆去，病日已矣！对曰：治之各通其脏脉，病日衰矣。未满三日者可汗而已，其满三日者可泄而已。

又言：伤寒，冬令即病之名，春夏之间皆非伤寒症候，宜以温热治之。盖冬受寒气而不即病者，受毒藏于肌肤，至春变为温病，至夏变为暑病是也。

又言：两感伤寒有浅深、虚实之说，虚而感之，深者必死；实而感之，浅者可生。皆以大羌活汤保之，间有生者，十中得之一二。

又言：伤寒见阳脉者生，见阴脉者死。

又言：伤寒传经有四，循经、越经、专经、再经。

愚按：古人之言伤寒则为热病。盖寒病言热者，非火热之实热，乃寒邪闭于肌肤，抑郁之而为热也，是以汗之而愈矣！其于寒邪入经络脏腑之中皆言伤寒，别六经之分，则难画一之规耳。如太阳、少阳、厥阴见证皆寒也，若阳明之目痛、鼻干、不得卧，太阴之嗌干，少阴之口燥、舌干而渴，此皆内有实热而被外寒遮闭，不得发越，致使热郁于内，未彰于外也。作以伤寒之传入三阴，是从寒乎，是从热乎？若从于寒，宜发表与温散，则目痛、鼻干、口燥、舌干之不相合宜；若从于热，当清热分利，则头项痛、腰脊强、胸胁痛而耳聋又不相合宜。若三阴三阳、五脏六腑皆受病，则死矣。病致于死者，必然脏腑先已亏伤，然后寒热之邪得以乘其虚而犯之，如物之先腐也，而后虫生之耳。

又言两感于寒而病者必不免于死。看至寒劳之病，脏腑、经络、筋骨、气血，周身何所不是寒邪而居之，受病于身，咳嗽、痰涎、气促、喘逆，遇寒则发，困苦几绝，延漫至二三十者有之，或寿数至七八十岁者有之。

又言其不两感于寒者，则三阴无邪入也。何又有十日太阴病衰、十一日少阴病衰、十二日厥阴病衰之句？

又言未满三日可汗而已。如太阳头项痛、腰脊强者可汗之，若阳明身热、目痛、鼻干、不得卧者，岂可汗乎？如少阳胸胁痛而耳聋，岂可汗乎？其满三日者可泄而已。如太阴之腹满嗌干、少阴之舌干口燥者可泄之，若厥阴之囊缩、厥逆者，岂可泄乎？

又言伤寒，冬令即病之名。天地之气，冬则收藏，然病发者不无日积而久者也。

又言春夏之间皆非伤寒之候，各以温热治之。观夫春、夏、秋之病，岂无身热、目痛、鼻干、不得卧、嗌干、口燥、舌干之热症？概以温热治之，而以热治热，是重枯也。

又言冬时不即病者，寒毒藏于肌肤，变温变暑之说。肌肤者，皮毛之合也，身中之浅地耳。历二三季之久，其人岂不运动行走？或当夏令酷蒸，汗液遍渗肌肤之间，而寒邪亦从经络中之气血流行而渗出也。如寒毒不出，果伏三季之久而方变者，当变寒变冷之候，何得变温变热之理哉？

又言两感伤寒有浅深、虚实之说，虚而感之，深者必死；实而感之，浅者可生。此言颇得病症之旨，何以用大羌活汤保之，间有生者？惜乎用药之未穷究，而不致误人也几希。按大羌活汤中皆是辛散寒凉之性，施之实而感之浅者稍宜，均用之虚而感之深者，反掌生死，危亡立刻。何不分虚实之汤散，致后人果将大羌活汤宝如珠玉，开手便用于三时之症，并及杂症之先，以为活法稳当，设遇虚弱时乖者亦以此投之，能免汗多亡阳之祸乎？

又言救里以四逆汤，攻里以承气汤，救表以桂枝汤，又救表以葛根麻黄汤。此四汤者，遍观中古于今之业岐黄者，或注书者，或立言者，将以四汤都疑惑而未明，殊不知拗将伤寒纯认之为寒，自然心窍撩乱，举手无措，殊不知四逆者，缘三阴之寒也；承气者，胃腑之热也；桂枝者，太阳经之邪也；葛根麻黄者，阳明经之邪也。

又言伤寒得阳脉者生，得阴脉者死。夫脉中洪、数为阳，迟、牢为阴，病症中热症为阳，寒症为阴，诊伤寒之脉，十者十迟，是皆阴脉也。若以得阴脉者死，是得伤寒病者皆死也，全无生之日已矣！

又言伤寒传经有四，循、专、越、再之说。察六淫之邪入人身也，必因何脏腑之先虚而方乘之也。若循经之言，循者，顺也，顺其经脉之次第相传者也。而伤寒之立说以太阳为首经，乃膀胱是也，考膀胱经脉首自目眦睛明穴，历足至阴穴，交足少阴肾之涌泉穴，循顺者，当走足少阴之经，何得二日阳明主之？阳明者，胃经也，何越于小肠、心、脾三经之所而作循顺乎哉？述一隅而为例，仍有五经之拗。若言专于一经而不再传，非不再传也，缘寒邪之浅，又值他经之元神不衰而可保御，任邪无干之路耳。若言越经者，越过二三经而传也，缘次第经之未弱，邪乃乘其他经弱者而犯之也。若言再经者，因脏腑之皆弱，又不能慎避于风寒之后，以致病复，难免危亡之候也。

窃思古人独立《伤寒》一书，别开杂症，亦因愚昧者而设，若夫明达者，自然融会贯通，其理一也。呜呼！《伤寒》之书一遗，反使愚者惑而昧者暗乎？致令依希①错乱，误于病者不可胜言。是以医辈冬令时一见病者，曰便是伤寒。近者以表剂，日稍远者辄以和解，日深者议以下剂。观之冬令时，岂无咳嗽、烧热、虚火之症？若施之表

---

① 依希：即依稀，含糊不清，不明确。

剂，是亡其津液，益泄元神矣。又冬令时岂无血虚、肝弱、胁疼痛之候？以柴胡和解而疏之，使不足之肝反加疏散，亦重伐其元神也。又冬令时常有寒包火者，病则腹满嗌干，又有肾水虚弱、口燥、舌微渴者，而施下剂，则亡阴之患又加焉。然寒本居于外，反引之于内也。

夫《伤寒》之书出后，人为注释，分七十二症为伤寒即病之名，实皆从杂症中移之而来。

如《伤寒》中谓阳症似阴者，乃虚火上炎之候，面不赤而心烦躁，形虽静而内烧热。本于肾亏而来，非一日之病也，与即病之伤寒何关之有。

谓阴症似阳者，缘阴寒日久，气血将残，肾水将竭，致命门之火炮灼而上面，虽微赤而心静，子午潮热而二便如常，非一日之患矣，与即病之伤寒何关之有。

谓阳毒者，乃酷日炎蒸，烟酒过度，必经数月或历数年，内干血液，外焦皮毛，岂目前之候乎？与即病之伤寒何关之有。

谓阴毒者，乃贪凉饮冷，衣单失盖，致令寒湿之邪静侵脏腑，筋骨气血被伤，内已腐烂，形于外，阴毒漏口，日久远年，难以收功之患，与即病之伤寒何关之有。

谓自汗者，乃生来阳气虚弱[①]，不能收敛，肌肤中津液则常自渗出为自汗也，与即病之伤寒何关之有。

---

① 阳气虚弱：家刻本作"阳虚气弱"。

谓盗汗者，乃阴分不足，或思虑之有亏，或色欲之过度，致伤真阴，本又元阳不足，则气血两不固，汗液从静中自渗而出为盗汗也，与即病之伤寒何关之有。

谓头汗者，素缘肾脏之虚亏日久，水难升于巅顶，故头常微汗，齐颈而还，与即病之伤寒何关之有。

谓手足汗者，乃阳明胃弱，气分素亏，脾土又不健运，则手足常自汗出，与即病之伤寒何关之有。

谓口燥咽干而渴者，乃三焦实热积之日久，血衰火盛也。如口燥咽干不渴者，乃虚火上炎之候，肾之败也，岂一日乎？与即病之伤寒何关之有。

谓小便不禁者，或滴点而频出，或欲通不通，乃三焦之热遗膀胱也。但小便不禁而自遗者，乃肾水虚弱，不荣于前关也。病关脏腑，岂一日乎？与即病之伤寒何关之有。

谓多眠、不眠者，多眠者，心气素足也；不眠者，心血亏伤也。缘思虑之过度，或谋生而乏策，日积月累之伤，与即病之伤寒何关之有。

望同志者早当猛悟，伤寒、杂症皆是一也。细辨脉中呼吸迟数，寒热虚实，有二哉？反累于吹毛求疵之惑误也乎！

如医家见泄泻之症，皆以理脾、消导、止涩之法，不效则技穷矣。不思不合病之药味，误及胃口绝、精神衰、完谷而出之不禁也，便曰：书中有漏底伤寒，其症在不治也。嗟乎！未达脉理，未识病源耳。其症或劳伤于气血，或谋虑之过亏，日积年深，神伤肾败，水不能荣于肛门，任便出而不司合也。肾绝脾亦绝，不能运化食物，自然完谷而出也。其脉必数而无力，或七至如丝也，当名曰脏绝可耳。

观其山之崩也，足先亏；水之横流也，堤先缺。人之伤于寒而死者，必脏腑之先伤也，然后寒热之邪乘其伤而犯之耳。嗟乎！《伤寒》之书一遗，后代稍明达者皆宗之。至陶节庵曰：得其要领，易于拾芥，求之多歧，如涉海问津。可谓得乎医中之旨，又何以注《伤寒六书》，循分门类之解释哉？

观王海藏有伤寒、杂症二科之说，谓明达之士全识部分经络、表里、脏腑、虚实，而疏观之，岂有二哉。自后世才智不及古人，而通方之士亦鲜，是以将杂症、伤寒分为二门，故有长于此而短于彼者，亦有长于彼而短于此者。试以伤寒从外而之内者，法当先治外而后治内。杂症从内而之外者，法当先治内而后治外。至于中外不相及而主治病机，其方法一也，亦何必分之为二哉。大抵杂症与伤寒，俱不外乎表里、虚实、寒热，表则汗，里则下，中则和，不易之大法也，剂之寒热温凉在其中矣。以王海藏不外乎表里、虚实、寒热之言，可谓深得脏腑经络之奥，其于疗病源无二致哉！

风 即中风，［附］类八中

古人云：风气藏于肌肤之间，内不得通，外不得泄。风者善行而数变，腠理开则洒然寒，闭则热而闷，其寒也则衰饮食，其热也则消肌肉，故使怢栗①而不能食，名曰寒热。

又云：中脏、中腑、中经之异，中腑者多着四肢，有表症而脉浮恶风，拘急不仁；中脏者多滞九窍，唇缓失音，耳聋，鼻塞，目瞀②，大便闭结。中腑宜表，中脏宜下，在经宜大药养之。

又云：中风瘫痪者，非外中于风，良由将息失宜，心火暴甚，肾水虚衰不能治之，而阴阳虚③实，热气怫郁，心神昏冒，筋骨不用，而卒倒无知也。多因喜、怒、忧、愁、恐五志过极而卒中者，皆中热极故也。

又云：痰涎由热，热则水化，挟火而上。

愚按：风者乃天地之正气，亦从四时之令而发也。当春发者为温风，夏发为热风，秋发为凉风，冬发为寒风。如春温、夏热之风吹入人身肌肤之上，皆爱其凉也，未闻爱其热也。值于酷热衣单，忽遇暴风凛凛然入于肌肤，则恶寒洒栗，斯时也，皆畏其寒也，寒则冷也，在天地之间

---

① 怢（tū 突）栗：振寒战栗貌。

② 瞀（mào 冒）：目眩，眼花。

③ 虚：原作"实"，据文义改。又《古今医鉴·卷之二·中风》作"阴虚阳实"。

则为风，入人身中则为寒，是故中风者，实中于风寒之邪深而久也。

按言风气藏于肌肤之间，内不得通，外不得泄，腠理开则洒然寒，闭则热而闷等语。此以风为寒者是也，言热者非也，天下岂有寒在皮肤而变为热者乎？倘寒可变为热，则水亦可变为火，火亦可变为水矣。斯言热者，犹如盒①酱粑以鲜叶杂枝，重叠盒郁，五朝七日则蒸然而热，是假热也。所以治之之法只以表散，如果实热之候，当以黄连、石膏辈清之。

按言中脏、中腑、中经之分。中腑者多着四肢，着四肢则四肢废矣，拘急不仁，病亦深矣，岂止脉浮已哉！浮者，轻微之患之脉，愚历斯症之着于四肢者，其脉是迟而有力，迟则为寒也。若言中脏之症，是脏腑伤矣，病更深也。愚亦历之，脉亦三至而无力，或二至半之间，缘风寒之深而久，气血两败矣，是将危之候也。言中脏宜下，大误也。按风寒之闭结是冷结也，只可温脏腑，流行气血，而便自通，如冬令时严寒凛冽，水皆冰凝，一见太阳之温暖则自溶化也。若言中经者以大药养之，然经络中之病皆由脏腑而出，岂独经络之先发也？治之者亦当从内而之外也。今不必追其中脏、中腑、中经之分，只以风寒入人身中有浅深之别，浅者为感冒伤风，另有伤风之门，深者为

---

① 盒（ān 安）：覆盖。

受寒邪，为中风瘫痪，为口眼㖞斜，为四肢着废，为便溺之阻，皆危急之秋也。溯厥①由来，缘自静而得之，阴寒之咎也，或农工役力，劳倦熟睡，或酒后贪凉，或衣单失盖，致使风寒之邪初自皮毛，渐侵肌肉，深入骨髓，当时不发者，气血存焉！深藏脏腑之中三五七载，气血被其冰伤而病出耳。然中风之脉是迟而有力为牢，治宜温中散寒，延至更久更深之日，气血两败，脉至迟而无力，治宜调和气血，微兼温升缓治之法。若以便闭作热治，辄以大黄、芒硝下之，当此已败之元神何以当之？且热症之闭结则烦躁便赤，脉则数而洪大；凉症闭结，身静，腹不胀坠，脉必迟牢，于斯明矣。

其言中风瘫痪由将息失宜，心火暴甚，肾水虚衰，气血抑郁等语。分明热中、虚中、气中之病而认为瘫痪，误矣！既肾水虚衰，则水不能制火，其脉当数而无力，今左瘫右痪之脉是迟，以此判焉。

其言痰涎由热，热则水化，挟火而上。窃思人身之中有热有火，则津液枯槁矣。如人既得火症者，则干咳而无痰，则痰乃湿润之物，何生之由？惟是寒症，寒湿常相连，其脉必迟而滑，是以寒劳之病则频咳而痰如涌泉之出也。追中风之候，察脉息，辨症候，则为风寒之入深而久者也。

又前论中以痿附风，以风疑痿，混而合之，以误后

---

① 厥：其。《尔雅·释言》："厥，其也。"

人，后人承之而误病者之不浅也。常历中风者，其脉迟，寒也，痿者热也，胃火熬干肾水，骨内空虚之病，脉必洪大，或数而无力之为凭验也。中风着床而稍动，痿者着床而不移，中风者胃寒而食减，痿者胃热而食增，于斯详矣。

如或二便阻，九窍坠，不省人事于危急之际，急以艾炷于关元、气海二穴灸之，自然回阳，再凭脉用药。

如周身皆中，暴而急者，其脉迟而有力，重症也：拟类大中风汤，拟类温中汤，改正小续命汤，蒸法。

如中风初起轻者：拟类小中风汤，拟类温中汤，改正顺风匀气汤。

如中风久远，气血虚弱者：改正大秦艽汤，改正八珍汤，拟类温中汤，拟类调顺阴阳汤。

如中风左瘫右痪者：拟类温中汤，改正小续命汤。

以上之症寒中兼湿，用药时兼升湿为妥：拟类渗湿汤，拟类分利汤。

如中风将发者忽遇大风大寒，牙关紧闭，二便闭结，急以艾火灸地仓、颊车四穴穴在针灸科中，继以拟类大小中风汤、温中汤参而用之。

如中风左瘫者，血分先弱，风寒之邪从肝经而出。

如中风右痪者，气分先弱，风寒之邪从肺、脾二经而出。

如中风角弓反张者，风寒之邪从膀胱经而出。

如中风口噤㖞斜者，风寒之邪从胃经而出。

如中风不语者，风寒之邪从心、脾二经而出，但不语又关于咽喉，乃风寒留于会厌也。

如中风寸节而痛者，风寒之邪游于经筋也。

如中风自汗者，风寒之邪因阳虚而出皮毛也。

如中风痰涎壅盛者，缘寒湿之邪郁久成痰，留于胃中，而非一朝之病。缘脏腑皆病，因此经之更虚，故得以从之出也。

如中风一时不醒人事，或僵仆卒倒，急以回阳九针法针灸之使苏，继以回阳救急汤灌之：

哑门_{督脉第一①椎陷中}　劳宫　三阴交　涌泉　太溪
中脘　环跳　三里　合谷_{穴在针灸科中}

附：类八中②

又有类中风，症候依稀相似者，众皆蹈风法以误病者，药味之害也。故分明似中风者八类，如火中、虚中、湿中、寒中、气中、食中、恶中、暑中之分。

如火中者，其人阴分有亏，虚火偏炎，心经阴乏，神亦将穷。或因酷日炎蒸，或因爆炙辛辣，内有亡阴之火，外入亢阳之燥，两火相攻，元神难遇，必然闷绝，一时垂危顷刻。其脉必数而无力，急于心经神门、灵道二穴针之使苏，接用汤药。

---

① 一：原无，据医理补。
② 附类八中：原无，据目录补。

神门穴掌后锐骨端陷中　**灵道**掌后一寸五分

拟类补心汤，拟类补血汤，集录天王补心丹，集录归脾汤。

如虚中者，其人因先天气分未足，又后天之未培，必然气血两虚，使真元难续。或值贫乏，勤劳役，或谋虑过度而元阳脱离，一时气促，痰涎上壅而昏冒者有之。其脉必迟而无力，症本虚寒之候，可灸关元、气海二穴使苏，接用汤散。

集录独参汤，拟类补气汤，改正四君子汤，改正八珍汤，改正二陈汤，改正回阳救急汤。

如湿中者，皆由脾胃虚弱，日饮水浆渐有停蓄，溢渗经络，气血浸残。或遇天雨湿蒸，或坐卧湿地，致遭内外两湿，值此虚弱之躯，何以当之？则必然昏冒瘫软，累真元之不相续也，或闷绝于一时者有之，其脉缓而细弱，或迟而无力。

拟类升湿汤，拟类渗湿汤，拟类分利汤。

如寒中者，其人因元阳不足，不能充溢于皮肤，而肌肤疏豁，致寒凉之邪直入脏腑。或房劳神疲，未及防御者，或肾经虚弱而常贪阴凉之处，皆令寒邪乘间而入，元神难当，必然身强口噤，卒然昏冒者有之。其脉必迟而有力，亦可灸关元、气海二穴，接用温散之味。

拟类温中汤，改正附子理中汤，改正小续命汤，集录四逆汤。

如暑中者，其人亦因气血两虚，不能充溢经络，脾土又薄，肌肤疏豁，值于暑月，纳凉广厦之中，神衰体倦，凭几熟睡，使阴寒之邪潜侵经络，透入脏腑，而元阳不足之躯何以当之？自然闷绝一时，不知人事，或虚汗自出，身常热炽，脉自微虚，或迟而弱者也，此症汤方在暑门中详用。

如气中者，其人本气分不舒，或因七情之有干，或因一时之羞恼，则阻滞流行之气不能快畅，合度于脏腑三焦之分，致肝性抑郁而难泄，心神昏闭而不伸。夫咽喉者，气之门户也，既诸气之阻滞，则门户闭塞，致使神志昏冒，痰涎壅盛，则一时闷绝，极类中风。但风中身温，脉见迟牢；气中身冷，脉见沉弱。

拟类流气汤，拟类理气汤，改正逍遥散，集录八味顺气丸，集录木香调气散。

如食中者，或饱食过餐，胃腑填满，加之外感风邪而食未能消，又或遇事羞恼，怒冲胸膈，杂相填塞，则中州之元气不能流行，一时自然昏迷，口不能言，肢不能举也。其脉沉缓，或右关按之有力，或滑而坚大。

拟类消导汤，改正平胃散，集录保和丸，集录健脾丸，集录藿香正气散，集录瓜蒂散。

如恶中者，关乎时衰运蹇①之日，或登冢入庙，或吊

---

① 时衰运蹇（jiǎn 简）：时运不佳，处于逆境。蹇，穷困，艰阻。

死问丧，以致尸伏鬼击，忽然面目青黑，神志昏冒，牙关口噤，不醒人事。其脉左右不齐，急灸少商穴。

改正八珍汤，集录调气平胃散。

灸丹田、气海穴亦可。

寒

古人云：诸病上下所出水液澄彻清冷，下利清白，吐利腥秽，食已不饥，坚痞，腹满急痛，癥瘕癫疝，屈伸不便，厥逆禁固，皆属于寒。

愚按：古人之言寒症者，明而且确也。窃思寒邪，首证也。所以言百病皆从寒上起，信有之矣。观今之病症，在城市中热证居多，处乡下群者寒凉比比①，夫寒之伤人也，有浅有深，有新有久，受之浅者为伤风感冒，受之深者为中风偏枯。原因酒后贪凉，夜卧失盖，或御冬寒而衣单，或长途而遭寒邪，从毛孔侵经络，深入脏腑筋骨，当其时，气血未亏，正犹胜邪，则邪伏而不发，延至年深日久，气血被伤，脏腑虚弱，经络寒冷，筋骨无温，至此时也，邪胜于正，而病发焉。发则或从脏腑而出者，为肿胀，或为气痛，为翻胃，为痞块，为疝气，为冷痢等症。或从经络筋骨而出者，为中风，为瘫痪，为不能屈伸。所以云吐利腥秽，肠胃寒；屈伸不便，经络冷。以上之症，

① 比比：众多貌。

其脉皆迟而有力，而今之人呼吸少清，迟数何别，按之有力之脉，认曰洪大，作火热之候，辄以寒凉清之，是以寒济寒耳，如人既陷井中而又下之石也。治宜温脏腑，散寒邪，流通经络之法。

又有寒邪之久，气血两伤，前项等证见之，犹然攻伐，致气血更伤，病更笃矣。治宜固气血，微加温散之法。古有云大积大聚，其可犯也？衰半已矣。

又有寒邪之久，气血两败，致肾中之水亦竭，无水制火，则虚火反而上行，症变五心潮热，面赤烦躁，其脉犹迟而无力，是症变而脉犹未变也。治宜先滋阴分，次用调阴阳之法。

又有症变为热，脉变为数，是症与脉皆成火疾矣。但寒症变火，法在不治，勉以先滋阴分，降其虚火，然后调和气血之缓法，庶得回其十中之二三也。

又有贫寒之士，役用之夫，多受寒邪，深藏日久，无力调治，又不能慎避将息，甚至寒又加寒，致成痼冷之症。如冬令本寒，加之霜雪凛冽，则水凝而冰坚也。斯时也，筋骨无温，气血将罄①，其脉只存二至半而无力，任处方药，对病投治，亦难效验，勉以调气血，顺阴阳，久服缓治之法，或者挽其十中之一也。

仍有虚寒之症者，其脉本迟而全无力，其人平居闲

① 罄（qìng 庆）：用尽，耗尽。

日，精神不足，胃口衰弱，乃胎中之病，缘父之精气不足而遗也，所以气虚则寒，虚寒易生。如人卧于被褥之中，上下左右盖覆周密，身自温暖，或有空漏之纤，则冷风生焉。可知人脏腑之间有空角之处，皆有温暖之元气充焉。但虚寒之人气血两虚，元神空乏，致令脏腑空角之处而虚寒自生也明矣！治宜重补气分，兼以温托，久服功成。但此症非明哲者亦难处方，非言医者亦难调养，若急图功，未可许也。

再按：寒凉之症，脾胃自然浅薄，中气自然下陷，日饮水浆难全分利，致湿渐积，浸淫经络，且湿因寒留，而寒湿常相连也。治寒者兼之渗湿，是为全善之方法也。

拟类大中风汤，拟类温中汤，改正附子理中汤，改正小续命汤以上实寒。

拟类小中风汤，拟类温中汤，改正大秦艽汤，改正五积散以上虚寒。

拟类补肾汤，拟类补血汤，改正六味地黄汤，改正四物汤以上寒变为火。

拟类调顺阴阳汤，改正八珍汤以上虚寒痼冷。

一人年及三十，形长恢弘，病气喘咳嗽，腹胀泄泻，面浮神弱，食亦减半，已二年矣。医治无功，或得少效而他病又出，医者无措，病者心寒。一日就余治之，诊得六脉迟而全无力，又肺脉如丝，余曰：此乃先天气分未足，虚寒之体，非身之置也，父母之遗患乎？答曰：诚然，父六旬外，每四旬余而得子也。余用补中益气汤减人参，倍黄芪，加附子、干姜、百合、熟地，十剂而效。接修丸料，而病减七八，深服于余。又修丸料，常服之而身和体健也。

一人年四十余，日以烧酒为事而过分，病则精神衰弱，肢体酸软，食减胀闷，意懒贪眠，已十载矣。延医时，皆以酒过分而告之，医者辄以酒痰治之，全无效验。适商之于余，诊得六脉迟而有力，余曰：此是酒后贪凉，夜卧失盖，酒已去矣，致使风寒之邪入于脏腑、经络、筋骨之间，病当身软贪眠，何疑之有。余用附子、干姜、黄芪、狗脊、二活、当归、川芎、香附，八剂而效。前医者深以酒之严戒，余以本方加减，着服酒药，一料而痊。

一童子年八岁，病一足屈而不伸，叫号疼痛，投治不效。医者于痛处灼以艾火，致痛更甚。延余视之，脉得迟而有力，乃寒凉之候。病家曰：此子夜卧学中读书，何得寒凉如斯之甚？余曰：夜卧失盖之咎，静中而得，寒入筋骨也。惟以凭脉用药，余用附子、干姜、牛膝、二活、香附、川芎，外用葱、艾、盐共炒熨之，一剂而效，三剂而痊。

一人年三十外，病少腹内疼痛非常，一月余矣。医者曾用温燥改寒凉，又分利，更滋补，皆不效。延余治之，脉得迟而有力，乃寒凉之气聚于下焦。余用附子、干姜、吴萸、二活、牛膝、乌药等味，连进七服而稍效，脉息亦起，而痛未全平。病者却其功缓，止药自调，至一月时，忽小便间马口①之内似有阻塞当碍，小便少焉。随便出一子，如黄豆大，以刀切之不入，以槌击之不破。从此以后病亦渐减，竟不知是何物。向余言之，余曰：此乃寒冷之气结成砂子，如冬时严寒，水凝冰也。自后或半载间常便出一粒，可谓怪病也。

一人年三十外，拮据田园，病神衰体倦，夜卧不安，自汗遗精，胃弱食减，胸膈胀泻。仍述病因，亦多从正治，从方术，百法不效，已十年矣。延余治之，诊得脉来二至半，乃是寒凉之症久而深也，服药欲速则弗能也。再三求治，余用黄芪、白术、当归、川芎、附子、干姜、吴萸、厚朴、香附，八剂脉息起而平。病者曰：未尝无效，只是功微。余见其冒功，因之不治。后半载得会之，曰：服药之后，病渐减，而今稍全。

一人年三十岁，因子之恙，延余治之，其人曰：我亦似觉有病，至于交朋接友，言辞多疏懒，日爱贪眠，形神亦弱。央余诊之是病乎否，诊得左手三至，右手二至半，皆无力。余曰：是病也，但两手不齐又弱，病发在迩②。尚未深信，果至十日后，因赛神舞轿，触之而惊，昏倒闷绝，人事不知。急来延余，诊得脉与前同，但不知人事，药何下咽？用艾圆以丹田、气海二穴各灸三壮，即时口鼻

---

① 马口：指尿道口，也叫马眼。
② 迩（ěr）：近，近期。

中呼吸方舒，目开识人。再以八珍汤用人参二钱，加附子、肉桂而痊。然针灸二科不可不知，遇病到不能进药之际而用之，多有回生之捷也。

一人年二十外，病周身软弱，神衰力乏，饮食无味，胀满饱闷，已七八年矣。请医数十辈，服药三百余剂，毫无效验。有友荐余治之，脉得迟而无力。病者居山中，本是风寒入内，脉当有力，今脉无力者，病深而久，气血两亏矣。余用黄芪、白术、当归、川芎、香附、厚朴、附子、干姜，二剂而效，十剂而痊。接服丸料，自此身强力健已十载矣！

暑

古人云：夏至后病热者为暑，汗出烦渴，脉虚身热，面垢背寒，手足微冷，体重，皆暑也。

愚按：古人之治暑症，或用白虎汤之凉剂，或用大顺散之热剂，又用清暑益气饮补气之味，又用生脉散收敛之性，温凉俱用，清敛同施，使后人无从适也。窃思暑字，当于长夏之时而名之也。其实暑者，风中之凉气，静中之寒邪也。因其人或纳凉于广厦深堂之内，神衰体倦，就几熟睡，待寒凉之邪静侵肌肤，透入脏腑而致之。夫六气之中，有火有燥已为热矣，又岂有以暑为热乎？立白虎汤者，因夏月火热之症而设，值于长夏之时而得之为热中，其脉必数而洪大，中暑者脉虚之候，误用白虎，危亡立刻。且暑症脉虚，虚者无力之象，必兼迟弱，所以古人用大顺散中姜、桂以温之，则寒凉之邪见温而散，病愈也。又虚脉无力，则阳气虚矣。所以用清暑益气饮之补剂以补其阳虚也，又用生脉散以敛其阳虚之汗也。详中暑之症，汗出脉虚，背寒面垢，手足微冷，体重，皆寒也。若口渴，未必大渴，因寒邪之闭，内有虚热而微烦微渴也。若身热者，乃寒闭郁之而为热也，非如实热之壮热也。但伏暑之月，或饮凉水，或啖瓜果生冷之类，人多以为解暑，岂知生冷侵犯脾胃，何解之有？误认解暑，必致益病也。治宜温中散寒、理脾胃、消导之法。

拟类温中汤，改正清暑益气饮，集录大顺散，集录香薷饮，集录六和汤。

湿

古人云：诸湿肿满，皆属脾土。

又云：湿热伤脾，诸痉项强，皆属于湿。

又云：地之湿气，感则害人皮肉筋骨。

又云：诸痉①强直，积饮痞，膈中满，下体重，肉如泥按之不起，皆属于湿。

又云：风湿相干，一身尽痛，发热身黄。

愚按：古人之言湿症者，诸湿肿满，皆属脾土。夫脾

---

① 痉：原作"劲"，据文义改。

土处中州，运五谷，化精微，布脏腑，分清浊，性喜燥而恶湿。或因脾土有伤之先，或因过食致伤之后，致令脾土日衰，力难运化^①，日饮水浆渐积月累，脏腑储留，内已败矣。浸淫经络，漏渗皮肤，而水肿之证成也，斯为内湿之由^②也。

又云湿热伤脾。湿热者，缘湿郁久盦而成热，腐坏浑浊之质也，非如火邪干燥之实热也。在虚弱之脾土，焉有不受其伤乎？

又言地之湿气，感则害人皮肉筋脉。所以厉风漏口，皆在皮肉之上，破烂浸淫，流黄水，起粟珠者，皆受湿之久远盦郁之害也。噫！世之不识其源，将以厉风漏口、皮肤破烂之候皆作热毒，服药、敷搽皆以苦寒败毒之品，主治如天壤之隔哉！然人身中之气血本随经络流行而调和，虽微湿之入也，亦随气血之流行而渗出耳。

察其湿之源也，或风雨湿蒸，或山岚瘴气，或枕卧湿地，亦先经络之虚，有寒邪在焉。故湿因之而留，久久淫烂皮肉，多成恶疾异形，害其身而不知其名者，此外湿之因也。致五七载而医治无功，或历十载，病危命丧。愚历此疾之脉多迟而有力，久而虚者则迟而无力。惟望司命者如遇斯疾也，从湿郁久是为假热耳。治宜调和气血，固根元，寒湿郁热相参，庶可全十中之半耳。

---

① 化：家刻本作"渗"。
② 由：家刻本作"道"。

又言诸痉强直。缘经络筋脉之受湿淫则不能约束筋骨，何能管摄举动之便利？夫湿之伤筋也，非如风寒之伤于筋骨而全无用也，只是身重、着、坚、坠、胀之妨碍耳。

又言风湿相抟，一身尽痛。言风者，风寒之邪也。有寒则湿常相依，血脉为之软滞①，自然一身尽痛。若信夫为风者，但风能胜湿，如湿润之物多被风而吹②燥，焉有湿留而不去哉？治之者亦以寒湿相参之法。

且湿字从水，亦天地之润泽也。在人身中亦借之滋润灌溉，则经络流通，无湿润则干枯皱揭，燥焦见焉。不可使之过，过则内侵脏腑，外害皮肉，是以熏黄、着痹、骨节重痛、结胸、滞下、吐利、痉直、痞隔中满、怠情嗜卧、沉重无力、屈伸不便、肉肿如泥等证出也。其湿之脉缓而细，或迟而弱，或沉而无力者。如轻而浅者，治宜理脾分利之法。如深而久者，调气分，培根元，兼以渗湿之法。

古有云：暴病之谓火，怪病之谓痰。愚历斯症而知③之，久病之谓寒，恶病之谓湿，或寒湿相加，致病之幽远怪异也多多矣。

外湿：拟类升湿汤。

内湿：拟类渗湿汤，拟类分利汤，拟类寒湿汤，集录羌活胜湿汤。

一人年三十岁，务农，形恢①，病呕吐不能食，膈不舒，精神疲。延余治之，脉得迟而无力，余曰：寒湿相连之病。用附子、干姜、黄芪、白术、苍术、防己、羌活、吴萸，二剂不效，而致泄泻水湿，日十余行。病家见又加病，更医者，用理脾止泻草术，皆不能止。复来延余，告以服药不效，病又加焉。余曰：非加病也，日前言明是寒湿相连，务农人难免雨水之侵，今湿从下出，是顺行也，勿疑。仍以原方加猪苓、滑石，使湿尽而病自全也。果三剂泻止，越半月则身强力健，而精力倍于前也。

一女童年十六岁，自阴户边分生疮，痛痒非常，时以滚水泡洗，否则不宁，已二年矣。逢医亦治，皆认歹疮，用败毒、升丹，皆不效。父母亦疑之，举家嫌之。有友荐余往治，脉得迟细无力，余当言也：此疮非彼之自生也，是母之过欤！其母曰：我何过之有？余曰：此女幼时生来膀胱一经不足，溺多不敛，其母或因儿女之多，不能频换湿片，以致受湿浸积聚下焦之末，久之成毒，何疑为歹疮乎？其母曰：然也，男女多，家贫乏，何能频爱此女乎。余用苍术、防己、木瓜、黑丑、二活、猪苓、干姜，四剂而效，仍以苍术一斤服洗并用之而痊。

---

① 恢：大，宏大。

燥

古人云：诸涩枯涸，干劲揭皱，皆属于燥。

又云：风、热、火，同阳也；寒、燥、湿，同阴也。

又云：燥以风热为原。

又云：燥因血少，肾水不足。

又云：阳明燥金，肺与大肠为病。

又云：折裂血出之病，肌肤燥痒，火烁肺金，燥之甚也。

愚按：古人之言燥症，重出多篇，皆言之确而症之当也。究夫燥者之原，或烟酒之过度，或辛辣频嗜，或病中不识病名，误服燥剂，过亡津液，或偏于金石、房劳，皆能助火而犯真阴，以致血液干槁，肠胃枯皱，久之而燥证成也。如木之受酷日蒸晒，全无液汁，干之极矣。如草之受秋风，风飘汁枯，捻为脆末，枯之至也。病则鼻内、咽喉干渴枯焦，眼涩神昏，烦躁不宁，或肠胃干燥而便结，或手足痿软而无力，或面赤，烧热不退，或腰背屈曲，或肚腹贴脊，疼痛不伸。其脉必数而细，或七至而弦坚。要先察脉理，方别症候，庶无疑忽之误耳。

历观燥症之治，十室之邑稍知医者仍认为热症，以凉清①为当然之治，皆以黄连、石膏辈清之，多未效者，而

① 清：此下乾隆本有"药"字。

众人中就妄议者纷纭：此用寒凉之太早，滞住了火。悲夫！齐东野人之语①也。不思热久成燥，脏腑经络枯焦，蕴结之邪安肯离哉！急宜重养阴血，透润肠胃，必虽大剂，兼用黄连、石膏辈而清之，则伏留之邪不劳而自下也。愚常见世间情弊，当病者是富贵之家，往来探病者多是富贵之辈，迎医时，立方际，诚是明医而名望者在，旁观者则闭口而不言。或是明医而名未彰者，而中人中有读几句本草者，有读几②句伪诀者，借口叹医，妄驳药品，致使未名之士举用多阻，反误病者之得遇而不遇也。呜呼！痛哉！

又或医者见其干热不退，面赤烦躁，脉又洪大而数，便作伤寒而表汗之。值此燥症津液全无，今汗之，是重亡津液，再损元神，历见命亡倾刻者多矣。仍信之偏言掩语，是乃命之穷也，岂知药饵之误耶？治宜大养阴血，透润经络，兼以清热之法。

拟类补血汤　瘀血拟类理血汤　拟类大清热汤　拟类小清热汤　改正四物汤　改正活血润肠生津饮

一人年三十岁，拮据山场，勤劳过度，病时大烧，热不休，口微渴，而神意昏乱，食止目涩，二便短促。延一医生，认为伤寒，用表剂，汗不出，以絮被三条盖覆周

---

① 齐东野人之语：比喻道听途说、不足为凭的话，语出《孟子·万章上》。

② 几：原无，据文义补。

密，汗又不出，又加絮被二条，再以一人压被上，方出微汗，揭被时，人事昏沉。急来延余，脉得七至如丝，余曰：此乃勤劳过度，气血两伤，加之日晒烟酒，致津液皆穷，经脉枯槁，燥症成也。今汗之，元阳尽丧，法在不治。病家方信斯言，再三求治。余勉用生地、当归、白芍、丹皮、天冬、苡仁、元参、百合，一剂微效，脉息不减不复，再服药，越三日而亡。此不识脉理，妄认症候致误，非命也哉！

火

古人云：诸热瞀瘛，皆属于火；诸痛痒疮，皆属于心；诸禁鼓栗，如丧神守，皆属于火；诸逆冲上，皆属于火；诸胀腹大，皆属于热；诸躁狂越，皆属于火；诸病有声，鼓之如鼓，皆属于热；诸病胕肿，疼酸惊骇，皆属于火；诸转反戾，水液浑浊，皆属于热；诸呕吐酸，暴注下迫，皆属于热。

愚按：古人之言热症者，叠叠而出，亦有非热之候而间①之，要明脉理，别寒热，庶无误也。如目瞀，昏也，亦有风寒致目之昏暗；如诸痛，热也，亦有风寒客于经络而痛；如疮痒，心火也，亦有寒湿之邪郁久而致漏口疮疡，比之脓窠热毒更难施治；如诸禁鼓栗，热也，亦有风

---

① 间：家刻本作"似"。

寒之邪入经脉、肌肤而战掉动摇；如诸逆冲上，热也，设使胃寒亦常上逆；诸腹胀大，热也，如水蛊、气蛊皆因寒凉之由，后变虚热者有之；诸病有声，热也，如翻胃有呕吐之声，寒劳有咳嗽之声；诸病肘肿，热也，间有寒湿脚气疼痛而肿也。

观之火热之症，要分虚实。实者，因饮酒之过度，或喜烟之无时，或夏月行役于长途，或爱辛辣之太过，种种热因入于内，蕴蓄脏腑、经络之间也。试观柴炭之火，红烈光明，煎炙冰水而洋沸，是有形也，人望而畏之。上皆藏形之热入也，煎熬血液而助气，人未知觉也。且气有余便是火，血不足则生热，致于内外皆热，血更伤矣。当先之际，血胜热则热伏而安藏，久之血亏则热胜血而病发也。或吐衄，或狂越，或肿毒，或脓疮斑斑，热候难以枚举。但火热之脉必数而有力，或洪大而有力。夫医者见洪大之脉，是热症也，以凉投热，理之当也。服之不效，再投之，又不效，则束手无策，殊不知热胜则血伤，而热伏慝^①于肠胃之间，徒用凉性入内，无非经道而出，何功之有？斯时也，宜大养荣血，兼以清凉，则枯槁之躯若大旱之得甘霖，何患乎热邪之深也不清！

常有热症之将发者，多被风邪闭郁肌肤，热不得外泄，虽烧热而畏寒，脉又见迟，只宜微散之，则风邪出而

---

① 慝（tè 特）：通"匿"，隐藏。《墨子·尚贤下》："隐慝良道而不相教诲。"

脉必见数，再以清热养血治之。每见医家以烧热者辄以发汗为先，不知内本火热，津液常燥，何汗之有？误发之而无汗，或再汗、三汗者有之，致令元阳虚，神尽泄，先犹步履，误及倒床而身不保者有之。伤心哉！愚历斯症时，多有不能为之挽回者也。

屡屡医家见其烧热，未别干燥，便以禁油禁食之严戒，而病家凛凛然①奉其言。殊不知风寒之邪烧热者，而寒气入胃，食欲自衰，何待谆谆而戒乎？今是火热之症，脏腑枯槁，使之禁油，是重枯也。使之禁食，如荒年之饥馑而反止其赈贷之施也乎哉！

如虚热者虚火也，则命门中相火则是无根失守之火也。原居两肾之中，伏于十四椎内，所以云七节之旁，中有小心是也。常使水火既济，坎离相交，伏静中生脾土，消磨饮食，变化精微而成元神。元神足则气血旺，灌溉周身，百脉通行，何虚之有？或先天阴分之未足，或色欲之过度，或劳伤于气血，或谋虑而神乏，多致肾败，水不能制火，火则反而上行，遍灼周身，面赤烦躁，子午时烧，神衰食减，而虚劳之症成也。治宜滋阴降火之法。

又有贫乏之徒，形役之夫，竭力远行，饥饿过伤。或有志之士，俊秀之才，志不得伸，或功名未遂，忧思郁结，致使气血两伤。气血者，本肾之元神一变，今气血伤

① 凛凛然：严肃、敬畏貌。

则肾之元神屡难应给，而肾之本宫自陷空乏，何余水之能制火？火自上炎，游行三焦，内燥脏腑，外彻皮毛。内无真阳以生脾，必胃口衰而食自减，病则翕翕然①烧热，旺于午而退于子也。其脉必数而无力，治亦滋阴降火之法。

穷乎火热之害于人也大矣！使气遇之而火益大，缘气有余便是火，气更伤矣。使血遇之而血益亏，缘血不足则生热，血更伤矣。脏腑遇之而燥结，经络遇之而紧缩，肌肉遇之而消瘦，头目遇之而昏蒙，肾水遇之而精竭，心宫遇之而烦狂，筋骨遇之而痿废。此皆不觉其害，立身者可不慎欤？

拟类大清热汤　拟类小清热汤　改正四物汤　改正黄连解毒汤　改正白虎汤　集录凉膈散以上实热

拟类补血汤　拟类补肾汤　改正六味地黄汤以上虚火

集录导赤散　集录滋阴降火汤

一人年四十岁，忽得大热之症，口渴躁乱，鼻目周身皆壮热不退，视门壁若火炎炎，延医五辈，皆以黄芩、栀子、柴胡退烧之品连进未效，已半月矣。内一老医荐余同往治，脉得数而坚实，余曰：烧酒之害深也。火热之邪熬煎血液，血不足又生热，脏腑经络皆枯槁矣。急以养血清热，如当大旱之际仰望甘霖之速也。余用犀角地黄汤加当归、滑石、赤芍、黄连，十剂倍一，煎药汁三碗，当服一

---

①　翕（xī 希）翕然：形容发烧时的症状。

碗，病者曰有效，面目之上似觉有凉风过焉。接服二碗，热退神清，功效顷刻。仍以原方轻剂数服而痊，传以接修丸料，免致反复。迟疑，沉阁未及一月，病复相延，余曰：反病难医，功难急图。仍以原方加减，十剂而痊，接修丸料，后保其终。

一贫乏人年及四十，遍身疮疥，出血皆紫黑色，痛痒非常。就余治之，脉得数而有力，乃大热之候，询之，日吃烟叶二两许，曾二十年矣。余曰：治此疮患，计费银钱，汝囊未及也。时值五月间金银花正盛之日，汝去采得花藤叶二十斤回，服、洗皆用之，方可收功。病者本住山涧中，信而采服，服完，疮血鲜，痛亦减，后以养血败毒，二剂而痊。

一人年未三十，病大烧热，口渴欲饮凉泉而畏与，惟以茶汤不离于口，神狂叫号，不安于床。延医亦认为热症，连进白虎汤二剂，不效。延余治之，脉得数而强实，余曰：白虎汤症候。病家曰：前医已用白虎汤二剂，不效。余曰：病势大矣，轻剂不应。余用四物汤加石膏四两，一剂渴止热退，再轻剂而痊。

一人年二十岁，病大烧热不退，烦躁面赤，口渴神狂，小便赤，大便艰，已七日矣。医者用疏散发表，致病更甚，改用清里退烧，又不效。延余治之，脉得七至而有力，此大热枯燥之症，病在危急，迟则血竭阴亡，不能治也。病家惊惧求救，余曰：非肉汁不能也。旁者曰：前医以禁油为先。余曰：因禁油是重枯也。病家素知余之明白，信之不疑，即煮肉汁一碗，余用四物汤去川芎，加黄芩、栀子、丹皮、滑石、木通、石膏、大黄少许，一大剂煎之，先服肉汁，接服药汁，移时烧热尽退，病释。但此症其人经络、肠胃久已枯干，非肉汁之先润，而药性难以速达经络、肠胃也。如遇此症，要审脉理强旺者方可行之。

一人年四十外，腹内疼痛，身热，口微渴，神昏，肌瘦，形登鬼录①，肚腹凹贴于脊骨，食止，惟以酒数杯而已。遍延医治，多作酒病，又或消导，又或清里，又或作寒症而用桂、附，皆无一效，病日深沉。时余治他姓之病而过其门，正在修合棺木，惟以待毙，旁有识余者商焉：彼病如今已四个月，服药不效，是命之穷也，惟求识病之名耳。余就诊之，脉得七至，虽细而坚硬，问之酒量如何，傍者曰：量有五斤，爱之，未见其醉也。余曰：烧酒中火热之性迫干血分，自然脏腑干枯，肌肉消烁，药一剂可效，非肉汁未能也。病家闻言而惊惧曰：自病以来，医皆叮嘱禁油。旁者曰：今日死马作活马医。立煮肉汁一碗，药用四物汤去川芎，加黄芩、栀子、银花、连翘、石膏，五剂倍一。先服肉汁时，病者曰：味佳，似觉神气稍朗。接服药汁，立身就睡，至夜半觉来，病全释也。

---

① 鬼录：亦作"鬼箓"，旧谓阴间死人之名簿。

一子年二十一岁，病咳嗽潮烧，神衰食减。延余治之，脉得数而无力，乃虚火上炎，虚损症成也。细视颈项间，一痰子未收功，余曰：昔日痰子是寒症，今日脉数是火症，但寒症变火，先伤阳而后伤阴，气血两败也。服药虽效，难免反复。病者垂泪求治，余用六味地黄汤除泽泻，加车前，四剂大效，神健食增，劳动有气力，又原方四剂，又效，举家皆喜，余曰：未喜也。又以原方四剂，病复不起，越两月而殁。

一人年四十岁，家道贫乏，勤工劳苦，一日病出烧热不休，犹然勤工。延医调治，先以疏散，致病沉重，改用下药，致脏头下出寸余，不能收上，命亡旦夕。遍觅余踪，余他往而归，往治之，脉得数而无力，此劳伤之病也。急以六味地黄汤除泽泻，加车前、赤芍，一剂热退，第二剂加黄芪三钱，升麻、柴胡各三分，将脏头收上。越数日又烧热，又延余，脉得迟而稍有力，余曰：此是一朝风寒，用葱姜汤服、拭自效。传以调养而痊。

气

古人云：诸气膹郁①，皆属于肺。

又云：怒则气上，喜则气缓，悲则气消，恐则气下，寒则气收，炅②则气泄，惊则气乱，劳则气耗，思则气结，

---

① 膹（fèn 愤）郁：又作"膹菀"，证名，症见胸部闷塞，呼吸促迫。

② 炅（jiǒng 迥）：犹热也。

此九气之为病也。

又云：清气在下，则生飧泄。浊气在上，则生䐜胀。

愚按：古人之言气者，有五运之分，六气之辨，九气之别，清浊之殊。虽言之详备，亦烦而杂也，使后人不无歧路亡羊①之患乎？愚今减其繁立其要者，分为实气、虚气、冷气、滞气，四者为气中统领，病中提纲也。

如实气者，因其人体旺气壮，或忿怒而气郁，或忧愁而不舒，或负力而挫②胁，或志屈而不能伸达，郁久成火，火则偏能助气分煎熬真阴，病则烦躁不宁，或血随火上而吐衄，或胸膈筑筑然③而胀满，或狂怒以惊人。其脉必数而有力，治宜养血、清热、分利之法。

如虚气者，因先天气分之未足，或父母之遗弱也，或因元阳不足，常多疾病，而医者不分阴阳之孰偏，设值阳虚者，用煎剂立方丸辄以六味地黄汤，要滋根本，反助阴而舍阳，则阴强者更强，阳弱者益弱，气衰血旺，虚寒斯成。或因病苦，误被破耗分利之过伤，亦致气分益亏，中气有损，面白神衰，胃口减，大便溏，小便频短也。又有生来中气不足，父兄严切，从师诵读，夜继日而声朗，几何不更伤于中气乎？以上数因皆能减于天年也。其脉必迟而无力，或细弱而微，治宜重阳分，兼以温中之法。

---

① 歧路亡羊：比喻事物复杂多变，没有正确的方向就会误入歧途。典出《列子·说符》。

② 挫：乾隆本作"触"。

③ 筑筑然：急速跳动貌。

如冷气者，多由酒后贪凉，夜卧失盖，路出衣单，过啖生冷。有当时而发者，不过饱闷胀满，腹痛呕吐，不思饮食，轻微之患也。至年深日久，经络、脏腑被其伤，透至筋骨皆寒冷，气血因之耗散，病发者或为中风瘫痪，或成肿胀，或为寒劳，或为痞块疝气，或生附骨之痈疽，冷痰流注之患，诸般重候，难以施治之法。其脉必迟而有力，治宜温中升散之法。此症又更延漫日久，气血更伤，其脉必迟而无力，治宜八珍汤调气血，兼以温中之法。此症再更深更久者，肾水将竭，则水不能制火，至虚火上炎，五心潮烧，其脉变数而无力，用温中而虚火益旺，用升提而元阳益伤。斯时也，温升两难，只可以调气血、顺阴阳，久服方效，庶可救其十中之二三也。又或用六味地黄汤先平虚火，如效时，再从脉而立方也。

如滞气者，按人身中气血相依而行，一昼夜合行五十度而周，斯为平和无恙。或六淫之侵，七情之犯，致使气血有太过、不及之流行。若气旺过行则为孤气独行，若正气不足则为滞气不通。病则胁肋痛而胃疼，或腹痛而肠鸣，或首肿而肢浮，或肢肿而疮疡。太过者，其脉数，治宜养血清热。不及者，其脉迟，治宜温中散寒。诚如郁结者①疏之，虚弱者补之，实者破之。或有气病中之外者，皆不越乎虚、实、冷、滞四者乎哉②！

① 者：原无，据下文体例补。
② 者乎哉：原作"气"，据家刻本改。

拟类理气汤　　拟类流气汤　　改正苏子降气汤　　改正平胃散<small>以上实气</small>

拟类补气汤　　改正六君子汤　　集录补中益气汤　　改正附子理中汤<small>以上虚气</small>

拟类温中汤　　改正附子理中汤　　改正回阳救急汤<small>以上冷气</small>

拟类理气汤　　改正逍遥散　　改正五积散　　改正参苏饮<small>以上滞气</small>

一人年三十岁，本事商贾，病气喘咳嗽，胸膈胀满，动作益甚，夜不能卧，已经二载矣。诸医治之，认为风寒，一派疏散，致病益甚。遇余视之，脉得六至而无力，余曰：任事多劳，伤损之候也。答曰：不无运筹不决，谋虑过多，渐有烦躁潮烧之来也。余用六味地黄汤去泽泻，加龟板、百合、五味子、酸枣仁，二剂而效，六剂而嗽止膈舒，夜卧神安，继立丸方修合，服之后保不复。

一妇年三十岁，气促神衰，咳嗽痰涎，心无所主，腰屈不伸，夜更深而难卧，亦已年余矣。延医治之，皆以苏子、杏仁疏散降气等味，服之而嗽更甚，但咳咯之痰喷于地板上，拭其沫，虽涎而板无潮润。后商余治之，诊得脉来数而弦细，独肺脉如丝不起，此乃忧愁郁结，气血消散也。今气促者，气不相接续也。急用补中益气汤减人参，加百合、枣仁、麦冬、橘红，一剂而气促平，六剂病减。传之接服丸料，因家贫，忧思难免。后年，余闻知病复，未识何如。

一子年十四岁，病头痛眩晕，又潮热、神衰、食减。病家曰：因食肉饭停积而起。先医者皆以疏散消导，致令天庭不起，人更酸软。就余治之，诊得脉来六至，沉弱无力，余曰：非干肉饭之餐，乃先天之不足，气血两亏之候也。病者父曰：彼父母皆壮年，何先天之不足？含有不信之意。余用八珍汤去人参，加黄芪，进二剂而微效。次日就诊，脉来五至，而天庭起，神亦稍清。余用人参五分，病家果疑：尚是童子，何得用人参之过补耶？不服是药，更迎他医，又是疏散消导，仍下滑石、枳壳，致使病日沉重。后遇明达者曰：本是虚弱之症，暂勿服药而重调养。至子终焉，柔弱而已矣。

一人年四十岁，病头痛身痛，鼻多清涕。央余诊视，视其形容，面白神弱，气虚之体，诊其脉息，虽缓无力，惟右关之脉只三至，更无力，乃内伤已现。余曰：汝之头痛、清涕虽是外感却轻，内伤甚重，右关三至为中陷之脉，不日大病将发，非参不保。犹疑而不信，求方，余曰：立方当用补中益气汤为是，汝因余言人参，多有疑焉，今勉用参苏饮，未必能效。服二剂，果无效。越二日，又来求治，诊得右尺只三至，余曰：日伤一脉，气血两不相调和，但外感尚未出。又求方，余用补中益气汤，用人参加紫苏、防风。其人归邸，减人参，一剂亦效，二剂而外感清。越三四日，又来求方，诊得左尺三至，传之急服人参，迟则无功矣。余仍以补中益气汤用人参轻分两为煎剂，倍分两为丸料，未服过十日而病出，皆虚弱之候，身软神疲，食减着床。另延医者，用疏散而不效，后延一明士，方中用人参、黄芪、附子、肉桂、白术、炙草，服一月，少效而未愈。后回徽就治，亦用参、芪，终焉不能收功，越半载而殁。其人先对余言：曾服六味地黄丸二十年，何以虚之至也？余曰：六味补阴分，汝面白，本阳虚，过服六味，是舍阳而助阴，则阳更弱也。如物之不齐，当截长以补短，本阳虚而服六味，是截短补长，何功之有？

卷之二

一三三

血

古人云：阳气者，大怒则形气绝，而血菀于上，使人煎厥。

又云：阳明厥逆，喘咳、身热、善惊、衄血、吐血。

又云：湿淫汗出为衄鼽。

又云：阴结者，便血一升，再结二升，三结三升。

又云：血溢、血泻、衄蔑①、汗血，皆属于火。

又云：吐血，皆由大虚损及饮酒劳损所致也。

又云：风、寒、暑、湿之邪入清气道中，为外因；喜、怒、悲、愁、恐伤于五脏，血随气上，为内因；饮食

---

① 衄蔑（miè 蔑）：证名，见《素问·气厥论》。因热盛而迫血妄行，在鼻为衄，在汗孔为蔑。

辛热，坠堕车马，为不内外因。

愚按：古人之言血症，皆以火热冲击脏腑经络，致血随火热之性而上，为吐，为呕，为鼻衄出也。若言湿淫汗出为鼻衄，但湿字，水湿也，水之性顺流而下，何有逆上之势？今此湿者，必兼寒也。寒湿相杂于经络、气血之中，血遇寒则盛，气遇寒则弱，气弱不能敛盛寒之阴血，血过则逆，随经脉之流行上出则为鼻衄也。

按之阴结便血，用平胃、地榆以作阴气固结，既作阴气固结，当以温散或行气理血，何得用平胃散中轻燥之剂？又地榆之性凉，用于阴结者，能无反耶？以愚酌之，血病当分虚火、实火、寒凉之源，于斯三者，大概尽在其中矣。

如实火者，因烟酒之太过，喜煎炙之无常，或劳役酷暑，或辛热偏嗜，种种热因干之于内，火势猖狂，燎原莫止，致使脏腑所蓄之血难以附居经络流行，别随气火上出则为吐血，或鲜血，或成紫黑者，紫黑之色乃热迫之，离经日久而色变也。又或打伤、跌仆而出者，亦为鲜、为瘀、为紫也。病则口干烦渴，面红肌热，神昏胸板，或两胁刺痛，其脉必数而有力。古云：火犯阳经血上溢，热伤阴络下流红。治宜养血、清热、导下、分利之法。

如虚热者，或因先天血分之未足，缘母之遗弱也；或因色欲之过度者；亦有才高之士，志不得伸者；亦有贫寒之徒，家计日促，郁结班班①，忧愁累累者；又有负重劳力，致伤真阴而吐血；又或泻血过多者，迫起君、相、五志，七火并炎，教一水焉能胜七火乎？犹如釜中之水，火盛焉则熬干水涸，今血干火盛，叠叠之亏，虚火成矣。病则吐血鲜艳，咳嗽潮烧，神疲食减，筋骨无力，其脉必数而无力，治宜滋阴降火、清热分利之法。

如寒症者，或酒醉而当风贪眠，或冬月暴寒而衣单，致使风寒之邪自肌表入经络，由脏腑贯筋骨之深。当其时，气血未败，不觉其然，至于日深年久，气血伤矣，脏腑败焉，邪则胜正而出也。病则上逆呕吐，色多鲜红，亦有紫黑成块者，何也？缘寒邪伏于脏腑、经络、气血之中，气受其伤成阻滞之气，血受其伤成瘀积之血也。又有劳力之夫，受寒凉者居多，多成斯症者。或胸膈胀满，或两胁刺痛，或勤劳而常发者，亦必鲜而或紫或块也。其脉必迟而有力，治宜温中、升散、去瘀之法。

又有寒凉之血从下行焉，兼白冻而腥秽是为冷痢，不兼白冻为寒血，中气下陷之由也。其脉皆迟而稍有力，亦宜温中、散寒、升敛之法。

按气虚下陷，不能升提，则血多下渗者，屡见庸工常认为肠风下血，栀、柏常投，槐、榆频下，误于病者，轻者致重，重者危亡，不可胜数也。其脉必迟而全无力，治

---

① 班班：亦作"斑斑"，众多貌。

宜补中、温提之法。

但火热之吐血，肌肤必热，吐后昏沉，伤于真阴也，其脉必数而无力。若寒凉之吐血，肌肤不热，吐后如常，胸膈似觉宽舒，是经络已离之败血也，其脉必迟。凭脉别症，颇得然分别矣。望夫同志之士，切勿以见血均认之为热，细审之，有寒血杂于其间，斯不误于人而心无惭也。

拟类大清热汤，拟类小清热汤，改正活血润肠生津饮，改正黄连解毒汤，改正四物汤，集录犀角地黄汤，拟类理血汤以上实血。

拟类补血汤，拟类补肾汤，拟类补心汤，集录归脾汤，改正六味地黄汤，改正竹叶石膏汤以上虚血。

拟类温中汤，改正附子理中汤，集录四逆汤以上寒血。

集录补中益气汤，拟类升提汤，改正八珍汤，拟类下陷汤以上下陷血。

一人年三十岁，客邸相遇，观之形容消瘦，肌肤浮黄，精神困乏，日食减半。余问之：何恙乎？其人曰：病肠风下血已八年矣。服药、方术皆无效验，又将槐角、地榆斤许为丸吞之，全无效焉。今病比前更甚矣，无法如何？出言皆悲切之状。余为诊之，六脉皆迟而全无力，余曰：此症并非肠风下血，乃是气虚下陷之候，气弱不能敛血，致血稍长则自渗而下也，缘父之遗弱也。其人惊而跃曰：诚也，父六十外而生子，母庶室也。余用补中益气汤，因彼寒士，去人参，重黄芪，加炮姜、枣仁，四剂而效，八剂而痊，仍以原方加炮姜倍分两为丸料而痊也。

一人年三十岁，忽然吐血数碗，延蔓不止，请医调治，以止血、凉血、补血改而易治，皆不能止，而反益甚，已数日矣。人事昏沉，商之于余，诊得六脉皆迟而有力，此乃寒邪入于胃脘，血滞不行，从气上逆耳。余用干姜、二活、防风、荆芥、厚朴，一剂而止，二剂而痊。

一人八十岁，素有吐血之症，俗名罐儿劳，忽一日吐血约至十碗，色出鲜艳，精神疲软，诸医看其年老，皆束手辞去，举家惊惶。廷余治之，诊得六脉迟而有力，虽是血症，今日受凉，宜先散寒后止血，若先止血而留寒，则变更也。病家素日相识而从之，余用干姜、羌活、防风、荆芥、川芎、香附，二剂而寒邪退，血未止。复诊得脉来四至而洪大，知是火体，继用四物汤加枣仁、远志、阿胶、丹皮、丹参，一服血止，二服而痊，若从症治则误矣！

虚　损

愚按：虚损之症，有咳嗽吐血者，有午心潮烧或午后潮热者，有梦遗精滑者，有自汗、盗汗者，有胃衰脾败者，有肌瘦神露者，有烦躁不宁者，又有虫蛀、劳瘵、伏尸之不能名者。以上之候，大述其要，皆病形之于外，非病之源也。多见古方汤散而治斯症者，气血未分，阴阳莫辨，概以滋阴降火为治虚损之首法，致使阳虚者以引入虚损之乡矣！又有以参、芪、茯、术治虚损中之结末[1]，使阴亏者益亏，是引虚损者入黄泉之路耳。观虚损之来，其病也从容缓慢，人未知觉，本是大症候，生死相关，不可忽略也。愚今分为肾虚、血虚、气弱，从内达外三者而言之。

如肾虚者，原因先天阴分未足，而脏腑元神皆是枯燥；或值贫乏之家，日食艰餐，劳其筋骨，伤其气血；或生殷富之室，色欲过度，肾脏益亏，是以见症咳嗽潮烧，微寒微热。医者见之便曰伤风、伤寒，荆、防、苏、芷发表为先，曲、卜、楂、芽消导相继，而致使肾败者元神益伤，是为速死之期也。其脉必数而无力，治宜早滋肾水，晚养肺金，微兼平热分利之法。久服之，药力到，庶保数年耳。

如血虚者，亦因生来血分不足，或役力热蒸，血液消耗，或思虑过度，火迫血枯，渐致脏腑干槁，肌骨蒸热，干咳无痰，烧热不休。医者见之，辄用芩、连、栀、葛以退烧热，苏、杏、荆、防以疏咳嗽，反助烧热益彰，咳嗽更甚。其脉亦数而无力，治宜养血、平热、分利之法。

如气弱者，因先天气分未足，或贫乏而日食不充，或诵读与言多而伤阳，或负重而勉力长途，或忧思生计日促，皆使元阳之益亏也。且气虚则虚寒生，又不能充溢皮

---

① 结末：结尾，末了。

肤，致使外邪之易入，则内外皆凉也。其脉必迟而无力，病则面白肌浮，精神衰弱，胃减脾伤，行步艰楚，言语懒怯，有兼吐血者，亦有便血者。医者见之，发表疏散为先，止血理血相随。疏表者元神益弱，且治血中之味多凉性，致使寒者益寒，迫起无根之火反而上行，致成虚劳者也。所以俗云医成虚损者，此之谓也。此阳虚之症，治宜益气温中，后以八珍汤调治之法。但此症有从幼年出者，有及年壮而出者，又有劳伤而出者。如幼年出者，本是生来肾经不足，则气血先之未充者也。如壮年而出者，亦本先天不足，值家殷而食调，或持身而蓄养，所以发之迟也。以上三者，皆难治也。

如劳损者，或负重者，或勤劳不休者，或色欲太过者，或忧思日永者，皆使气血两伤，肾脏乏给，致成虚损者也。要知省思虑，调饮食，免劳伤，戒色欲。治以滋阴调养，内外相兼，庶得效者六七，愈后甘为废躯，亦可保十载之寿耳。若未知禁犯，犹然贪念，致于反复，再求医治，不可得也。

拟类补肾汤　改正六味地黄汤　拟类补肺汤　拟类补气汤　集录补中益气汤　改正六君子汤

中　寒

古人云：阳虚生外寒。

又云：阴盛生内寒。

又云：寒气客于五脏经络之间，皆有寒病出也。

愚按：古人之言中寒者，章章寒因入脏腑，由经络因循而出也。思中寒之症，中者，中也，如射箭之中于靶，乃速而疾，病发于仓卒之间也。历观中寒之症，多自静而得之，或夜卧深凉之处，肌肤疏豁，致寒邪直入，如寇雠之入境，伺其未及提防，乘间而深入营帐也。虽如是也，亦缘元阳虚弱，肾脏之不足耳。又有房劳之后失意神倦，盖覆不周，致使静中寒邪直入肾之空仓，安得不受之乎！

又有寡宿之夫，成童之儿，多有梦遗而致中寒者。以上之症，病则卒然厥冷，口噤舌卷，唇青甲黑，腹胀囊缩，脉必迟而稍有力。不必究其病因，只以凭脉用药，斯为稳当，治宜温中散寒之法。此症日远，服药不应，致于危急之际，用艾炷于气海、关元二穴灸之，应手而效，更捷于方药，接以温燥之味，反掌而痊也。

拟类温中汤　改正附子理中汤　集录四逆汤　改正回阳救急汤

风寒论

愚按：诸书以风为阳邪，以寒为阴邪，又以风伤卫有汗，寒伤营无汗，又以有风畏风，有寒畏寒。若以风作阳邪，或当夏令酷暑之时，风吹入人身之中，并热气蒸迫，或可谓阳邪。若值冬月之风吹入人身之中，而人重衣裘裹，尚畏其严寒凛冽之侵，无所却避之方，观此则风亦寒也。若以风伤卫有汗，言风散气故有汗，非也。卫气者，阳气也。阳气本弱则腠理疏，故自汗也。若以寒伤营无汗，如中风寒劳，血分亦伤，常有冷汗淋漓而出也。又以有风畏风者，其人素受风寒之入，体则必弱，既畏风焉，不畏寒乎？而畏风、畏寒则一也。可谓伤风者，风寒之轻也；伤寒者，风寒之重也。详夫伤风之候，鼻塞流涕，声重咳嗽等症。鼻塞者，肺气不通也。言风散气，既风能散气，则肺舒矣，何塞之有？则知鼻塞者，肺受寒邪，闭塞不通也。流涕者，鼻流清涕也，是肺经之受寒邪而出清水也。若作风为阳邪，是温邪也，肺受之当于燥热，何得清涕之流乎哉？则又知风亦寒也。如声重者，声出于肺，肺如悬钟，金空则鸣，有所干碍则音哑焉。以风言之，风能疏散肺气，则肺中无碍，何反声音之壅塞而不亮耶？咳嗽者，肺声也。因有寒热之干而声难出，既风能散气，则是疏通之义，而肺何有咳嗽气逆乎哉？

再观诸书中多有风痰一说，后人宗之，亦以风痰借于口，一遇咳嗽痰涎者，则以风痰称说，治之或消痰，或发表，或清里，又宽中，处方甚杂，未知孰是之功能。窃思痰者，湿润之质也。而风者，性偏吹散，试观轻物之置也，多被风而吹动，湿润之物也多被风而揭燥，则知风与湿难于两立，若将风痰相连之说，无是理也乎！其言风共痰者，乃热极干燥，火从水化之痰，如火中炼金，金化似水也，非天地间吹荡之风而成痰者也。治宜清热润燥，不必追其风痰之混说。

伤　风

古人云：虚邪贼风，阳先受之。

又云：风为百病之长，善行而数变。

又云：伤风有六经之传变。

又云：伤寒、伤风皆在足太阳之分。

又云：内有热邪，其气怫郁，风邪易于外束。

愚按：伤风之病，自汗恶风，鼻塞声壅，喷嚏泪垂，头痛之微患，总皆肺脏之病居多。而古人之言虚邪贼风，阳先受之，虚邪者，空虚之邪也；贼风者，未避之风也；阳先受之者，因阳气之弱，故风得以乘虚而入也。

又言风为百病之长，善行而数①变。以此观之，风能致百病，又能变易多端，岂止伤风之微例哉！虽言风者，实寒也，所以古云百病皆从寒上起之语。

又言伤风有六经传变。若此言之，则三阴之经亦有伤风者乎？且《伤寒》之书烦言六经传变，而伤风亦言及六经，何见证皆肺经病也居多？是使人之颠倒迷惑，而误病者轻致重也。

又言伤寒、伤风皆在足太阳之经。按其伤风之症皆是肺病，并不似太阳经之形证。若言伤寒皆在太阳经，多有

---

① 数：原作"善"，据上文及《素问·风论》改。

入脏腑筋骨之深者，岂只太阳一经乎哉！

又言内有热邪①，其气怫郁，风邪易于外束。如内果是热而成痰，热则脏腑干枯燥结，而风邪何干之法乎？

其实伤风者，风邪之轻也，先自毫毛入。毫毛者，肺之合也。且肺主气，充于肌肤，气旺肤溢，虽有大风苛毒，弗之能害。气弱肤空，偶遇虚邪贼风得以乘虚而入也。所以古人之治伤风者，皆以散邪为专。今之治伤风者，亦以疏表为首，皆阳分之未弱，施之合宜。若阳分之亏者，屡散屡疏，病反增剧也。历诊伤风之脉皆迟，或是两寸之脉独迟。迟而有力者宜疏散，迟而无力者宜益气兼升之法。

改正九味羌活汤　改正参苏饮　集录川芎茶调散　集录金沸草散_{以上脉有力}

集录补中益气汤　改正理中汤　拟类补气汤　拟类养胃汤_{以上脉虚}

一妇年六十岁，病伤风，鼻清涕，头微痛，多嚏，畏风。病家有医者，用参苏饮不效，似觉微甚。遇余诊之，六脉迟而无力，此阳分之太弱，又兼劳伤之象，致风邪之易入也。余用补中益气汤减人参，倍黄芪，一剂而效，二剂而痊。

---

① 内有热邪：原作"有热痰"，据上文改。

水　肿

古人云：水始起也，目窠上微肿如新卧起之状，其颈脉动咳，阴股间寒，足胫胀，腹乃大，其水已成矣。以手按其肤，随手而起，如裹水之状。

又云：肤胀者，寒气客于皮肤中，鼓之空空然不坚，腹大尽肿，皮厚，按其腹，窅[①]而不起，腹色不变，此其候也。

又云：肾者，至阴也；至阴者，盛水也；肺者，太阴也；少阴，冬脉也。故其本在肾，其末在肺。问曰：肾何以聚水而生病？对曰：肾者，胃之关，关门不利，故聚水而从其类也。上下溢于皮肤，故为肤胀，聚水而生病也。

又云：肺移寒于肾，名曰涌水，如溢囊裹浆，或遍身肿满，按腹不坚，疾行则溜溜有声，或喘咳不定。

又云：诸湿肿满，皆属于脾。

又云：诸腹胀大，皆属于热，故诸水肿者，湿热之相兼也。

愚按：古人之言水肿，首篇水始起也，目窠上微肿等语，只言水肿之病形，未及水肿之根由也。又言肤胀者，寒气客于皮肤之中，鼓之空空然不坚，腹大尽肿等语。按皮肤者，乃脏腑经络之外护，赖气血之周流而灌溉焉。虽

---

① 窅（yǎo 咬）：凹陷，低下。

有寒气客于皮肤，何其腹大尽肿之甚也？实缘寒气之在皮肤，缓缓浸润，入于经络脏腑之深，气血受伤，故其腹渐胀而且大也。

又言肾者，至阴也，盛水也，故其本在肾，其末在肺。按言肾者胃之关，关门不利，故聚水而从其类也。按：肾水乃肾宫精汁，似水而言也，非天地间雨水之水也。若以水肿之水归责于肾经之水逆泛周身，则肺属金，岂肺中有金、银、铜、铁、锡之五金乎？然脾属土，岂脾中有泥土之土乎？远遣肾为胃之关，而肾脏深居，伏脊七椎之两旁，但胃之关，上关者胃脘之上口，下关者小肠之接界也。以肾为胃之关，诚风马牛之不相及！若以肾之聚水而从其类，按两枚之肾贮精元不过杯盏，观于水肿之症，内外浮厚之水，岂限斗量哉？归于肾经杯盏之源，何能化为洋溢之盛也乎哉！

又言肺移寒于肾，名曰涌水、如溢等语。但肺主皮毛，肾司骨髓，有肌、肉、脉、筋、骨五重之及，中有三重之隔，诚异地天壤之殊焉，得越而移之乎哉？

又言诸湿肿满，皆属于脾。此统言之耳！且湿无寒不留，寒无湿不肿，思之水肿之原，必因平日受风寒之邪，入于脏腑中，气血为之冰凝，而脾土则已受亏，日则饮水食浆难分清利，浸于经络，渗于皮肤，而成水肿之形也。虽水气渗于外，实由内之胀满上溢心胸之分，有干于肺，自然喘咳，何以水肿之末而归肺乎？明是脾经自弱，日积

卷之二

一四五

月累而成，何以水肿之本而咎肾乎？幸为司职者参之。且水肿之脉必迟而稍有力，或缓细而无力，或病之久也，脉则迟而无力之为凭验也。

又言诸腹胀大，皆属于热，故诸水肿者，湿热之相兼也。且夫万物之性，理也。火旺则水亏，水胜则火熄，热则肌肉销铄，寒则肌肉胀满，何以腹之胀大而咎于热乎？历观水肿之脉皆迟，则知寒湿相合，使血分亏伤，肾水将竭，症变为火，子午潮烧，咳嗽气壅，脉亦变之为数而无力，人多认之为实热也。岂知寒症变火是虚火也，十难一生矣！

观夫水肿之说，方书叠叠，使后之进者亦无措手。今仍以外入者为阳水，内伤者为阴水，二者之分，水肿之概得半矣。

如阳水者，或冒雨长途，或坐卧湿地，或口渴而饮凉泉，致令肚腹胀满，胸膈饱闷，食减神疲，加以风寒之邪乘之，其病肿也必暴而速，其脉必迟而有力。治宜温中理脾、消导决水之法，宜用疏凿饮子加减。

如阴水者，其人禀受素弱，间受阴寒，干犯禁忌，或情志多劳，或忧思困倦，脾胃又弱，日饮水浆渐积留停，浸淫经络，彻达皮肤，食则饱胀不消，夜卧气促，面黄肌浮，精神衰弱，劳动懒怯，行步有艰，而水肿成也，其来也缓，脉必迟而无力，或缓而沉细。治宜温养脾胃，流行气血，微兼分利之法，用实脾饮之加减。

又有此症年深日久，常汤药而不效，或草术以杂投，反使脾胃更伤，气血两败，治之更难也，其脉亦迟而全无力。按此又当以补益中气，活血分利，多服汤丸乃能致效，仍自知调养忌犯，两得其治也。

按水肿之病，本难施治，如理脾则是补，有碍于阻滞之水；若分利，非重剂不可，有妨于分泄元神。今只可内从理脾分利，外则看元神之强弱方行，用毫针于脐上一寸名分水穴地针之，再加足上复溜穴针之，内外相兼，庶乎合法。

拟类流气汤，改正疏凿饮，改正实脾饮，改正十枣汤，集录三花神佑丸，集录舟车丸。

泄　泻

古人云：春伤于风，夏生飧泄。邪气留连，乃为洞泄。

又云：清气在下，则生飧泄。

又云：湿胜则濡泻。

又云：暴注下迫，皆属于热。

又云：诸病水液，澄彻清冷，皆属于寒。

又云：暴泄非阴，久泄非阳也。

愚按：古人之言泄泻，春伤于风，夏生飧泄。以运气而论，或有之。谓风者，肝木之司，风助肝木来克脾土，脾土受制，不能运化而成飧泄也。若以时令言之，脾土令旺长夏，夏值火旺，火能生土。此季也，以五行论之，肝木休囚之日，岂有休囚而克旺相者乎？盖夏得飧泄者，内因过食饮冷，外因受风寒之侵，致脾土有亏而成飧泄者也。

又言邪气留连，乃为洞泄。邪气者，寒湿之邪气也。侵犯脾胃，不能运渗，肠间无温，不能泌别，致使清浊混出，如洞中之水无所阻拦，滔滔然而顺①流也。

又言清气在下，则生飧泄。清气者，乃上升轻清之气，散五脏，入六腑，成精微之真，元神也。今缘脾胃之亏，肺经之弱，又或饮食之伤，致及②磨化失职，病于飧泄者也。

又言暴注下迫，皆属于热。或勤劳酷日之下，或辛热之过餐，皆是热邪煎迫三焦，脾土过燥而失职，则难以运化，致热自利者有之，只是便时谷道中带热之分耳。

又言诸病水液，澄彻清冷，皆属于寒。缘受风寒日久，脏腑气血受伤，脾土无温，内有蓄积寒湿，日之频饮水浆皆难运化，任其下流而出，过其失守之地耳，只是所出者水冷气寒之分。

观以上之论，总因之脾土不足，以致多乖而异泄者有之。今当分为湿泄、热泄、寒泄、脾胃虚弱泄、中气下陷泄、伤食泄、痰泄、气血不和泄、肾泄之分。

---

① 顺：家刻本作"坦"。
② 及：家刻本作"于"。

如湿泄者，因外感山岚之湿，从肌肤入脾胃而致泄也。或饮水食浆频多无厌，脾土未及分渗，致渐积湿多流下而泄也。泄则纯水，或泄浊而不黏。其脉细而缓，或迟而弱，治宜分利升散，微兼理脾温中之法。

如热泄者，因外受酷日炎蒸，内过嗜炙爆辛辣，煎熬脾土，则脾元日艰，自然失职，难于运化。加以气分之弱，不能升提，热则从下而出，泄多糜黄，污秽臭腥，肚腹疼痛，小便黄赤，痛一阵则泄一阵。其脉必数而有力，或洪大而有力，治宜养血、清热、分利之法。

如寒泄者，多因日遭风寒，夜卧失盖，以致寒邪侵犯脾土，渐入肾经，脾土受伤，不能胜湿，肾经寒冷，不能润关肠腑，则寒湿之邪从下出也。色带微黄，或白冻而污浊，如鸭粪而澄彻清冷，小便清白，肠胃疼痛，不思饮食，身常畏寒，肢体软弱。其脉必迟而有力，治宜温中、散寒、除湿之法。

如脾胃虚弱泄者，因先天之未足，或饮食过餐，后天有损，致令食饮停蓄。病则面多黄白，精神疲弱，肚腹微痛，便后痛止，声音低小，眉颦目促，则寒湿相连而成泄也。其脉必迟而无力，或右关缓中有力，治宜温中升提、理脾消导之法。

如中气下陷泄者，其人素因先天气分未足，致使后天脾胃虚①弱，形虽魁弘而神弱，声虽清白而音微。病则泄泻不结，日多登厕，或带微红，或下陷后滞。其脉必迟而无力，或缓而弱，治宜益气升提、温中理脾之法。

如伤食泄者，但脾胃素弱，理宜量腹而餐，以调养其脾元，若过食嗜餐，则胃虽有一时之容纳，而脾无健运磨化之厚力，必致脾伤，肚腹疼痛，过时泄泻，泻则痛减，又痛又泄，胸膈胀碍，口恶食味。其脉必缓而无力，或右关独洪大，或缓中一止为结，治宜调和脾胃，兼以消导之法。

如气血不和泄者，因先天之未足，或后天之未调，或劳伤于气血，或本元阳弱而诵读伤阳，又或坚硬之食克伐虚弱之脾土，或本阳旺阴衰，或本阴旺阳衰，乃气血偏胜于先也。脾胃者，赖气血以养之，今气血不和，则艰于健运，自然泄泻如糜，日屡登厕，少腹微痛，小便短少，精神弱，气短促，言语衰，喜独静。其脉左手或三至，右手或四至，或右手三至，左手四至，脉中之不齐，则气血之不相和也明矣！治宜八珍汤和其气血，察其左右之至来也，以数多数少而以四君、四物轻重之施治矣。

如痰泄者，亦由脾胃本弱，或已受风邪于先，加以日饮瓢浆，湿为留积，郁久成痰成饮，但斯症本阳分之有亏，不能升提于上，致使下渗而成泄也。病则临厕或泄或

① 虚：原作"承"，据医理改。

不泄，或多或少，或不腥臭，或泄有声，或不觉而泄泻，故泄多怪异也。其脉必迟而滑，或迟而弦，皆痰脉也。治宜理气、温中、消痰之法。

如肾泄者，亦因久受寒邪，入于肾脏，致水寒火衰也。火衰则肾无温暖，何能容和于肠胃之关利也？所以云关门不利，肾之过也。但肾泄者，是五更时之溏泄也。斯时也，乃亥之卸子，阴中之阴，子接之阳气之初举，犹当阳中之阴，阳当上升，阴常下陷，今是弱阳之初升，何能升提于纯阴之弊哉？所以古人立四神丸治之法，然兼用桂、附以温下焦之虚寒可也。病则面黄肌浮，神衰力乏，食减腹胀，日屡登厕。其脉必迟而无力，治宜温中、暖肾、兜涩之法。

常见离乡之人于异地者，不服水土，有泄泻纯水者，有大便不结频解者，有肚腹胀满者，有生于故土或离乡日久而返时之不服也。余诊得斯脉多缓而弱，常用二术、滑石、赤苓、贯众、伏毛、木瓜、牵牛、商陆等味而效者也。

集录五苓散，集录胃苓散，集录六一散，集录升阳除湿汤。

热泄：拟类小下汤，拟类大清热汤，拟类分利汤，改正黄连解毒汤。

寒泄：拟类温中汤，改正附子理中汤，改正五积散，集录诃子散，集录真人养脏汤。

脾胃虚弱：拟类补脾汤，拟类养胃汤，改正附子理中汤，改正六君子汤，集录六和汤，拟类温中消食汤。

中气下陷：拟类升提汤，拟类下陷汤，拟类补气汤，改正六君子汤。

伤食：拟类消导汤，改正四君子汤，改正平胃散，拟类补脾汤，集录健脾丸，集录保和丸。

气血不和：拟类调顺阴阳汤，改正八珍汤，集录升阳顺气汤，集录救命散。

痰泄：拟类湿痰汤，改正二陈汤，集录导痰汤，集录半夏白术天麻汤。

肾泄：拟类温中汤，拟类补肾汤，改正四神丸，集录真人养脏汤，改正八味丸，改正附子理中汤。

一人年四十岁，自秋得泄泻，至冬深未止，日夜登厕，起止数十次，神衰食减，形弱步艰，肢软不能佣工。医者十辈，皆以理脾消导，服之无效。遇余诊之，六脉数而洪大，思之久泻肾伤，关门不利，肾之过也。余用六味地黄汤去泽泻，加车前、肉蔻、诃子、五味子，少加附子三分，四剂而效，十剂而痊，接修丸料，体健如常。

一人年十六岁，病泄泻数月矣。延医数辈，或理脾，或止泻，俱不效，而病觉加焉。又合丸料服之，亦不效。及余诊之，右手三至，左手四至，皆弱而无力，乃气血不相调和之患，因读书过耗真阳也。余以四君子为主，四物为辅，三剂而效，接修丸料服之，健旺如常。

一童子年六岁，病泄泻纯清水已二载矣，百方无效。延余治之，诊得脉来三至而无力，此乃脾虚不能渗利，为内湿也。病家贫乏，不能医治，余用干姜、白术、苍术、防己、木瓜、茯苓、猪苓，四剂而痊。

一童子年五岁，病泄泻已半年矣，神乏食减。医为理脾、止泻、兜涩，皆不效，又作热治，用黄连等凉味亦不效。延余治之，脉来三至，问之：此子常于阴凉潮渗之处贪睡否？病家曰：失于照应，有之。问之：泄如鸭粪乎？对曰：然。余用附子、肉桂、苍术、防己、独活、香附、川芎、干姜，二剂而效，四剂而痊。

一人年及四十岁，病泄泻，日夜十余行，烧热胸板，神躁食止。医作漏底伤寒而兜涩之，皆不效，致病日深，已一月矣，举家惊惶。及延余治，脉得数而洪大，此受热日久致干燥矣。若非泄泻自通，则闭结于内，法在不治。余用生地、当归、白芍、黄芩、栀子、大黄、芒硝、石膏，一剂而进，顿饭时，腹内嘈响，病者自知有效，又移时大下污浊甚多，胸宽食进，再轻剂而痊。

一人年六十外，病泄泻，日夜数十行，神衰形脱，阳痿食减，行走艰苦，已三年矣。遍延医治，皆以理脾、消导、止泄而都不效。及延余治，脉得三至为迟，无力如丝，余用熟地、当归、杜仲、白芍、丹皮、元参、木通、附子、干姜、吴萸、肉蔻、诃子，二服而微效，六服病减半，八服而阳痿起，十服而病退七八，接修丸料，服之而痉。

一人年三十外，病泄泻，所食之物不能克化，直肠而出，过肛门而不知，疲软神衰，食止贪眠，本事佣工劳役为生计，半月矣。延二医，皆曰漏底伤寒，以健脾兜涩之味投之，病者初时犹缓步自理汤药，接服之而倒卧床褥。再延余治，脉得数而且细微如丝，余曰：数为血败，细为气伤，劳伤之患久也。今完谷直肠，无脾土以磨化，脾绝也。出肛门而不知司合，是无肾水之荣及，肾绝也。二脏已绝，病在不治。数日而殁，何浪立漏底伤寒之糊言哉！

痢古名滞下

古人云：溲便①脓血，知气行而血止也。

又云：诸下利皆属于湿。

又云：下利稠黏，皆属于火。

又云：痢疾从外感而得，须分六气之异。外既受伤，脾胃郁滞，遂成赤白等症，当从其气、血、虚、实以调之。

又云：有因脏气发动，干犯肠胃而得者，须察其何脏相乘，以平治之。

又云：其热为赤属心火，其湿为黄属脾土，其燥郁为白属肺金。

---

① 便：原作"而"，据下文改。

又云：热伤气分属肺金，故白色；热伤血分属心火，故色赤也。

愚按：古人之言滞下，即今之病痢疾也。所云溲便脓血，独溲者，小便涩短之象也；便脓血者，热毒也；知气行而血止者，知字作理字，理其气血之流行而血止也。窃思痢疾本是热极成毒，助气奔腾，煎熬血液，肠胃干枯，阳旺阴亏之患，何以反理气而血止也？

又言诸下利皆属于湿。度其义，言湿者，是水湿之湿也。夫痢者，本热蒸郁盦，血分亏伤，热邪助火，火迫腑枯，何水湿之有？或有湿者，乃病中之兼证，非因湿而成痢也。倘脾胃虚弱，或内外两湿相留，致成泄泻者有之，是为湿泻也。

又言下痢稠黏，皆属于火。此热毒之害也，常有冷痢之症，而闻之多为医家之惑也。司命者要当察脉辨症，分别冷热，庶无误于人也。

又言外感六气之邪而成痢者有之。若言内脏气发动而成痢者，非也。果是内脏气发动者，乃是内伤之候，乃气虚下陷，渗血之病是也。

又言其热为赤属心火，其湿为黄属脾土，燥郁为白属肺金。三言皆非也。且痢本热毒外蒸之邪，然心火者，虚火也，何得成痢乎？言湿为黄，或郁久而色变者有之，若属脾土，脾土受湿则成餐泄，不致痢欤？又以燥郁为白，按燥者，干枯之象，郁久而色变，何白之有？属于肺金，肺喜清润而恶燥郁，金燥当为干咳，或为痿也，何污浊之移流越乎中州而为痢哉？

又言热伤于气分属肺金，故色白；热伤于血分属心火，故色赤。但气者有名而无形，有用而无质，言伤于气者有之，何以痢之白者归于气乎？但血者有形而有质，受热邪之煎迫，不能安于脏腑之调和，以致离经而下渗，岂止属于心火之一经乎？稽夫痢疾之源也，或酷热劳役于长途，或躬耕力乏于蒸郁，或爆炙厚味，椒、姜频嗜，总置热毒于脏腑肠胃之间、经络之分，日积月累，血液枯燥，助气火旺，阴阳偏胜，至秋时阳气始收于内，火气下降于中，两火相攻，毒从下出而成痢矣！

夫痢之形也，或下赤，或下白，或赤白相兼，腹痛肠割，里急后重，下迫窘痛，火之过也。热胜则血伤，血伤则离经而下。其脉必数而有力，治宜养血、清热、解毒，初起者兼下之法。

如痢久而气血已伤，药犹不效，皆医之过耳。因初病时只知破血、清热、解毒、消导之常法，不效则技穷矣。殊不知破血、清热、解毒、消导者，施于强实脉盛之人若合符节，若体弱、气血两虚之人而用之，则轻者变重，重者危亡。斯时也，要凭脉察症之强弱，两相参酌。是久痢者必然血伤，其脉必数而无力，急宜大养荣血，微加逐邪之法，且久痢又常伤肾，致关门之不利，更兼滋肾、兜涩之法。

又有其人素受风寒之邪，入脏腑肠胃之间而成冷痢者，另立门类。夫热痢者多发于夏秋，冷痢者常延漫于冬春，或延漫二三载者有之。医者见之便血，则为痢，则为肠风，辄用凉味，使寒者益寒，凝者益凝，诚可悲哉！

又观世之为医者，一见痢症，每以黄连辈而效者，或有不效者，或历二三辈而不效者，则技穷矣。试以桂、附投之，谁知应手而效，洋洋乎以为得志也。殊不知热痢者其脉数，冷痢者其脉迟，斯为黑白判然。为医者要知脉理，庶不误于世者也。

按痢之为病，本于脾肾。脾司仓廪，运磨五谷，变化精微，输布脏腑，一有参差则病下出之矣。肾司封藏，元精蓄积，滋润经络，神气舒爽，一有伤损则难荣润于邻脏，而二关之病见焉。初痢者要知于脾，久痢者合知于肾。然而言肺言心，无非脾、肾之兼证耳，非因肺、心之能致痢哉。

又有噤口痢者，乃肠胃热极血枯，火毒上冲于咽喉之间，致喉管干枯紧小，药饵难下，吞吐妨碍。其脉必细数无力，实气血两败之际，治宜清热、养血、生津之味，从容呷于口内，缓缓使之透下，自然得效。

又言休息痢者，未知病源而浪立名也。因热痢中医者不知脉理、气血之衰弱，纯行消导、破下之剂，害于气血之益伤，内少元神之托泄，致热毒涩滞于内，延漫不清者也。又有冷痢者，医家见病便以清热、破结之凉剂，或木瓜槟榔丸之勇猛，致使寒者益寒，病者益深，元神更丧，延捱至二三载者有之，遇良工时，多不能挽回者也。二者皆以休息立名，乃医之过也。热者脉数，用补肾汤或改六味地黄汤，冷者在冷痢中查详。

　　拟类大下汤　拟类小下汤　拟类大清热汤　拟类小清热汤　改正承气汤　改正大柴胡汤　改正活血润肠生津饮　改正黄连解毒汤　集录真人养脏汤　改正四物汤　改正六味地黄汤　拟类补肾汤　拟类噤口痢汤　拟类休息痢汤

冷痢_{附便血}

　　愚按：冷痢之症，前人只说脾胃中之寒凉，未立门类。余常至山中，历观冷痢一症居多，是故另立冷痢一门。夫冷痢之生也，多生于深山劳役之夫夜卧寒凉，湖边勤苦之辈衣单难御，致使风寒之邪静浸脏腑、经络、骨髓。至于富贵之士，间或有之，因酒后贪凉，或当风熟睡，亦使风寒之邪透入筋骨，伤于气血，或遇新凉干于脾，或啖生冷犯于胃。斯时也，已伤之脾胃更遭难化之物，则自运化不及，致寒食齐出而冷痢成焉。病则胃口衰，胸胀满，精神疲软，肚腹疼痛，背腰酸曲，四肢无力，下多鲜血，或下瘀血紫块，或兼红白，或黄冻腥臭，日屡登厕，夜多起止。但成瘀成块者，如天寒时露结为霜，水凝冰冻也。而下鲜血者，气血因寒凉之侵，气弱则不能敛血，血自离经而下也。

历见世之为医者，一见便血，曰痢，曰热毒也。黄连、山栀相继而用，芒硝、大黄随手便投，致使冷痢者死于非命，含冤九泉，比比皆是。余今将热痢、冷痢二者详为分辨，使临斯症者细心参究，庶不误于人也。如热痢者，口渴身热，饮食常餐，下迫窘痛，血色多鲜，或兼小便黄色，赤涩而短，其脉必数而有力。如冷痢者，口不渴，身不热，饮食减少，胃中胀满，下迫不痛，其色多白，小便如常，其脉必迟而有力。斯二者，形症彰明较著者也。治冷痢者，宜温中、养气、散寒之法。

又有冷痢之候，误投寒凉之味，日久年深，命将危急，气血已竭，脉变细数而无力，细为气衰，数为血败，是不治之脉也。

又有下凉血者，其人禀受气分不足，不能敛血，致血稍旺则不能全安于经络，而常渗漏肠间，症与肠风脏毒何异。历观医家见斯症时，治作便血，槐角、地榆为先，黄芩、山栀相继，致使气虚下陷者血下益甚，而气益败也。但肠风之脉缓，脏毒之脉数，下陷之脉必迟而无力之辨别也。治宜补中益气汤或四君子汤，佐以敛血温中，不劳而必效也。

拟类大中风汤　拟类小中风汤　改正附子理中汤　改正五积散　改正小续命汤　改正回阳救急汤　拟类下陷汤集录补中益气汤

一人年三十岁，病大便冻与血，或紫黑，或红白，腹内疼痛，日夜计二十余行。延余治之，六脉皆迟而有力，此乃风寒久入脏腑肠胃之间，冷痢之症也。问之可服药否，对曰：未也。余用附子、干姜、枳壳、青皮、蕲艾、大黄少许，服之大下数次，一剂效，三剂全。

一人年五十岁，得冷痢，出皆紫黑块子，已二年矣。诸医皆作热治，用过黄连两许。时余治之，诊得六脉俱迟而有力，余曰：冷痢也。多服凉剂，不能挽回。病者再三求之，余曰：见效可矣，收功未能也。余用附子、干姜、厚朴、二活、黄芪、当归，十剂而效，减半，接修丸料，终未能收功，越二年而殁。

疟

古人云：夏伤于暑，秋必痎疟。

又云：疟得暑，当汗解。

又云：先寒后热者，先伤于寒，至秋伤于风。

又云：先热后寒者，因先伤于风，后伤于寒。

又云：五脏疟。

又云：无汗要有汗，发散为主。

愚按：古人之言疟疾，夏伤于暑，秋必痎疟。又言当以汗解。若将暑作热邪，然热之伤于人也，则经络脏腑皆热，而干燥、口渴、烧热之症见也，何有汗液之余润而得发汗乎？究于暑者，热时之寒邪也，而中人肌肤之中，或寒或热者有之，庶得乎汗也明矣。但秋疟者，乃其人素受热于内，遇风寒束于外，闭郁肌肤之间，而有寒栗、烧热、争战之象，是为热疟之原也。

又言五脏皆有疟。且疟多阳邪，即知六腑亦有疟也。追之何其繁也，使后之进者宁无歧路亡羊之患耶？

夫疟之一症，诸家叠出，言太繁而无序，药混乱而脉废，提热者则牵于寒，提寒者则挟于热。余历今之病疟者，是一日、二日而发者，热多而寒微，口渴烦躁，小便赤涩，大便常坚，其脉必数而有力。原夫疟之由也，酷热行役于长途，多因烟酒之过度，以致热入肌肤，伏藏脏腑，或值凉风外束，致秋时阳气收敛于中，热邪不能相留于内，发则为疟出焉。一日一发者其邪浅，治宜清热、分利而痊。或邪热之深者，煎熬血分，经络枯槁，发则间日而作，药屡清而多不效者，其脉六至七至而有力，治宜大养荣血，兼以清热、分利之法，使干枯之脏腑经络得回津液以荣润，则伏藏之邪方离经而自出，宜多服药而功全①，无乃病之深，莫嫌药力之短也。

又有一日而二三发者，又或间一日而发者，病出不一，发之不齐也。又有似疟非疟者，或早或晏②而不一，微热微寒而均匀，此乃气血两虚之候，而阳虚生外寒，阴虚生内热耳。其脉必迟而全无力，治宜八珍汤调护之，庶得救其十中之一二也。

---

① 全：家刻本作"灵"。

② 晏：迟，晚。

又言先寒后热者，先伤于寒，至秋伤于风。又言先热后寒者，先伤于风，后伤于寒。按风者，天地之凉气也，热中之爱气也，寒中之畏气也，而风与寒同一也，受之于病同也，何有先后受寒受风之殊哉？

又言无汗要有汗，发散为主。察之一二日疟者，其脉数，本热也，津液干枯也，而汗之是重枯也。夫世之为医者，不察脉理之迟数，不辨症候之荣枯，而以清脾饮之杂味，不合疟症之理，有不误于人也亦罕矣！

又今世之言疟者，言风疟、温疟、寒疟、湿疟、牝疟、食疟、劳疟、疟母之分。惟寒疟者，接三日一发，其症大，其病深，另出篇后。湿、温者，则热疟也。疟母者，乃寒疟中之久远寒气、冷痰结聚也。余于牝疟、湿疟、食疟、劳疟，无非疟中之兼症，非因之而成疟也。

如寒疟者，接三日而一发，俗谓之三脚脾寒，发来时寒多而热微，服药不效，有经年而止者，有历二三年而止者，间有四五年之未止者，强用截药而夺之或止，其十日半月之间犹然复作，比之于先更甚焉。至于延蔓既久，面色浮黄，精神衰弱，胸膈胀闷，饮食渐少，四肢无力，行步艰苦，动作气促，周身常肿，多延岁月之苦。愚历斯症之脉，皆是迟而有力。由于酒后贪凉，于静室夜卧失盖于凉处，爱饮凉水，过食生冷，致寒冷之性透入脏腑筋骨，伏留数载，气血日亏，经络寒冷，或再感新凉，更干冷食，攀发陈寒而疟出焉。所以期必接三日一发者，病之深也，其发也迟，如途路之过远，期还也，必日多而方归，世俗又谓之三阴疟。但疟至于斯也，三阴三阳、骨髓经络、气血经脉、首腹身足，何所不是寒冷也。治宜温中提寒、行气活血之法。服此药时要冰冷空心而下，缘寒之入也，肾先受之，病起下焦之分，若热服，性经胃脘而药发，何达于肾地乎？所以云服桂、附之热性，必冷饮者，若暗度陈仓是也。

又有贫寒之士，日食艰餐，肠胃藜藿①，历发之久，气血更伤，精神更弱，急用八珍汤。如力不能者，去人参，重黄芪，少加附子，调其气血，仍将肾太溪左右二穴、大肠商阳左右二穴各灸三壮，灸后仍发二三次，方可止而痊也。历治斯症，其服药渐渐而效者，有服药而反发之甚者，不必惮其发之甚，只以凭脉从迟而致缓也，为之应效二穴在后针灸科中。仍有此症历发之久，气血两伤，至五心潮热，虚火上炎，脉犹三至未变，凭迟脉用桂、附、姜、吴，有碍于虚火；凭证用滋阴降火，不合于迟脉之寒邪。病及危急，法属两难，只可以八珍汤和其气血，重加香附、川芎以助行气血，致气血稍运，则虚实之邪亦随气血之流行而出也。此法之需，至为妥当，须多服而方效。

夫医家未明其原，一见疟病，皆以清脾饮，继以常山截疟饮，或是风寒之微，痰饮之留，幸而得中，终身守之

---

① 藜藿：泛指粗劣的饭菜，野菜。

以为奇方。若施之热疟，亦不合宜。若施之寒症，则气血更伤，脾胃更削，误及黄肿腹大，疟母痞块之坚成也。及见其痞块之形也，便曰食积，曲、卜、楂、芽信手便用，棱、莪、枳、槟相连而进，大黄、芒硝望其功全，致使病亡顷刻，扁鹊难哉！不思疟母痞块或伏于皮里膜外，经脉之中，或串于肠胃之旁。详之痞块，大如瓜瓠，小如杯盏，若在肠胃之中，胃大不过碗局，肠大不过寸围，诚是痞块阻塞中途，则上不得下，下不得通，危亡之际，奄奄一息，岂待汝之从容消导乎哉？嗟乎！病者欲求其生，何可得乎？遇斯时也，急宜大养气血，培补元神，久久服药，使正旺而胜邪，然后议其疟母痞块之患，犹然补伐兼施，庶乎救其十中二三也。望惟司命者多读经书，深察脉理，便知病脉之源，用药符节，庶不误于七尺之躯一朝而败坏也。

一日：拟类小清热汤，改正清脾饮。

二日：拟类大清热汤，改正常山饮。

以上热疟，取小肠经后溪穴针之出血，立效。

三日：拟类温中汤，拟类大中风汤，拟类小中风汤，改正回阳救急汤，改正小续命汤，改正附子理中汤，拟类消痞块汤，拟类调顺阴阳汤，改正八珍汤。

一人年七旬，得疟疾已月余，间日一发。医用表剂而病增剧，用凉剂而胃口减，截之无功而又发又作，虚而补之亦不效。延余治之，诊得三部中维存两关之脉，难定至数，贴指间延曼下去。余思之，此代脉也，故中指不还，乃不足之症，加医者用表清之先误。余劝之莫服药，病家仰余之名，强以求治，余亦无法，曰：年高之人多服药反苦于胃，惟以善调，任受食者而进之，待三日之后再可相商治法。果四日而殁。

一人年及五十岁，病疟，间日一发，热多寒微，已半年矣。发表、清里服之不效，屡截更甚，食减肌瘦。延余治之，诊得六脉数而稍有力，本是热疟，余用养血、分利、清热之味，数剂不效。一日，细问之必有受热之由，对曰：本不烟酒，惟于旧冬贩杉木出外，在木筏之上，当其严寒难御，以燎炭烘炙三个月，唇破口裂，莫非此热也？余曰：是也，方合病之由也。汝年及五十，血衰之时，养血难于捷应，非两月余不能效也。仍以重养荣血，清热分利，二十余剂而痊。

一人年二十岁，病疟，间日一发，热多寒少，食减肌瘦，神疲烦渴，屡截不效，服药不应。遇余诊之，脉来七至而稍有力，此乃烟酒过度也。对曰：然。余用四物汤去川芎，加丹皮、黄芩、栀子、猪苓、滑石、大黄、芒硝，初剂而效，二剂而平。

一人年及三十，病疟，三日一发，寒多热少，已及一年。身弱神衰，食减面黄，形如鬼录，服药、草术，靡方不效，病反增剧，截之或半月或十日又发，更甚于前。余治之，诊得六脉迟而无力，以脉当作虚寒，观之病久气血两伤，又被不效药味杂投之亏，致使外入寒邪伏于内也。余用八珍汤免人参，重黄芪、香附、二活、紫苏、干姜，八剂而痊。

一妇年五十岁，病疟，三日一发，寒多热少，已五年矣。延余治之，观其形骸，肌瘦之至，惟神犹可，诊得脉皆三至而无力，本是风寒入骨之症，于今久矣，气血两伤也。余用黄芪、白术、当归、川芎、紫苏、独活、厚朴、柴胡、升麻，连进五服不效，复诊其脉息起四至为平，惟疟发更甚于前，且不能支当，病者畏惧，亦不肯再药。余仍劝之以足太溪两穴各灸三壮，疟发又甚，仍发至四五次，一日该期不发而便全。皆病之深也，究竟药力之短也。

一妇年三十岁，病疟，或一日一发，或间日一发，或日发二次，俱微热微寒，已半年矣。医用清脾饮、常山饮发表清里，乱投几番，毫无功效，病反增剧。遇余诊之，六脉迟而无力，余曰：气血两伤矣。阳虚生外寒，阴虚生内热。但病者力不及，余勉用八珍汤减人参，倍黄芪，虽然效而功微，越两个月而殁，此皆前医表克之剂致误也。

卷之三

痿手足痿软而无力，百节缓纵而不收，症名曰痿

古人云：肺热叶焦，则皮毛虚弱急薄，着则生痿躄也。

又云：心气热，则下脉厥而上，上则下脉虚，虚则生脉痿，枢折挈①，胫肿不任地也。

又云：肝气热则胆泄口苦，筋膜干则筋急而挛，发为筋痿。

又云：脾气热则胃干而渴，肌肉不仁，发为肉痿。

又云：肾气热则腰脊不举，骨枯而髓减，发为骨痿。

愚按：古人之言痿者，以热之伤于脏腑而成也。要知虚实之分，脉骨之别，气血偏胜也。但症于不足者多，于有余者亦有之耳。

如肺痿者，或勤劳力作，或过于酒色，皆能伤于肾脏而致虚火上炎，熏蒸肺腑。若肺无外邪之闭，虚火经肺庭而上出，则为虚损劳嗽之候。设有风邪闭于上，则虚火熏蒸肺盖，而火无升腾之路，则肺叶受其熏蒸，精津血液干枯，而肺痿成矣。观痿之症，咳而多痰。痿者，本干燥之

---

① 枢折挈：谓关节弛缓，不能提举活动。枢，枢纽，此处指关节；折，断也；挈，提举。

象，何痰之有？今有痰者，乃肾虚水泛之痰上逆也。

着则生痿躄。痿躄者，足弱也，此属血不养筋之病也。

如心痿者，或烟酒之过度，或心神之劳损，以致血液穷竭，经脉顿枯，心脏无主，则心火焚灼而虚火随之上行，下焦自然逆厥，或至午而潮烧，或午后而昏沉，两足形衰，上不能任身，下不能任地，发为脉痿。

如肝痿者，肝性刚强，本无容缓，或受酷热熏蒸，血液枯乏，或奔走不休，筋骨伤损，则筋脉废弛而手足拘挛，发为筋痿。

如脾痿者，或爆炙多嗜，或辛辣无忌，热藏胃府，干渴频饮。但热胜则血亏，血亏则不荣润于皮肤之间，肌肉皱揭，顽痹不仁，发为肉痿。

如肾痿者，或肥腻而常餐，或色欲之过度，或方术以寻欢，熬干肾水，骨内空虚，病则着床不移，精神不减，饮食倍常。而精神不减，火上腾也；饮食倍常，胃火盛也，发为骨痿。

按五痿之外又有疑似之难辨，如肾痿或类乎风寒，肺痿或类乎虚劳，脉痿或类乎脚气，肉痿或类乎痹症，肝痿或类乎瘫痪。务须明察脉理，则症候分明，庶无误耳。

夫前人之论痿，首重太阴肺经，以肺金畏火者也。次推阳明胃经，以胃土受水谷灌溉四肢，畏木者也。二者之说，皆齐末而未揣本耳。夫五痿皆从热发，热胜则血伤，血伤则筋弛，筋弛则不能敛束其骨，骨内空虚，亦本水竭不能制火，而痿成也。且天一生水，水为万物之源，血为周身之荣，肾水足则神强体健，血分旺则经络滋润，虽有热邪之入也，况邪难胜正，虽微邪有不随血气之流行以出乎？

如肺痿，其脉数而无力，治宜早滋肾水，晚润肺金。

如脉痿，其脉亦数而无力，或沉实而细弦，治宜大养阴血，清热分利，兼敛心气。

如肝痿，其脉数而弦，或洪大而稍有力，治宜养血清热，平肝滋肾。

如脾痿，其脉缓而洪大，治宜养血，清胃热，分利。

如肾痿，其脉数而洪大，治宜滋肾水，养血，平虚热。

肺痿：拟类肺痿汤，拟类补肺汤，拟类补血汤，改正六味地黄汤。

脉痿：拟类补心汤，天王补心丹去人参，拟类补血汤，集录归脾汤。

肝痿：类肝痿汤，拟类补肝汤，拟类补血汤，改正六味地黄汤，改正四物汤。

脾痿：拟类脾痿汤，集录归脾汤去人参，拟类小下汤，改正四物汤。

肾痿：拟类肾痿汤，拟类补肾汤，改正六味地黄汤，加黄连解毒汤。

　　一人年二十二岁，举止日事如常，惟至日午忽尔寒战昏沉，闷绝于地，一时辰许方自苏醒，饮食皆可，日期如是，已经三载。延医不继，服药无限，毫无功效。得会于余商焉，诊得脉来五至，三候皆有力，询之，曰：日饮烧酒数斤不醉，火烟日熏两许不离，计饮五年矣。余曰：乃烟酒之热性迫干血分，脏腑经络全无汁液。日至午时，阴血主事，今无血养经脉，心无主也，自然昏绝，症名脉痿。病已深，年尚少，可医，非半载期年①未能也。病家长者知余之明白而信之，余用生地、当归、白芍、丹皮、黄芩、栀子、木通、猪苓、滑石为煎剂，以本方倍分两为丸料，又用当归、天冬、苡仁、黑枣煎汁，煮粥饭而食之，如是日三法以润养之。至四十五日夜半时，忽腹中大痛，不能支当，移时登厕，下污秽败血约小桶许，次日病释，从此而痊。

　　一妇年四十岁，病瘫软于床已半载矣。日食倍增，精神不减，惟卧床褥，身体不能掉移。诸医皆作风治，不效。及余至，诊之脉皆四至洪大，余曰：风脉当迟，今脉缓而洪大，此痿症也。其病由于十载之前爆炙过多，肥腻未离，致使胃火熬干肾水，骨内空虚，症名骨痿。余用大熟地、当归、白芍、丹皮、杜仲、石膏、黄连、滑石、木通，四剂而效，八剂起于床，接修丸料，体健而痊。

---

　　①　期（jī机）年：一整年，一周年。

一人年二十岁，病咳嗽吐痰，其色稠浊，潮烧食减，已两月矣。诸医作肺痈而治，投方多杂而不效。延余治之，诊得脉来数而洪大，余曰：肺痿也，非肺痈也。痈为有余，外受之热。痿为不足，内伤之症也。急以六味地黄汤去泽泻，加元参、麦冬、阿胶，二剂而效，十剂而痊，接修丸料调之。余对病者之家长曰：此不足之症，今幸效焉。犹如碗破而完补，动用之时，爱惜为佳。病者以为体健，犹然勤工田亩，至一年病反，不能治。

一女童年十四岁，病咳嗽痰涎，呃逆之声闻于四邻，已三个月。诸医作肺痈，煎剂、方术皆不效。遇余视之，诊得脉来七至，洪大而无力，余曰：肺痿也。乃阴火攻冲，故上逆之声出耳，是先天不足之症。且病亦久，治疗又杂，难以收功。病家求治，勉以六味地黄汤去泽泻，加麦冬、元参、五味子、阿胶，服则稍效，止则犹然，越半年死。

肺　痈

古人云：肺痈者，由风寒伤于肺，其气结聚而成。

又云：邪乘肺虚，寒搏于血，热蕴成痈，积热不散，败血为脓也。

愚按：古人之言肺痈者，归于风寒入肺。历诊肺痈之脉皆数而有力，观其症形，精神不衰，饮食如常，只是痰涎臭黏，面赤心烦，咳而有力，胸膈疼痛，治多收功。若是风寒入肺，其脉必迟，何有外热之症见也？且风寒入肺，岂不犯胃？寒气入胃，食饮必衰。试观风寒致成寒劳之症者，咳多痰壅，未见腥臭耳。

又言邪乘肺虚，寒搏于血，蕴结成痈，积聚不散，败血为脓。夫既寒搏于血，是风寒之邪耳，何得又蕴热不散？使治肺痈者，从寒乎，从热乎？愚未敢轻从也。

参之肺痈，乃上焦之大病也。缘其人体素壮健，气旺血弱，加以夏日炎蒸，烟酒过度，致热邪蕴于三焦，血液干槁。夫肺金体燥，畏火者也。今处三焦之上，诸脏之火皆从上出，总皆肺盖受其熏蒸者耳，此肺痈之所由见也。

观世之为医者，以痈作痿，以痿作痈，脉理不辨，虚实罔闻。以痿药治痈犹可，若以痈药治痿，克伐太过，则误于人也不浅矣。但肺痿之脉数而无力，咳嗽痰涎不腥臭，烧热不退；肺痈之脉数而有力，咳吐脓血浊秽稠黏，右胁按之痛胀，以此为殊也。治肺痈者，宜养血润肺、清热败毒、分利之法。

拟类肺痈汤，拟类大清热汤，拟类败毒汤，改正黄连解毒汤。

咽　喉

古人云：一阴一阳结，谓之喉痹，责之风火郁而不散。

愚按：古人之言喉痹者，责之厥阴风木、少阳相火二经，风火相乘而成也。以运气而论，容或有之，若以脉症相参，则非也。观夫咽喉一症，生死相关，存亡顷刻，治之少差，误于人也岂浅乎哉！古人分为十八症，何其繁也。今人又立咽喉科，于十三科中未见焉。只宜以虚实二字为提纲，余症在其中矣。

如实热者，因烟酒之过度，或爆炙之时嗜，或酷日炎蒸，或重棉过暖，或畏寒烘燎，皆使热聚三焦，迫干血液，热久成毒，毒热上冲，上焦为甚。咽喉者，三焦出入之门户，脏腑之关津①也。热则咽喉紧敛，今毒势猖狂，壅挤上出，自然关闭喉塞，或红肿，或紫黑泡疔，饮食妨碍，津液难吞，言语不通，气息难舒，延及牙床紧闭，腮肿面赤，舌硬满口，颈与头统，其脉必数而有力。设临斯症在危急之际，以排针砭血为上，探吐次之，内用汤散、外用方敷又次之。有痰涎者，乃热毒兼证，非因痰而致害也。凡热症，皆是气、痰、火三者相连耳。

如虚火者，或色欲恣情，或金石乖方，此为自贻之患耳；或虑事过度，或谋生无策，此为无穷之患耳。致使火焚三焦，煎熬经络，肾水穷给，安能②制火？则虚火上炎，熏蒸肺脏，肺宫枯槁，肺脘紧涩，胃脘亦然。或涩痛，或斑点，或疮疡，或妨食，多成鱼鳞疮者，是为难治之患也。

---

① 关津：水陆交通必经的要道。
② 能：原作"宁"，据文义改。

又有志高命蹇之士，功名未遂，又或勤劳王事，期于功成，谋虑难决，日夜忧思，熬干血液，肾水难荣于上而成斯症也。又有贫寒之夫，或躬耕，或任重，常强耐而饥寒，渐积月累，气血两伤，亦成斯症也。

又有久受寒凉之人，致痼冷病深，或服药不效，或囊乏无措，又不能将息调餐，致年深日久，气血残伤，肾水将竭，寒变为火，亦成斯疾也。以上之脉必数而无力，当排思虑，养元神，使气血回而津液自生，治宜早滋肾水、降虚火，晚润肺金、生津液、宽中之法，庶乎救其十中之二三云耳。

实火：拟类咽喉实热汤，拟类大清热汤。

虚火：拟类补肾汤，改正六味地黄汤。

一人年二十岁，新婚后惟咽喉疼痛，且微红肿，食难吞入，惟以米饮蜜水勉强浸渗，腹内知饥已月余，精神亦减。延医数辈，皆以甘桔汤，无效，又有医者作喉痹、喉痈而治，致痛增剧。偶遇于余，诊之脉来数而洪大，知其新婚后，用六味地黄汤五倍之一剂，将药汁含口中，任其渗漏过关，果药汁完而关开痛减，再剂而痊。病者反究其源，余曰：新婚之过耳。

一人年三十外，咽喉闭紧，饮食难下，日事如常，已十日矣。延余治之，诊得脉来三至而有力，是胃中寒痰堆塞，盈满之碍也。余用附子、干姜、吴萸、半夏、厚朴、二活，铜钱十文引，将药汁含口内，任其缓渗，连进三剂，可饮稀粥。本是贫士，未及再服药，调养而痊。

呃逆 即气逆自脐下直上，出于口而作声之名

古人云：诸逆冲上，皆属于火。

又云：岁金太过，咳逆；金郁之发，咳逆；少阴二气，咳逆。

又云：咳逆上气者为病肺，脉数者，心火刑肺金。

又云：火与元气不两立，即元气之贼也。

愚按：古人之言呃逆，重重提出，皆言有余之症也。所以或用吐，或用下，或用清，或用降，屡用而屡验。历观呃逆之症，不足者间有之，然肺统气，肾纳气，火随气上，气附火升，呼出之阳心与肺，吸入之阴肾与肝。缘肾脏之有亏，水难制火，火则上炎，冲击于肺而有声者，所以逆呃之源，根之于肾耳。

又云血虚者，血不足则虚热生，热性上升，亦冲击于肺而有声者，所以女人产后，或小产血去过多而致呃逆者有之。以上二症，脉必数而无力，治宜养血、清热、分利之法。

又有胃虚者，则阳弱也。阳虚则生寒，气寒则不能通调上达，阻逆呼吸反而上行，亦冲击于肺而有声者。其脉必迟而无力，治宜温中养气之法。

又有病之将危，肾之将绝，吸入之阴，肾不受纳，而上冲于肺而有声者，脉必形于死局也。

又历见呃逆者多得迟脉也，是受风寒之邪日久，或饮凉泉过多，致入筋骨，发于肾胃二经而出，肾因寒而入气不纳，胃因寒则阻滞流通之气反而上逆也。治之者，宜温中升提之法。

又有饮食过多者，有暴怒伤阳者，有胃中痰壅者，有热蓄胃腑者，有大病失下者，有隐忍过多者，皆能呃逆，俱为有余，宜凭脉参症治之。

拟类实火呃逆汤，拟类虚火呃逆汤，改正黄连解毒汤，改正活血润肠生津饮，改正六味地黄汤，拟类补肾汤。

虚寒拟类温中汤，改正附子理中汤，改正回阳救急汤，改正四君子汤。

霍 乱

古人云：岁土不及，风乃大行，民病飧泄霍乱。

又云：霍乱吐下，皆属于热。

又云：霍乱吐下，皆属于湿。

又云：霍乱发于季夏，伤暑者多。

又云：脾胃虚弱，内伤饮冷，外受风邪，不得发越者。

愚按：古人之言霍乱者，有岁运、有热、有湿、有暑，有内伤、外感之殊。言岁运者，岁土不及，是脾土主湿也。然风乃大行，是肝司也。但风能胜湿，而飧泄本于湿，与风何涉？所以天地之气运，非人之所及知也。

又言霍乱属于热，此为干霍乱而言也。

又言霍乱属于暑，暑为阳①邪，内伤外感之病也。

观夫脾胃居乎中州，热则消谷善饥，寒则完谷善胀。病霍乱者，因夏月避炎日，就阴凉，啖瓜果，肆厚味，已非一日矣。且夏令阳气发于外，阴气收于内，而脾胃当离阳处阴之时，外加寒以侵之，几何不伤者乎？脾胃既伤，则气血不调，阴阳乖戾，加一朝之恣餐，自然不能磨化，清浊混淆，饱胀不舒。斯时也，上涌为吐，下渗为泄，憎寒壮热，头痛肚疼，霍乱之症成也，其脉必迟而有力。所以古人立藿香正气散，乃为疏散消导，正以吐空泄尽为安者也。

又有热吐泻者，上吐无非哕，下泄必带热，名曰挟热自利，其脉必数而有力，治宜养血、清热、分利之法。

又有干霍乱者，忽然心腹绞痛，浑身壮热，转筋僵强，此由平日酷日炎蒸，烟酒过度，天寒时烈火烘燎，重棉厚絮，热蕴脏腑，熬干血液，肠胃皱揭，经筋燥缩，或因饮食涩滞，或因怒气阻塞。斯时也，邪欲上出而不吐，缘胃脘干；邪欲下行而不泄，缘肠内涩。闭塞中宫，阴阳隔绝，自然挥霍撩乱，死在须臾。其脉必数而有力，治宜养血清热、消导分利之法。此症古人用盐汤探吐之，吐则中宫豁然，生可必矣。又用布针于中三指背离甲根韭叶

---

① 阳：原作"阴"，据《素问·四气调神大论》改。

许，刺之出紫血，亦效于顷刻。

拟类小下汤，拟类流气汤，集录藿香正气散，集录胃苓汤。

干霍：拟类大清热汤，拟类小清热汤。

头　痛

古人云：真头痛甚，连于脑尽痛，手足寒至节，死不治。

又云：气血两虚，加以风、寒、暑、湿之邪所侵，传于阳分，上逆于脑，亦名真头痛。药不效，且发夕死，夕发旦死。

愚按：古人之言真头痛者，死在一刻间而无救者也。岂知木先朽也而后倾，草先枯也而后焦，若人于顷刻而死者，乃先有阴阳偏胜之弊耳。偏胜者，或有气而血竭，则气勉用事而血已亡；或有血而气乏，则血强用事而气已竭。一遇风寒之重邪，则孤行之气或孤行之血难当克伐之钧也，不死而何待？既气血偏胜，元神先败也，亦非仅头痛一症耳。其平居闲日亦精神不足，食味不甘，或勉力而作为，或辛劳亦偷安，而孤气孤血如灯光之盏，油干而将熄。斯时也，奄奄一息，神光绝矣。今分邪而治之，因风者散之，因寒者温之，因湿者升之，因热者清之，因燥者润之，因痰者消之。兼固真元，气虚者补其气，血虚者养其血。如头痛于两边者，少阳之经也；头痛于前者，阳明之经也；头痛于脑后者，太阳之经也。仍有督脉之头痛，从脑后一线而过顶是也。

外感：拟类小发表汤，改正九味羌活汤。

内伤：拟类调顺阴阳汤，改正八珍汤。

一人年及三十岁，忽然头痛如钻，不能抵当，用丝带紧扎，难以解危。延余治之，诊得脉来迟而有力，问之：卧榻首向有窗孔，致风邪吹入首乎？对曰：有。余曰：风寒之邪静中入脑，非比经络之轻也。余用藁本、川芎、二活、当归、附子、干姜，临卧时热服，但药进必烦躁，一剂而效，再剂而痊。

一女年二十岁，病头痛心痛，睡则梦语，医治不效。延余治之，诊得六脉俱迟，按之有力。头、心痛，寒也。梦语者，寒痰乘心也。余用附子、干姜、防风、荆芥、川芎、藁本、半夏、苍术，四剂而痊。

一人年三十岁，病头痛，于先前发，延三年，百医不效。住居山中，不能农务，一日往街坊觅医而回，路经山谷后，有人问曰：君何行步之缓也？病者告以头痛之患已三载矣，后行者曰：吾有方术传汝，治之必效，可用净饭七碗，净茶七杯，胡椒七粒，五色绒线七条，向东方路途祀之可愈。病者回头视之，是一老者，犹然缓步随谈，渐觉无声，再回头视之，则弗见也。病者坐地伺之，问及往来行人可见一老者否，皆曰未见。日已西斜，病者归，对父母说路遇之异，父母曰：神佑也。遵而祀之，头痛果效，已及三载未发，今又复也，再祀之则不效焉。慕余之名，远来商治，故述及前遇老者之由，诊得六脉迟而有力，乃风寒入于脑之患，余用附子、干姜、藁本、二活、川芎、厚朴，临卧热服，四剂而痊，于今十余载未复。

一人年七十岁，病头风，自二十岁得之，每痰涎壅滑，神疲，身软步艰，食减，形虽衰而肥胖，赖家殷食调，所以保扶其身。慕余之名，来求针灸，诊得脉来三至全无力，思之病亦多而久杂，且气血两亏之至，用药治病皆碍于气血，且非煎剂之能取效，余曰：久病缓治，莫急图功，则可商焉。病者从之，余用黄芪、白术、香附、当归、川芎、苍术、半夏、藁本、干姜、独活等味，水泛为丸料，以调和气血，使经脉流通，邪则随之而出也。服至一月而效，接修合服之而头风止，食增体健，病减七八而平也。

一人年三十岁，家贫佣工，病头痛六载，年发数次，经月余而止，痛时入地难当，昏绝几死而苏，服药不效，草术不应。慕余之名求治，脉得七至而实硬，按之犹弹指旋，乃热之至，血已干枯，火助气而气益盛也。询之受热之由，答曰：年食姜二十斤之为害也。余用四物汤加大黄一两，芒硝五钱，进二剂不应。余思之，非药力能及，着①食猪血一盆，吞巴豆丸如小麦大者十粒，即下稀粪黄

---

① 着：令，使。

水，及二日夜，肛门痛且绒烂，则头痛减半。再求全法，着以桐油煎豆腐吃饭，移时吐出清涎，计一日夜，涎经咽喉，痛如刀切，而头痛全释。再求断根之法，着仍食猪血一盆，绿豆三升，从之，果经数年未发而痊。昔张子和治一僧人头痛，百疗不效，惟冬月头顶坚冰，稍止一刻之危，而子和以汗、吐、下三法治之而痊。然此大热血枯之躯，何津之有而汗之？只以下、吐之为是也。

眩　晕

古人云：诸风掉眩，皆属肝木。

又云：下盛上虚。

又云：外感六淫，内伤七情。

又云：痰饮上逆。

愚按：古人之言眩晕者，皆言病之发，未言病之由也。观夫树木植立，干强根固者，任狂风之鼓击，岂能动摇乎哉？人果禀受强旺，血气充盈，何有眩晕之病乎？若言诸风掉眩，皆属肝木。然肝藏血，亦缘肝血之不足而热随生，热极则枯燥，血不能上荣于首，则自然眩晕，六淫之侵无非兼证耳。如女人以血为主，多有此症，每头眩昏沉而不定也。其脉必数而稍有力，治宜养血清热之法。

又有气虚眩晕者，夫人身中之气自首至足，周流不息，一有气虚则虚寒生，而血脉之流行也迟，便不能充满于皮肤，以致外邪得乘虚而入，亦常眩晕，当以气虚为本，外邪为标也。其脉必迟而无力，治宜益气，兼以升散之法。

又有痰饮眩晕者，按痰乃有形之物，静处则平而斜则倾，性趋下也。盖由气血之弱，则脾胃必衰，运化失职，积饮成痰，岂无因而逆上哉？无非附经络中气血之升腾而上也。其脉必迟而滑，或弦而弱，治宜理气消痰之法，兼风者散之，寒者温之，热者清之，湿者升之。若系七情之干，伤于元神者，劳神动作辄复眩晕，安闲静养，自然神清。察脉中之迟数，审其气血之孰偏，或清或温，相参治痰之法。

拟类血虚眩晕汤，改正四物汤，拟类气虚眩晕汤，改正四君子汤。

痰眩：拟类湿痰汤，集录半夏天麻白术汤。

咳　嗽

古人云：五脏六腑皆令人咳。

又云：秋伤于湿，冬必咳嗽。

又云：六气之咳。

又云：早咳，午咳，夜咳。

愚按：古人之言咳嗽者，五脏六腑皆令人咳嗽。何其繁也，使后人一见咳嗽则茫然无措手处，而用药之难定者也。

又言秋伤于湿，冬必咳嗽。夫秋时天高日晶，气爽收敛，雨水渐少，凉风燥肃①。然或暂雨而沾湿，或眠地而受渗，二者有之，亦微邪耳，当时必发焉，何待冬时闭藏之日而反发为咳嗽云？

又言六气之咳。若遵司天在泉，十二经分为二十四候，仍有间气之说，令人惑也，与五脏六腑之言繁同也。又或时令所发之症用时令治之，或有效者，亦有不效者，若以六气参之，多不相符合。

又言早咳、午咳、夜咳之分，多不合脏腑，又不合症候，徒惑后人，而误病者之延蔓及于危亡者不可胜数。今将咳嗽分为三端：寒咳、火咳、湿痰咳。

如寒咳者，有浅深之分。浅者是一朝之风寒感冒，上焦咳嗽声重，鼻寒流涕，痰涎上壅，头痛烧热，六脉浮迟。此感之浅，病在肺脏，治宜疏散之法。又有受风寒之深者，经历五年七载，气血被伤，脏腑寒冷，病发是为寒劳，日夜频咳，痰涎不休，形色稠黏，气上壅塞，精神软弱，缘风寒入肾及骨，久则气血之伤方发于外也。脉必迟而有力，治之从气、从肾、从肺，分先治、后治之法。

如火咳者，亦要分虚实。实咳者，或酷日蒸晒，或烟酒过度，热聚三焦，枯燥血液，冲击肺脘，则咳嗽之声出矣。咳而有力，喉间沥涩，痰多稠浊。脉必数而有力，治宜养血、清热、分利之法。如虚火咳者，或思虑伤神，或

---

① 肃：家刻本作"揭"。

色欲过度，气血两伤，虚火上炎，初咳之而微，不碍为病也，久之延蔓，面赤潮烧，五心壮热，咽间燥痒，干咳无痰，或痰引血丝而出，虚劳成也。脉必数而无力，治宜早滋肾水，晚润肺金，降虚火、分利之法。

如湿痰咳者，湿痰之生也，由于脾胃之弱，则虚寒自生而湿留焉。又或外湿侵犯，致寒湿相连，郁久浑浊，成痰成饮也。脾既弱不能分渗下出，胃既弱不能容纳，则从胃脘上出。按痰之逆上也，必随气逆而并行，冲发肺脘，则有咳嗽之声与痰皆出也。痰多色白稀饮，脉必迟而滑，或缓而弦，治宜燥湿、理脾胃、分利、微温之法。

风寒浅者：拟类小发表汤，改正参苏饮，改正九味羌活汤。

风寒深者：拟类温中汤，改正附子理中汤。

热咳：拟类燥结痰汤，改正白虎汤，改正竹叶石膏汤。

虚咳：拟类补肾汤，改正六味地黄汤。

湿痰咳：拟类湿痰汤，集录半夏天麻白术汤。

痰饮 附酒病

古人云：积聚成痰，谓之湿。

又云：痰属于热。

又云：痰饮之病属于脾。

又云：风痰、食痰、酒痰之说。

愚按：古人之言痰饮者，从湿、从热、从风、从食、从酒之殊，皆因病立名，而未发其脏腑生痰之由耳。观夫痰之出也，因咳而后至。咳者，肺声也。岂痰之独生于肺乎？盖五脏六腑皆有痰涎以养之，贵得乎中和，在心脏曰热痰，在脾脏曰湿痰，在肾脏曰寒痰，在肝脏曰风痰，在肺脏曰燥痰；又有六腑之痰，因脏腑皆有寒、热、燥、湿之留也；又有各经络之痰为病也。皆从肺声而出，何也？盖痰者，潮也，湿也，如水之性趋于下耳。向停附于脏腑，浸于经络，或因气血之流通而难停，或因脏腑之滋润而难安，遇下焦弱则从下出为泄泻，如上焦弱则逆上而出，道历肺脏之分，且金空则鸣，何咳之有？缘他经之痰经于肺庭，则肺莫能御之，故咳嗽之声动而逆上出，其实由各脏之来也。

如湿痰者，或冒雨长途，或坐卧湿地，由经络入脏腑，致脾胃渐浸，久则为瘀为痰，此为外湿之因；或脾胃浅薄，饮水食浆皆有停蓄，久之亦为痰为饮，此为内湿之因。咳则痰涎上壅，润滑易出而清稀。其脉缓而弦，或迟而滑，治宜除湿、消痰、理脾胃之法。

如热痰者，或炎热熏蒸，或畏寒烘燎，或偏爱辛辣，或烟酒太过，多般热入，致归脏腑、经络血液亏伤，燥结之痰成也。或遇风寒外束，则俗谓之寒包火，幸而脏腑稍润，则燥结之痰越出，上沥①于肺，令肺重咳而稠黏之痰

---

① 沥：溢出，流出。

出焉。或半月十日，痰清则嗽自止。其脉必数而有力，或洪大，或沉实，治宜清热润燥，兼风寒者加疏散，此则谓火从水化为燥痰耳。

常历热极痰生之候，或因风寒闭塞，脉息反迟，宜先散风寒，然后数坚之脉出焉，从脉而治之。

又有热极则风生，痰亦因之嗽声而出，沥于咽喉之间，涩而难出，出皆稠黏。其脉数而或实，与热痰同治。

如食痰者，原因脾胃之弱，又元阳之不足，日饮水浆不能全利，则内成虚痰，加以食滞，所以咳出时痰食相杂，此非食能致痰，关乎元阳脾胃弱也。其脉缓而滑，或细而弱，治宜理脾、消痰、微温之法。

如酒痰者，缘喜饮过分，便当风熟睡，或夜卧失盖，使寒凉之邪静侵筋骨，醒来时酒去矣，寒入深也。试将烧酒酌于杯中，上半杯烧之火灼，下半杯存之者，则水湿也。人不知酒之为害，图以醺醺然为快，几何不病酒者乎？其酒病之深也，或成寒劳，痰喘不息；或成痞块，如杯如杆；或胃脘当胸而痛，或周身寸节而痛，或手麻足木之患，百样怪异，皆从寒湿二字中，郁久成痰成饮也。医者不察其源，一见病者云吾酒伤矣，则曰酒痰气伐，不用君臣佐使，得传草术奇方，空腹满饮，气血被伤，每将病酒之徒轻者致重，重者遂不能治。伤心哉！酒之为害者自误也，而又遭医之误也，几何不危亡以待！其脉必迟而牢，治宜温中、散寒、除湿，不必治酒之法也。

又有素壮火体之人酒量宽大，饮常尽醉，致烧酒之热毒伏于脏腑、经络之中，将荣润阴血焦迫枯干，症成干燥。医者不知其由，只知用凉药清之，致病不减而胃口先败，岂知荣润则燥平，虽有燥结之痰，亦顺喉间而出也。其脉数而弦细坚硬，治宜养血、清热、分利之法。

又有干燥之久，肾水亦竭，致成虚火虚劳之候。其脉数而全无力，如微如丝，治宜滋阴、养血、降火之法，或救其十中之半也。

如冷痰者，其人久受风寒之邪，在脏腑、经络之深，致脾胃寒冷，寒湿相留，郁久为瘀，而冷痰由焉，均成寒劳者有之，忽遇新寒，引动陈寒，病则咳嗽气促，痰饮壅出，日无休止，夜难安卧，心胸胀满，妨碍饮食，延至十日之间，新邪自出，陈寒退入而病稍止。其脉必迟而有力，治宜调气血，通血脉，加以温中散寒之法。

又有肾虚水泛之痰者，缘谋虑而心伤，或忧思而脾败，原有风寒之邪藏于下焦，则肾无温暖，虽饮食之变化精微分布脏腑，而脏腑无肾中之温暖以和之，皆不收纳，所以反而上出，是为水泛之痰饮也。此症多生于病久之人，为变局耳。脏腑伤焉，治之为难也。其脉多迟而无力，治宜滋肾水，理脾胃，减思虑，庶几乎救其十中之二三也。

湿痰：拟类湿痰汤，拟类渗湿汤。

热痰：拟类燥结痰汤，拟类小下汤。

食痰：拟类温中消食汤，拟类养胃汤，改正二陈汤，集录保和丸。

热酒痰：拟类大清热汤，拟类小清热汤。

寒酒痰：拟类温中汤，改正附子理中汤，改正回阳救逆汤。

虚火痰：拟类补肾汤，改正六味地黄汤。

肾虚水泛：拟类调气血汤，拟类补肾汤。

一人年及六十，每吃饭入口到胃脘，必停顷刻方归胃中，然后次口可入，若接食之则有碍焉。延医数辈，皆以隔食治之，俱不效，似觉病加。一友荐余视之，诊得六脉俱迟而稍有力，余曰：非隔食也，乃寒凉之症。冷痰塞满胃中，所餐之物必然乘湿热而进，冷痰见湿热有移让之际，自然从容顷刻而方可继入也。余用附子、干姜、吴萸、半夏、二活、厚朴，二剂稍效，六剂减七八，饮食亦增，接服丸料而痊。

喘

古人云：皆以喘为实热。

又云：统属于肺。

又云：胀满而喘兼于脾。

愚按：喘病乃壅塞不舒之象，而气不能接续于心胸间耳，何古人皆以实热而言？夫实热者，火也，火性上炎，无物不燎，四通八达，何有不舒之义？且实热则肺为有余而清肃，布于脏腑，何胀满之弊耶？

又言统属于肺。观脏腑之中，肺主气，脾统气，肾纳气，然则气生在脾，所以中州为水谷之海，气血皆从生也。究之喘病者，其人素受风寒之邪五七载之先，入脏腑、经络、筋骨之中，以致气血被伤而病发焉。发则经络阻滞，气血则不能流通，肺虽主气，然布之令不从焉。一遇新凉陈寒即发，咳嗽、气喘、胀满相加，吸气入而未能，呼气出而无从，喘满成也。其脉必迟而有力，治宜温肾经、提寒邪，次调气血、养肺金之法。

又有久病虚劳之人，又或劳损于气血者，皆肾水已亏，不能制火，致虚火上炎，下焦失守，脾土无温，则土不能生肺金，肺金将何真气而分布？则肾之母失矣。致肾水虚弱，又无生扶，使吸入之气何能相容纳耶？所以反而上逆，阻塞胸心之间，故喘症为不足者是也。脉必数而且细，或洪大者有之，治宜滋肾水，降虚火，理气之法。

又有奔走道路，急于前趋而喘者，此气之乱也。又有负重远行而喘者，乃迫其真气而力乏故也。

又有短气者，生来气分不足，脏腑、经络又弱，肺管短促，加之勤劳乏力，急趋程途，皆能损于真气，而似喘者有之。其脉迟而无力，或细而弱，治宜大养真气，理脾之法。

寒喘：拟类温中汤。

虚火：拟类补肾汤，改正六味地黄汤。

短气：拟类补气汤，改正八珍汤，集录补中益气汤。

哮

愚按：古人之言哮者，皆归于肺，所用之品皆选肺味，多以疏散破壅为先，虽有一时之快，但屡散屡疏，效后又发，反使肺脏之真阳尽泄，皮毛不充，致新邪易入矣，使病哮而无宁日也。但哮病发来时，咳无休止，痰涎壅塞，气不相接续，而有闷绝之形症，发于肺，实根于肾也。其人素受风寒之邪，入于筋骨之内，年深日久，从骨内而出，气血已伤，脏腑皆冷，又遇新凉冲发陈寒，上出于肺，亦肺之先虚也，致哮症从此来耳。惟小儿多有之，盖小儿少未能言，又未知识，因大人失于调护，任受寒邪之深而成也。俗言乳哮、盐哮，皆是一也。书云：寒则归肾。则知寒之入也，肾先受之，而所发仍自肾自下而上出于肺，所以哮病之气促而反上者，根肾经寒冷，不能纳气之故也。其脉多迟而稍有力，治宜先从肾从脾，流行气血，末归于肺之正法。

拟类大温中汤，拟类小温中汤，拟类调顺阴阳汤，改正附子理中汤。

寒包热

愚按：寒包乎热者，因其人素有壮热蓄于内，血尚未亏，则病未形于外，虽有微烦、微渴、便黄、食饥之微患而不觉其然，其脉或缓而洪大，或五至有力。再一时风寒之邪感于皮肤，缘内有蕴热而寒邪未能深入，病则头眩恶风，或呕吐而胃口减，其脉反迟而有力。所以古云：体寒而常欲掀衣，素壮热而外寒闭郁，饮辛凉而必痊。余历斯症之时，听病者之言般般热候，诊其脉则迟寒，脉与症不相符，若凭症而用凉药，引入外闭之寒邪；若凭脉而用热剂，是助内之热益甚。每每观医者之治斯症，脉未能辨，症候何分，辄以九味羌活汤通治四时之风邪暑湿之病，套而用之，不知汤中羌活、防风、细辛、白芷之味利于风邪，不利于内热；汤中黄芩、生地利于内热，不利于风邪。愚临斯症时，察脉息，审症候，诚如是寒包乎火者，先用姜、葱汤服之并拭，立刻寒散，继察脉息，必迟脉退而数脉现焉。症与脉合，方用养血清热之法，则万举万当也。

　　拟类小清热汤，改正黄连解毒汤，改正凉膈散，集录导赤散。

火包寒

　　愚按：火包乎寒者，缘其人或劳役于风霜，或贫乏而衣单，或酒后以失盖，或赌局中遇寒无避，皆使风寒之邪入经络筋骨。气血未衰，邪则伏焉，至历五七载之久，渐则形衰力减，筋骨软弱，行步艰楚，畏寒爱热，成寒冷之躯也。因其人又过爱烟酒，喜食辛辣，致外热相加，病则口苦目昏，致瞳仁之乏光润，或心胸烦满，便黄赤者有之，此为火包寒也。所以古云：身烧热而常贪纳被，内虚寒而邪热浅浮，药性温而取效。历诊其脉，犹迟而稍有力，若从脉用药，当投热剂以除寒，有碍目之虚火上炎；用滋剂以治目，有补于脏腑中之陈寒。斯时也，病亦多而症亦杂，只可以调气血，顺阴阳，使陈寒随其气血之流行而出，兼以分利，使外入之热邪从小便中出。如斯缓治，待气血和而病可瘳也。异乎是理，欲求速而反迟误矣。

拟类火包寒汤，拟类调顺阴阳汤。

郁 后之郁皆仿此，特别标示者除外

古人云：郁症，木、火、土、金、水五脏皆有郁，以泄、折、达、发、夺以逐其性而治之也。

又云：气、血、痰、火、湿、食六者之郁。

愚按：古人之言郁症者，分五脏而立五法治之。五脏者，心、肝、脾、肺、肾也。郁者，郁结阻滞之象也。亦难穷五脏之由也，只可以度其情而分之，冀临症或可方而或可圆也。

如心郁者，或有志之士功名未遂，致使心伤而神损，惊悸健忘之病发焉。治宜养心开郁之法。

如肝郁者，或官卑职小，上官偏责，志不得伸，情不得达；或受屈而冤深难白；或卑幼以侍尊长，严切御下，言不得发。致使两胁刺痛，嗳气不舒之病发焉。治宜平肝、理气、解郁、分利之法。

如脾郁者，或深思而未得其绪，或谋虑而恐失其机，或家计无措又虑将来，或志凌云而身陷坷坎，致使胸膈瀎①闷，饮食不思，倦怠嗜卧，四肢无力，是为脾郁。治宜开脾、平胃、宽中之法。

如肺郁者，或深思忧愁，遇事难夺，心怀不舒，朝夕攒眉，致使气结血滞，火来乘金，干咳无痰，皮毛枯槁，是为肺郁。治宜润肺、平热、宽胸之法。

如肾郁者，或临事不决，惊惶恐惧，或肾弱而志难作强，以致神思若失，少腹空悬，精神软弱，淋浊骨衰，是为肾郁。治宜滋肾水、安心神、流行气血之法。

又有胆郁者，或未及深思而仓卒胆行，或谋虑久而不决，或当为而畏首畏尾，病则口苦潮热，惕惕然如人将捕之，是为胆郁。治宜养肝血、平虚热、分利之法。

又有六郁者，气、血、痰、火、湿、食也。如气郁者，有寒热之分。寒气者，缘风寒为殃，凝滞胸膈作痛，宜温散；如热气者，得火热之邪为害，常抑遏，胸间刺痛，宜清热分利。

如血郁者，亦有寒热之分。寒血者，因受寒凉日久，血为冰凝，常离经而积胸中，久之成瘀成块也。吐之似觉舒宽，不吐则觉胀满，宜温散消瘀；热血者，因热邪过极，熬煎血分，亦常离经，为瘀为块而出，此为实热，治

---

① 瀎（mèn 闷）：烦闷。

宜清热养血；又有打伤跌仆，瘀血积于胸中，或吐出者，或胀痛者，宜活血消瘀。

如痰郁者，亦有寒热之分。寒痰者，因受寒邪，脾胃寒冷，日饮水浆渐积浊痰而成冷痰，咳嗽滑出，频多色白，宜温中理脾，健胃消痰；热痰者，因三焦之蕴热日久，上迫肺宫，经络枯燥，津液涩滞，气火升腾，而燥结之痰上出，出则涩沥稠黏，色多污浊，治宜养血、润燥、清热、分利。

如火郁者，或酷日炎蒸，烟酒过度，热蓄三焦，煎熬血分，偏助气火。或烦躁不宁，或胸板刺痛，治宜养血、清热、分利。

如湿郁者，有内外之分。或冒雨长途，或坐卧湿地，此为外湿，治宜升散；但脾恶湿而喜燥，原因脾胃之有衰，或过于汤饮，致令脾胃多于分渗，湿亦渐积，此为内湿，宜燥脾分利。

如食郁者，或食物之过分，致脾倦而贪眠，亏伤元阳，难以磨化，此即食伤也。宜健脾胃，温中消导。

总而观之，五脏之别，六郁之分，多兼七情六淫之干犯。惟审脉息，参症候，自然相符，不必守其开郁之一法而能愈诸症者也。

心：拟类补心汤，集录天王补心丹。

肝：拟类理气汤，改正逍遥散。

脾：拟类消导汤，改正平胃散。

肺：拟类补肺汤，拟类肺痈汤。

肾：拟类补肾汤，改正六味地黄汤。

胆：拟类流气汤，改正逍遥散。

寒气：拟类温中汤。

热气：拟类小清热汤。

寒血：拟类寒瘀血汤。

热血：拟类热瘀血汤。

寒痰：拟类湿痰汤。

燥痰：拟类燥结痰汤。

火：拟类大清热汤。

湿：拟类分利汤。

一妇年六十岁，其夫客死，子恐母哀，秘不通闻，及扶枢归里，方使母知。妇一见夫棺，呼天抢地①，一时闷绝，多人救之方醒，犹然昏沉，面色红赤，滴水不能过喉，已经八日，命在须臾。家道颇足，子日易一医，皆用六味地黄汤，任药汁不能过咽，有何法乎？时余过其乡，有戚属荐余往视，脉得数而洪大，是虚火上炎之候，而诸医所用六味地黄汤甚合脉理，独不能过关，因而停笔细思之，病是虚火上炎，却由着恼而起，难免气塞咽喉，试以逍遥散，以金为引，开其郁结，沉坠过关。果药汁到咽，豁然声响，关通病失。可见药汁之对症，验在一刻之间。

---

① 呼天抢地：家刻本作"撞身披发"。

其子再求方治，余曰：尚有六味地黄汤存焉，服之可也。

一妇年及五十岁，病心痛已十余年矣。延医服药，皆不应效，附近诸医俱辞不治，劝办后事而已。时余初到彼地，妇病发焉，延余治之，观其形状叫号疼痛，诊其脉息缓而带沉，据脉中无大病，何其如是之甚也？细思之，亦在犹疑①，勉用逍遥散，一剂而痛止，便能起床进食，二剂则当厨理事如常。越日，病家之邻有老者称余用药之相符，余曰：此妇莫非有郁结乎？老者曰：此妇有五子，子中有带暗疾者，有不能成立者，有不务正而甘为下等者，家又贫乏，终日忧闷者有之，皆是郁结也。

一人年四十岁，颇达，未入泮②，意怠神衰，自觉有病。央友商之于余，诊得六脉数而且细，余曰：细为气虚，数为血败，盖因忧思过度，火迫血枯，气血两伤矣。速戒烟酒，谨分房帏，庶乎可治。用六味地黄汤去泽泻，加车前、麦冬、元参，六剂而效，接修丸料服之，病去七八。后知其人家贫，游馆于外，未得东道主，难免忧愁郁结，后二年，病反不起而殁。

心痛兼胃脘痛

古人云：真心痛，寒邪伤其君也。手足青至节，不治。甚则旦发夕死，夕发旦死。

---

① 犹疑：家刻本作"无主"。
② 泮（pàn 盼）：即泮宫，西周诸侯所设的大学，又泛指学校。

又云：厥心痛，乃寒客于心包络也。

愚按：古人之言真心痛者，寒邪伤其君，旦发夕死，夕发旦死。其人之死也，何其如是之速矣！岂其君主之柔弱乎？抑是寒邪之利害乎？此拟病之发耳，未穷病之源也。果人之心痛而速死者，非一朝一夕之由也。必平居闲日，或鞅掌①王事而期功成，或谋虑忧心而恐未遂，或时乖运否，家计日促，或遇事惊骇，心伤神损，皆令人之气血日益煎伤，元神衰败，本命之将危耳。忽遇风寒乘其伤而中之，则将危之君主何能复胜其害乎？虽然君主之病也，死于一刻，未常不出于气血脏腑皆先病矣。病则面青肢冷，跌仆难安，其脉必居于迟败之间，治宜大养气血、敛其元神、温中散寒之法，或可救其十中之一二也。

又言厥心痛者，即胃脘痛也。盖胃之分与胞络相邻，并居当心之域，其人素受风寒之邪，入于脏腑经络，或食生冷凉性之物，更遇新邪冲发陈寒，而病发出。斯时也，犹气血未全败，亦必与邪相搏，如家有防御之人，有一仇雠侵犯焉，有不与之相敌者乎？两相对拒，气血相亏而痛也。至于痛时手不可按，按之痛甚，面白唇青，手足厥冷，或吐清水涎沫。其脉必迟而有力为牢，治宜温中、散寒、益气之法。

又有虚寒心痛者，其人因先天气分未足，则元阳不

---

① 鞅掌：谓事务烦劳。《诗·小雅》："或王事鞅掌。"

充，且脾胃自弱，饮食自微，是后天又不足矣。或勤诵读而耗元阳，或多言而败真气。如斯者，气日益亏，虚寒斯甚，或偶冒外寒干犯，则两邪相杂为殃，病则心胸疼痛，着床贪眠，神弱食微，面白唇淡，四肢软弱，以手按痛处则痛稍减，小便清，大便如常。其脉必迟而无力，治宜温中、养气血之法。

有热心痛者，其人本气盛而血弱，又烟酒过度，或频嗜辛辣，致令热蕴脏腑，熬煎血分，偶遇外热相加，两火相攻，焉有不痛者乎？病则当心而痛，面赤烦躁，身热便闭，口渴引饮，痛不可按，按之痛甚。其脉必数而有力，或沉实而有力，治宜养血、清热、分利之法。

又有血虚心痛者，或生来血分不足，或亡血过多，或谋虑心伤，或诵读神损，皆致血液耗散，心无所主也。

又有女人产后伤血，心宫空乏者，皆血虚则热生，热则迫血离经，常为败为瘀，阻于脏腑经络，久则成瘕成块矣。病或当心而痛，手不可按，按之形著，神疲食减，筋骨无力。其脉数而无力，治宜养血、平热、消瘀之法。但痞块，冷痰也；血瘕，败血也。痞块之脉迟，血瘕之脉数，以之为殊。每见医者将痞作瘕，将瘕作痞，寒热不知，温凉倒用，伤心哉！致使瘕者益深而块者益大也。

又有虫心痛者，此亦不足之症，原先天气血虚弱，后天脾胃难强，气血弱者多虚寒，脾胃弱者多积湿，寒湿久停，盦郁热蒸，则虫生也。如灰土渣杂，日雨湿蒸而诸虫生焉。病则乍痛乍止，面白点痕，日吐涎沫，或大便有长虫出者。其脉必迟而无力，治宜温中安虫，兼调气血之法。

又有痛时不知人事，牙关紧闭，不知吞吐，何法用药？急以艾壮于关元、气海灸之，自然苏回，然后凭脉参症而治之。

忧思过度：拟类心痛汤，集录天王补心丹，拟类补心汤，集录归脾汤。

寒：拟类寒心痛汤，拟类温中汤，改正附子理中汤，改正小续命汤。

虚寒：拟类虚寒心痛汤，拟类温中汤。

热：拟类热心汤，拟类大清热汤，拟类败毒汤，改正黄连解毒汤。

血虚：拟类血虚心痛汤，拟类补血汤，拟类补心汤，改正四物汤。

虫：拟类虫心痛汤。

一人年六十岁，病心痛已八年矣，食减肌瘦，神衰形弱。所述病由，因端阳日食鸭蛋而起。频延医辈，皆以消积磨蛋，病反增剧，且痛有形，如杯如拳。正当痛时，延余治之，观其曲卧床褥，痛苦难当，声闻惨切，诊得六脉俱迟，按之稍有力，余曰：此乃孩童时失于盖覆，致使寒邪入脏腑经络之深，比日①病亦将发，偶因鸭蛋而冲之，实与鸭蛋何关之有。余用附子、干姜、吴萸、草蔻、黄芪、香附、当归、川芎，一剂痛止，即能饮食，三剂而痊，接修丸料，久未复也。

一人年三十岁，病心痛，于十年前遇一人开方而效，今病发焉，前方所失，更医不效。来商于余，诊得脉皆迟而无力，余用四君子汤减人参，用黄芪、附子、干姜，十剂不效，惟精神稍健，脉息亦起，而痛如旧，再用蕲艾三钱，以烧酒煎服，移时痛止。总之病深也，药力未到耳。然艾、酒之性俱温暖，所以两者皆有功也。

一女童年十二岁，病心痛，如杆撑于心胸间，延医治之，用承气汤三服，未得通而更痛。再延余治之，诊得脉来六至而坚，面赤口渴，大便闭，小便涩，余曰：本是热症，但热久肠枯，闭涩何疑。重用四物汤加承气汤，一剂大便通而痛减，再轻剂而痊。前医乃病家亲戚，执方赞谢，余曰：此症如河干水浅，必得洪水流通而舟楫自移也。

一人年三十岁，病心痛十六年，期三个月一发，痛及半月，渐次自止。家道颇足，延医岂限数十，服药可及车载，终无一效，痛至闷绝，食止痰清。后延余治之，诊得脉来三至未足，且微弱而似有若无，余曰：此先天气分未

---

① 比日：近日，近时。

足，缘父之遗患也。乃真阳之气不能相接续于心胸之间，非气血物滞之痛也。治之功缓，期求速效弗能也。病家信之，余用六君子汤加附子、肉桂、干姜、吴萸，半月而效，后以本方或减燥味，或修丸料，至一载而痊。

一妇年二十外，病心痛，有块梗于心胸间，发时则冲上而痛更甚，神弱肌黄，食减疏怠，未能生育。延余治之，诊得六脉迟而有力，但迟乃冬寒之脉，春夏之温自然发育，秋冬之寒不能生长，所以不问乎妊否，竟用附子、干姜、二活、半夏、香附、元胡索、郁金、三棱、莪术，一剂而痛止，八剂块消，接用丸料而痊。间有六个月后，过病者之门，延入问之：病者安否？病家曰：日前产一女，无恙。余闻其言而心惊，前用之药皆是破耗气血，克伐犯胎之品，但病见效而胎又安，因思前贤云：如用妊妇之药，对病则病受之而胎安，用药不对病则胎受之而胎下。倘是脉理未清，理宜细问，万不可孟浪以致误也。

一人年三十岁，病心痛，已三日夜不止。本是道教昆玉①，竹林中有业岐术者，用药不效，迎神咒符又不效，似垂危之际，举家惊惶。夜半叩门，延余治之，诊得六脉迟而未足，急用附子、干姜、肉桂、吴萸、黄芪、白术、川芎、元胡索、郁金、五灵脂，一剂而效，三剂而痊。

---

① 昆玉：对他人兄弟的敬称。清·潘永因《宋稗类钞·博识》："陆士衡兄弟产于昆山，后人因称兄弟为昆玉，言其如昆山之玉也。"

腹　痛

古人云：腹痛者，或寒气入经，或客脉外，或客脉中，或客于肠胃之间，膜源之下，或客于挟脊之脉，或客于冲脉，或客于厥阴之经。

愚按：古人之言腹痛者，责之于寒入经、入腑、入血脉、入膜、入脊、入冲、入厥阴之殊，盖言之有错乎？散漫而无着约之道也。夫腹者，中焦之外护，内安心肺，下包肝肾，旁乃胁肋之分。其言腹者，当详于脾，脾为万物之母，所任者大也，气血因之化生，寒热常为干犯。或因七情相触，或偏于饱食频餐，皆致脾败，则内伤外干之患致矣。今将腹痛分为七端，有寒痛、热痛，有虚寒，有食积，有湿痰，有瘀血，有气血两虚之痛也。

如寒痛者，太阴脾土素受寒邪，致元阳虚弱，偶遇新凉触犯陈邪而痛者。痛则绵延不休，面多青白，恶心食减。脉必迟而稍有力，治宜温中、散寒、理脾之法。

如热痛者，其人阳分颇旺，则气有余便是火，或过喜辛辣，或热邪熏蒸，两火相攻而痛者。痛则时痛时止，烦躁面赤，小便赤，大便涩坚，按之则痛甚。脉必数而有力，治宜养血、清热、下利①之法。

如虚寒而痛者，其人卫气不足则虚寒生，面白形衰，

---

① 利：原作"分"，据医理改。

精神短少，按之则痛止。脉必迟而无力，治宜益气温托之法。

如伤食痛者，亦因脾胃之弱，又不知调摄，或过食频餐，干脾犯胃，难以运化，遇食则痛增，便之则痛减。脉必缓而有力，或右关按之有力，治宜消导温寒之法。

如湿痰痛者，亦因脾胃之弱，致饮水食浆日常渐积，久之成饮成痰也。痛多怪异无常，或吐或泻，食辛辣则痛减，遇寒凉则痛增。脉必迟而滑，或缓而弦，治宜消痰、温中、理脾之法。

如瘀血痛者，当分寒、热、外因三者而论。寒者，因受寒邪日久，脏腑受伤，经络寒冷，则血凝阻成瘀成败也。脉必迟而有力，治宜温中、散寒、消瘀之法；热者，因烟酒过度，辛热①偏多，热蓄于内，迫煎血分，血则离经，亦成瘀成败也。脉必数而有力，治宜养血消瘀之法；外因者，用力负重，跌仆损伤，致血阻滞，成瘀成块，色多紫黑。脉或涩而有力，或数而沉实，治宜活血、破血、行气之法。

如气血两虚而痛者，因先天气分未足，又或诵读唱号，皆伤气分，使真元不能相续于中州，又因先天血分不足，或偏食辛辣，致血日亏，则日生之阴血不能周荣脏腑。是气血两虚而痛者，则气将乏矣，血将竭矣，其生也岂能久

---

① 热：据文义似当作"辣"。

乎？脉必弦细微弱而无力，治宜八珍汤重剂久服以调之。

寒痛：拟类温中汤，改正附子理中汤，集录四逆汤。

热痛：拟类大清热汤，拟类小清热汤，改正黄连解毒汤，集录凉膈散。

虚寒：拟类虚寒心痛汤，改正附子理中汤，改正五积散。

食伤：拟类消导汤，拟类养胃汤，拟类温中消食汤，改正平胃散。

湿痰：拟类湿痰汤，拟类渗湿汤，改正二陈汤，集录除湿汤。

寒瘀：拟类寒瘀血汤。

热瘀：拟类热瘀血汤。

外因：拟类外因瘀血汤。

气血两虚：改正八珍汤。

一孩童年八岁，肚痛已三载矣，每日微痛二三次，一年之内大痛二三次，痛经半月自止。诸医杂投不效，又用黄连亦不效。一日痛时余诊之，脉虽四至，但八岁之童脉当有五至之外为平，今四至作大人之迟脉，用六君子汤减人参，加黄芪、附子、肉桂、使君子，一剂而效，仍以为末药调理而痊。

一童子年十岁，肚痛已三载，每月约二次，痛时食短，着眠难于支当，以手按之，腹坚硬如扪鼓，重按全无软让。自病以来，药味杂授，病反增剧。其父商之于余，诊得脉来三至半，较之大人之脉只得二至半，寒冷之极，夜卧失盖之由也。余用八珍汤去人参，加黄芪、附子、肉桂、吴萸、厚朴、三棱、莪术、枳壳，病家长辈言童子何得桂、附之热而多阻，其父知余之明白，竟服是药，二剂而效，六剂而痊，接修末料，不复。

一医生年三十外，肚痛曲不能伸，烧热不退，面赤口渴，疼痛难当，食减神疲，已四十日，不能安卧，自服疏散清里，继用下剂，皆不效，再延各医，作寒、作热、作痰、作滞，杂投几番，致病日益，惟待毙而已。余与之素日相知，因他往而过其门，进而晤之，喜出望外，述及原由，病苦时余诊之，六脉数而沉坚，余曰：烟酒之过矣。热毒之性烧干血液，血枯成燥也。余用生地、当归、白芍、丹皮、赤芍、木通、猪苓、滑石、石膏，五倍之一，一剂而效，接轻剂而痊，今终身之感情也。

一女年十三岁，病少腹时痛已四年矣，面目、肌肤皆浮而黄，食减神衰。诸医辈作热、作虫、作食积，或健脾开胃，杂投几番，全无功效。延余，诊得脉来迟而全无力，作以寒湿，用附子、干姜、厚朴、苍术、防己、木瓜，十剂而痊。

胁肋痛

古人云：肝病两胁痛，引少腹，环阴器①，乃肝脉所

---

① 器：原作"气"，据医理改。

过也。

又云：肝咳之状，则两胁刺痛。

又云：肺归右，肝归左。

又云：岁运之胁痛，篇中叠出。

愚按：古人之言胁痛者，归于肝经之分。又言肺归右，肝归左。盖经络之发皆两边双行，第肺主气，司右手之脉，所以见症以右为参；肝司血，以左关为肝位，所以见症以左为参。何尝两边不病乎？亦或痛于一边者，右着脾参，左责肝邪，均别虚实而治之。

又言肝咳之状，则两胁痛甚。但肝归下，上有脾，有胃，有心，有肺，位间四脏，何咳之能上哉？且咳之声独发于肺，而今肝咳者，乃肝肺同病也，莫全责之肝耳。

又言岁运之胁痛，篇中叠出。此惟明智者能之，多使中材者疑于此起焉。今不必归岁运分肺肝，惟以切情者而分之，为寒痛、热痛、血旺痛、血虚痛、瘀血痛、左胁痛、右胁痛，有七情痛，有五脏六腑相连及痛者。

如寒痛者，因脏腑经络素受寒邪，缘肝之脏已虚，故从而发焉。发为胁痛，或按之有形，如痞成块。脉必迟而有力，治宜温中、散寒、益气、消磨之法。

如热痛者，肝本藏血，血少则热生，肝性本躁急，或遇外热之入，两火相煽，则胁牵引而痛也，痛时手按之痛甚。脉必数而有力，治宜养血、清热、分利之法。

如血旺痛者，血旺则气弱，弱则不能配旺血以齐行，又不能充溢肌肤，致外寒易入，且血盛则阴寒生，是两寒相干，留于脏腑或停经络而痛也。然寒凉之血常溢上行为呕为吐者有之，此为寒血，吐之胁间似觉舒。脉必迟而有力，治宜养气血，温散之法。

如血虚痛者，肝本血脏，血足则肝和，血虚则热生，又或七情之干，五志火起，煎熬血分，日以消耗，则干枯涩滞而痛，多在胁梢之间，以手按之痛减。脉必数而无力，治宜养阴血、和肝气、平热之法。

如瘀血痛者，或郁怒或劳力，致伤经络，冲动肝火，或跌仆损伤，致阴血阻滞，成块成瘀而痛也，以手按之痛甚。其脉数而有力，治宜活血、消瘀、分利之法。

如左胁痛者，左本肝脏，肝舒则和平，肝郁则暴急，怒发则气火通行，怒阻则气火易滞，以上皆痛于左胁也。其脉数而洪大，治宜平肝疏通之法。

如右胁痛者，按右之分，上是肺之分，下则脾之居，然肺主气，脾为肺母，二脏者，气之源流也。或因六淫之侵，或因七情之犯，以致气不相调，多阻经络者。其脉迟者温之，数者清之。

如七情痛者，肝性刚强而司忿怒，或屈或郁而不能舒泄，志乱神狂，或受肺金之克制，言语无伦。其脉沉而有力，或弦细而坚，治宜平肝开郁之法。

如五脏相连及痛者，或心痛、胃痛、脾痛中之气滞不行，或从膜肉中行，过两胁而痛者。要以脉息参之，或寒或热，从心、胃、脾之由，兼治之法。

寒：拟类寒瘀血汤，改正附子理中汤。

热：拟类小清热汤，拟类理血汤。

血旺气弱：拟类血旺气弱汤，拟类补气汤。

血虚：拟类补血汤，拟类补心汤，改正四物汤。

瘀血：拟类理血汤，改正活血润肠生津饮，集录犀角地黄汤。

左胁：拟类和解汤，拟类流气汤，改正苏子降气汤。

右胁：拟类理气汤，拟类温中汤。

七情：拟类流气汤，改正逍遥散。

脏腑相及：拟类流气汤，改正逍遥散，集录六和汤。

一人年五十外，病右胁痛甚，屈而不能伸，医作小肠气治，不效。延余治之，观其人形魁肥胖，诊得脉来四至，洪大而有力，但胖人肉厚，脉当于沉分取，今脉现于肌肤之上，为太过，乃血败毒藏，症在不①治，此乃烟酒过度，精液亦为干枯，岂但血败乎？病者戚属在旁答曰：久客山东，日饮烧酒三斤，日吃火烟两许。问：可治否？余曰：今右胁痛者，是肝枯火盛，木来克脾土，为脾心病，乃小患耳。但受烟酒之害已久，腹内肠胃皆紫黑成毒，何由得出？今权用逍遥散，加金器为引，一剂而痛减病起，八日未大便，接用四物汤，加银花、连翘、天冬、

---

① 在不：原作"不在"，据文义乙正。

大黄、芒硝，一剂半夜大便通，出燥粪数枚，痛止。病者见效之速，求以速痊之方，余曰：须当月余润透肠胃，使热毒出，庶可言生，何速之法？后病之亲友众议纷纭，更医调治，延一少年医生，自称从太医院出，将此症认为虚症，用四君子汤倍人参，一剂效，胃开食进，病者及亲友皆悦，服参至三剂而狂发。再央亲友来求余，余辞不去，后延医杂投，未及半月而殁。

一人年三十岁，病胸胁痛甚，烧热不休，起坐难安。延余治之，诊得脉皆弦弱，但弦虽肝脉，亦主寒邪，弱主虚寒，余用柴胡、半夏、紫苏、厚朴、枳壳、青皮，二剂稍效，惟热未退。越数日，又来延余，言病复矣。往视之，病如前，脉反迟，问之：曾吃寒凉之物否？对曰：未也。惟日前有一亲属年老人亦业岐黄，说是白虎汤症候，曾用石膏数钱而病复矣。余用肉桂、附子、厚朴、香附、川芎、黄芪、紫苏，一剂痛止，脉息洪大，烧热未退，再用四物汤，二剂热退，后调理而痊。

腰　痛

古人云：足太阳所至为腰痛。

又云：少阳令人腰痛，阳明令人腰痛，足少阴令人腰痛，厥阴、太阴亦令人腰痛。

愚按：古人之言腰痛者，以足之三阳、足之三阴六经而论。且腰之所，只有一脊骨直上，如中流之砥柱，若一木之支大厦，所任当周身之过半，有不任焉即骨病也，骨病即肾病也。所以云腰者肾之府，转摇不能，肾将惫矣。考之《图经》，惟太阳膀胱之经脉自足历腰双行而上，又有督脉由腰贯脊单行而中，其余二阳、三阴之经脉皆走腹前而过。今亦云腰痛者，乃络脉之旁达然耳，犹东击而西应也。然肾脏有两枚，形如刀豆，伏贯脊骨之内自下而上第七椎之两傍，内藏肾水，即元精也，元精足则腰内实，何有腰痛之惫耶？则知肾之关乎腰也大矣。今将腰痛分之有肾虚痛者，有色欲过度痛者，有太阳痛者，有督脉痛者，有寒湿痛者，有挫闪痛者，有跌仆坠堕痛者，有失志痛者，有热痛者。

如肾虚痛者，本阴虚与气陷，精元之不足也。其脉细弱而无力，治宜滋阴、升提、气血两调之法。

如色欲过度痛者，因贪色无厌，致肾脏空乏，乃水虚火炎之候也。其脉数而无力，治宜滋阴降火之法。

如太阳痛者，因风寒之邪入太阳之经，必头项痛，腰脊强，附腰两旁而痛甚也。脉必迟而有力，治宜发表散寒之法。

如督脉痛者，缘肾经不足，不能荣润于脊膂之间，又或六淫之侵，或劳力负重，皆能伤于附脊之经脉而痛也。其脉或迟或数，不足者补之，外邪者散之。

如受湿痛者，或冒雨衣湿，或坐卧湿地，缘肾之先弱，则湿邪乘之，有脾胃衰薄，日饮水浆渐渗于腰间者，病则腰冷如冰，腰间坠重。其脉迟而无力，或沉而细，治宜温寒除湿之法。

如挫闪、跌仆、坠堕三者之伤损于脊膂中正之所，或伤于太阳两旁之经，令气滞血瘀而痛者，其脉迟而有力，治宜行气、活血、消瘀之法。

如失志腰痛者，乃有志之士及乏财之辈时乖运否[①]，步迫太冲者，皆能伤于肾脏而致腰痛者也。其脉细而且弱，治宜滋肾水，解郁之法。

如热痛者，虚热也。水虚火炎，劳瘵之候，当以劳瘵治之。

以上等腰痛者，可用微针于人中、两委中三穴针之，应手而效，胜于用药之捷也。

阴虚下陷：拟类肾虚下陷腰痛汤。

肾虚腰痛：拟类补肾汤，拟类肾痿汤，改正六味地黄汤。

实寒腰痛：拟类大发表汤，改正九味羌活汤，改正麻黄汤。

督脉腰痛：拟类补肾汤，改正六味地黄汤。

湿痛：拟类渗湿汤，拟类升湿汤。

挫闪：拟类外因瘀血汤，拟类热瘀血汤。

失志：拟类失志腰痛汤。

---

① 否：原作"痞"，据文义改。

虚热：拟类补肾汤，改正六味地黄汤。

一人年三十岁，病腰痛甚，伸而不能屈，拾地中物件跪而就之，已六年矣。向佣工于人，空乏苦楚，廷医十辈，无一效焉。慕余名求治，诊得六脉迟而无力，此病虽是因挫闪而起，本受风寒凝结不散耳。阅服其方，治腰之品遍嗜，余将何药治之乎？惟以针法，病者从之，将针刺入人中，则昏倒于地，冷汗淋漓，不知人事，观者数十辈，心皆惊骇。过一时许，气转方苏，问之：何以昏沉？答曰：无他害，惟周身麻木。移时立起，行走如常，全无病形，以手摩腰之痛处，则不知其所矣。仍以委中穴各一针，于今十年之后不发矣。针灸之功径捷于大方者，不可不兼知之。

身体痛 [附] 酒病

古人云：风寒痛者，其脉浮紧。

又云：湿痰留滞经络关节，一身尽痛。

又云：风湿相搏，肢体重痛。

又云：伤寒阴毒，身如被杖而痛。

又言：饮酒湿热身痛。

愚按：古人之言身体痛者，有风寒痛，有湿痰痛，有风湿相搏痛，有伤寒阴毒痛，有饮酒湿热痛者。惟风湿一款，以理度之，未为是也。夫风燥而胜湿，湿性润而胜燥，观之风与湿难以并立，水与火岂能相持乎？今当分风寒痛、湿痰痛、阴毒痛、饮酒湿热痛，加以气虚痛、血虚痛、外因痛、单湿痛、妇女之痛可耳。

如风寒痛者，或值长途而遇暴风，或一时衣单，遇天时之寒冷，病则当时身体疼痛，憎寒壮热，食减胀满。脉必迟而有力，治宜表散微温之法。

如湿痰痛者，因气分之弱，未能充溢经络肌肤，以致寒邪乘虚而入，加以脾胃衰弱，饮水饮浆皆能停蓄，成饮成痰，留于脏腑，凝于经络，阻滞气血之流行，致身体皆痛。或畏寒，或壮热，或冷如冰，或麻木不知痛痒，症多怪异之状。其脉或迟而滑，或缓而弦，治宜温寒、除湿、消痰之法。

如阴毒痛者，非一朝一夕之患也。缘酒后贪凉，寒彻骨髓，卧中失盖，凉透经络，历十年五载之深，气血残伤，经络阻滞，忽遇新凉引陈寒而发，自然身如被杖而痛，肌肉无分寸之宁，甚至脾败肾衰，肠胃冷结者有之。其脉迟而牢坚，治宜温中、散寒、行气之法。

如饮酒湿热痛者，楚俗谓之酒痰气，此非明哲之言也。盖山州草县纯饮烧酒，试观烧酒斟于杯中，以火燃之，浅去过半，此火热也，杯中剩其半是水湿也。夫人之量宽者少饮则安，量窄者过饮则病，酒饮过量，神被其昏，心被其昧，体被其软，四肢无措，遇凉处则熟睡，衣单失盖，不知其寒也。觉来时酒去矣，而湿热寒邪蓄于脏腑，侵入经络筋骨之中，久之气血被伤，邪胜于正，而身体疼痛必矣。甚至皮肤胀坚，按如扪鼓，得棍棒以搥之，暂解一时之痛耳。斯病之治，宜改附子理中汤以温散，此第治寒湿之症为宜。若治酒中之热痛者，是以热济而反误也。盖寒湿之脉必迟而稍有力，或沉细而缓，治宜温中、除湿、流通之法。

又如气旺血弱之人频受烟熏，喜食辛辣，加以日饮烧酒，醉时似觉神壮而心爽，言欢而志乐，可以通宵无眠，然不知气有余便是火，血不足则生热，加以烧酒之热，三热相攻，孤血穷矣。且血，阴也，精元亦阴也，精元之化为血也。血不足，精屡化，亦难以应酬，致精竭水涸，水火不相济，而虚火上炎矣。夫医辈见之饮酒为病，则曰酒痰气，解酒破痰，信手而投，不效时辄以草术治之，殊不知草术利于有余，损于不足，值此火热血枯之症，焉能当此克伐之剂乎？致使病者日益深也。其脉必数而稍有力，治宜养血清热之法。

如气虚痛者，其人原阳分不足，不能充溢于皮肤，自然脾胃亦弱而肌肉不坚，或加风寒之侵，亦致身痛，精神软弱，食减贪眠。其脉迟而细弱，治宜调元阳，温中除湿之法。

如单湿痛者，其人或冒雨而湿浸，或脾弱而湿停，久之浸淫经络，周身酸痛。有其人常曰：身上酸痛，天有雨之征也。所以古人云天阴痛作知归湿之句。脉必迟而无力，或缓而细，治宜调气除湿之法。

如妇人痛者，因产育之亏，血分有损，加以冬寒烈火烘燎，迫干血液，不能荣润经络，则周身抽掣而痛，或头眩目昏，浑身壮热。脉必数而洪大，治宜养血、清热、分利之法。

如外因痛者，或相打伤于经脉，或跌仆触于筋骨。其脉必洪大而有力，治宜活血行瘀之法。

又有江南之地，人嗜水酒，过饮者，湿热留焉。每每见黄疸、浮肿之候，以分利为治。

风寒：拟类大发表汤，拟类小发表汤，改正九味羌活汤，改正麻黄汤。

湿痰：拟类湿痰流注汤。

阴毒：拟类温中汤，改正附子理中汤。

酒寒：汤同前阴毒类。

酒热：拟类大清热汤，拟类小清热汤，拟类补肝汤，改正黄连解毒汤。

气虚：拟类补气汤，集录补中益气汤。

血虚：拟类补血汤，改正四物汤。

湿：拟类升湿汤。

外因：拟类外因瘀血汤。

积 聚

古人云：五脏为积，六腑为聚。

愚按：古人之言积聚，分脏分腑，皆邪之停蓄也。观其五脏有质而无舍，何所容止？惟六腑有质有舍，则知积聚皆在六腑也。追思人身经络之中，热则脉数而过行，寒则脉迟而凝结，则知积聚之属于寒也明矣。且如风寒之入脾胃，脾胃必亏，而磨化健运之力自微，加以日食坚硬之物，有不伤于脾元者乎？按积聚乃病之初，或按之有形，或疼痛仍居胃腑之间，或心胸之域，或恶心呕吐，或恶阻饮食，或成坚硬者。其脉必迟而有力，或右关脉按之有力，乃食物之积也。治宜温中、散寒、消食之法。成痞块者，另有门类。

拟类温中消食汤，拟类补脾汤，改正平胃散，集录健脾丸。

痞 块

古人云：痞块之由，作气，作血，作湿痰。

愚按：古人之言痞块作气、作血、作湿痰，后人宗之。嗟乎！使病痞者日益大而深也。夫痞块之生也，由幼年而得者多，由中年而得者罕，盖孩童之日，气血未充，精神未足，肌肤脆嫩，昏睡不时，不知寒冷，为父母者失于调护，多致衣单失盖，使寒凉之邪侵入脏腑经络。然当时不发者，因儿之禀受强旺，乳食调和，至三年五载，寒藏于内，气血两伤，脏腑寒冷，致冷气冷痰结成巢囊，附串于经络之中、肠胃之旁，则成痞块也。初病之觉其形微，按之不痛，视为寻常之患，渐至延蔓，如杯如拳，面黄肌瘦，疼痛无时，食减神疲，方为疗治。医者猜疑，认为食积，曲、卜、楂、芽以消其食，大黄、芒硝以破其积，伤心哉！服之者而痞块更甚，形不保其常矣。唯明哲者知为风寒之伤，冷气冷痰而成耳。治之时动经月余，而病者惟求功速，多自误也。其脉必迟而稍有力，治宜调气血、理脾胃、攻补兼施之法。亦有发于中年者，亦由数年之前或酒后贪凉，夜卧失盖，或衣单难御冬寒，或酷热口渴，多饮凉泉而致也。治亦同之，只以药剂轻重之殊也。又有血块者，其人或受烟酒爆炙之伤，长途炎日之蒸，热势猖狂，血分有伤，而随经之血离为阻滞，成瘀成块，附于肠胃之外、筋脉之间耳。或负重远行，用力过度，使流行之血亦阻之为瘀为块也。二者之形，或拱于肌肤之内，或附于脏腑之旁，按之痛甚，病则形容憔悴，精神软弱，或五心潮热，或肌肤壮热。其脉数而稍有力，治宜养血、清热、消瘀之法。

又有湿痰者，由脾胃寒冷，磨化失职，日饮浆稀渐常停积，成痰成饮，杂合经络流行，或上或下，或现或伏，而怪症异形百出，使治之者无主，而用药之无从也。可详痰门。

寒症：拟类消痞块汤，拟类大中风汤。

血块：拟类热瘀血汤，拟类寒瘀血汤。

一人年三十岁，病当胸两气块，发时双拴心间，闷绝几死，痛不可当，过时方苏，日发数次。延医数辈，坐守治之不效。病家有老者，知余之名，不远相延，余至，诊得六脉迟而有力，余用附子、肉桂、黄芪、当归、元胡、厚朴、三棱、莪术倍剂，下午药进，夜半痛减。次日，病者之族有为医者曰：吾亦欲用桂、附。余曰：何不用之于先也？仍以原方稍加减，七剂而痊。

一人年三十岁，有块附于小腹，发时疼痛不能支当，已数年矣，服药皆不效。延余治之，脉来迟而无力，是冷气结聚，因之虚弱，余用八珍汤加桂、附、干姜、三棱、莪术，十剂而痊。

一妇年及三十岁，病心胸间常有块形，发时痛甚，食减神疲，不能勤事，家值贫乏。延余治之，诊得脉来数而有力，余曰：火烟之过矣。迫干血分，乃离经死血，非痞块也。妇曰：然。余用四物汤去川芎，加丹皮、桃仁、红花、三棱、莪术，六剂而血块全消。

癫

古人云：重阴者癫。

又云：痰结于心胸间。

又云：有中邪而得者。

又云：神不守舍，如有所见，经年不语，心经有损。

愚按：古人之言癫症者，言重阴，言痰结，言神不守舍，心经有损，而癫之病情尽于斯矣。然此非一日之由也，其人素受风寒之邪，滞凝经络、脏腑、脾胃之间，致脾冷胃衰，水谷难化，积饮成痰，杂气血中流行经络。然经络本受风寒，加之痰饮杂行，则周身何所非凉痰也？缘心脏生来不足，又或谋虑过度，致伤元神，又或惊慌恐惧而神损，种种之亏，心败矣，如坑坎之深焉。致寒痰杂气血之流行于斯而沉溺之，若水之向东流而能反者乎哉！观其目开睛留，肝之司也。肾寒水冷，难申目位，是以神痴尸居而已，且不识人，亦不言语，或悲涕，或吟咏，淡然不乐者也，脉必迟而无力。治斯症也，要知其原，方拔其根，先以天王补心丹固心脏之元神，次用流气汤以活气血，流通经络，再以理脾、健胃、消痰之味，庶乎可效。如欲求速，若为山九仞，宁是一篑之功①成哉！

又言中邪而得者。夫邪之中于人也，由人之运塞时乖，加心宫之亏，故祟邪得乘虚而犯之耳。治之者当先祀之，若不应效，次用艾炷灸少商穴。脉必左右不齐，然后依脉定症，参调用药之方也。

拟类补心汤，集录天王补心丹，拟类调顺阴阳汤，拟类流气汤，拟类补脾汤，拟类湿痰汤。

狂

古人云：重阳者狂。

又云：阴虚阳实则狂。

---

① 为山……一篑（kuì 愧）之功：比喻做事情只差最后一点力量而没能完成。语出《尚书·旅獒》："为山九仞，功亏一篑。"

又云：中邪而得。

又云：登高而歌者阳实四肢，弃衣而走者热盛一体。

愚按：古人之言狂者，归于阳盛阴虚，偏胜之患也。夫偏胜之由，或智幽深而谋虑未得，或经邦材而功名未遂，遂怀抱难舒，神魂扰乱，心败也，火炎焉。兼以忧愁忿怒，肝火先炎，火炎血空，致使五志之火并灼，加以外感①之邪迫血枯而热又生，是阳盛者，气必有余便是火，种种热因，几何不病阳狂者乎！病则登高而歌，弃衣而走，少卧不饥，逾墙上屋，不避水火，刀斧凌人，皆不能御者也。脉必数而洪大，按之沉实坚硬，治宜养血、清热、镇心、分利之法。至脉数而细微者，乃元神已伤，气血两败，斯不治之症也已！

如中邪而得者，亦缘心脏之有损，祟邪得乘间而入。脉必左右不齐，或大或小，或现或伏，治之以艾炷灸少商穴，继凭脉而用药也，狂症多以铁落②为引坠之。

实：拟类大下汤，拟类大清热汤。

虚：拟类小下汤，拟类小清热汤。

心：拟类补心汤，集录天王补心丹。

痫

古人云：暴挛痫眩，足不任身，取天柱。

① 感：原作"热"，据医理改。
② 铁落：别名铁液、铁屑等，功能平肝镇惊，治癫狂、热病谵妄、心悸、易惊善怒等。

又云：痫病瘛疭，不知所苦，两跷之下，阳男①阴女。

又云：痫与癫并言，误也。今立风痫一门，癫、狂另立一门。

又云：痫病由于热痰。

愚按：古人之言痫症者，暴挛痫眩，足不任身，取天柱穴。考之《经图》，天柱穴乃足太阳膀胱经居首之后，而痫者在脏腑经络中发之，依天柱一穴，何能救脏腑经络之伤者也？

又言两跷之下，阳男阴女。再考经图，阳跷，申脉也，乃足太阳膀胱穴，居足外踝；阴跷，照海也，乃足少阴肾经穴，居足内踝。然痫之发，神昏志昧，不省人事，病关于心，以足末两穴，何能相应于心脏之大病也哉？

又言以癫与痫并言为误，而癫、狂共立一门，何其不达病中根由，而反责人并言之为误，殊不知自误耳。按癫者，痰乘于心；痫者，亦痰临于心也，是以两病皆昏迷沉着而稍同。狂者，火乘于心也，病则狂妄奔走，何得与癫病并立一门？愚历诊三症之脉，癫与痫脉皆迟牢，狂者脉数而洪大，以此观之，癫、痫同源，冷痰也，狂者火热也，是天壤之殊矣。

又言五痫由②于热痰。按热则枯燥，痰乃湿润，何枯燥、湿润并居脏腑之间乎？诚如是，有枯而润之，有湿而

---

① 阳男：原作"男阳"，据《灵枢·官能》乙正。

② 由：原作"犹"，据上文改。

燥之，两得相济，则为脏腑经络调匀，何病之有！

盖痫症之由，多从幼时而得者，为孩童日父母失于调护，或失盖，或衣单，致使寒邪久郁为痰，原因心脏之不足，痰故乘其不足而归之。又或儿在胎中时，或母大惊大骇，叫号啼哭，致令胎中未备之全体，心脏之萌芽，自然神气丧乱，致使心之不足者也。又或胎中时母或衣单，或贪凉饮冷，母寒则子寒也。且寒与湿常相连，寒湿蕴久则成饮成痰，其痰饮杂于气血中流行经络，遇新凉引动则痰饮随附上行，过其不足之心宫则停焉。心为万物之宰，虚灵不昧，一有所碍则神昏志乱，岂能明于事哉？值痫病之过时，依然举止如常，譬如平地之区，有水过焉则散漫宽流，一遇孔隙沟漕则水暂停于一刻，而后复流行耳。

又言风痫、食痫。无非痫中兼证，非因之而成痫也。

又言五痫之殊。空立名耳，无非痰病百样见也，所以古云怪病之谓痰。

嗟夫！痫病，深病也，又苦病也。仓卒之间僵仆卒倒，口吐涎沫，手足瘛疭，不避水火，闷绝如死。治宜大养心气、调气血、温中去痰之法，久服功成。

考针科中，鸠尾能治五般痫，又云：鸠尾针癫痫已发，慎勿妄施。愚遵之略治一二，待病发时，痰行任脉至及心宫，必然昏倒闷绝，用针对于鸠尾穴，含凉水一口喷病者之面，使之惊悚，心必上提，方将针向下进五分，少顷从容向上挑数下，再于心经神门穴针之，应手而效。须与病家言明，生死无怨欢，则为之治也。接用养心消痰之药调之，庶得根绝矣。

拟类痫症汤，集录天王补心丹。

一人年二十外，病痫，初发数次。延余治之，诊得脉来三至而有力，余曰：痫本寒痰乘心，本是难治，因初发元神未败，余用六君子去人参，用黄芪，加附子、干姜、二活、半夏，煮烧酒一料，日饥时常服而痊，三年未复。后仍商余，仍以原方酒料可也。

惊悸　怔忡　健忘

古人云：上气不足，下气有余，肠胃实而心气虚，虚则荣卫留于下，久之不以时上，故健忘也。

又云：肾盛怒不止则伤志，志伤则喜忘其前言。

又云：血并于下，气并于上，乱而喜忘。

愚按：古人之言健忘者，归于上气不足、下气有余之言。微近于理，然有由焉。夫人之心为万物之宰，心宁神清则谋虑周而运用备，心弱神疲则举止昧而行藏乱，实非一朝之病也。或谋虑未得，或忧愁过度，或恐惧不决，或志丧贫乏，或诵读神疲，以上之因皆使心之元神丧，血液干而败坏者也。如墙壁之倾，如树木之倒矣。虽日食五谷变化精微，各输脏腑、经络、筋骨，而均之能有几分①而

---

① 有几分：原作"分有几"，据文义乙正。

归乎心脏以复元神者乎？且心主血，血枯槁，心中自然惕惕如人将捕之，而惊悸、怔忡之病成也。至斯时也，思虑难忘，志仍不伸，日给月耗，精神短少，继而健忘之病成也。又肾司志，志伤则肾败，且心之于肾，位虽异地而志相连也。故肾水时上以荣于心，心火时下以温乎肾，是为水火既济，坎离相交也。其脉数而无力，或心脉微细而涩，治心者宜养气血，治肾者宜滋肾水，须分早滋肾水而晚养心神，所以心肾齐病，药不可并吞也。

拟类补心汤，集录天王补心丹，拟类补血汤，改正六味地黄汤，集录归脾汤。

自汗　盗汗

古人云：汗为心液，阳加于阴谓之汗。

又云：劳则气耗，喘且汗出。饮食饱甚，汗出于胃；惊而夺精，汗出于心；持重远行，汗出于肾；疾走恐惧，汗出于肝；摇体劳苦，汗出于脾。

愚按：古人之言自汗者，皆穷迫惊动之而出也。原夫自汗者，无故濈濈然①汗自出是也。但汗乃荣身之津液，流行经络，润养肌肤，赖元阳之御外，则津液内游，附气血以调和，何渗漏之有？设元阳之虚弱，毛孔开张，气血难敛，则津液渐渗而出，为自汗也。其脉迟而无力，或细

---

① 濈（jí 急）濈然：汗出聚集貌。

而濡，治宜养气血、敛津液之法。

按盗汗者，乃阴虚之由，阴虚即血虚、肾虚也。或色欲之过度，或亡血之有伤，或谋虑而心虚，或忧思而脾败，或病中而气血两伤者，皆能致出盗汗。盖汗本血之余，动则阳气主用，静则阴质司时，所以熟睡而汗出者为盗汗，阴也，荣血之不足耳，觉来时阳分之司而汗即收矣。其脉或数而无力，或弦而弱，治宜滋阴降火、养血之法。

又有心汗者，熟睡时觉来圆圆一片在心头，盖思虑之过度者，神劳而心伤也。左寸之脉必涩而微，或数而细微，治宜大养心血，微加分利之法。

拟类自汗汤，改正四君子汤，拟类盗汗汤，改正六味地黄汤，拟类补心汤集，录天王补心丹。

翻胃 入而反出，是无火也

古人云：翻胃者，气血不足，脏腑寒冷，水谷不化，而成反胃。

又云：翻胃，脉数为热。而翻胃者，以发其汗，令阳微，膈气虚，脉乃数，数为客热，不能化谷，胃中虚冷也。

又云：翻胃之症，由饮食不节，痰饮停滞，或因七情过度，脾胃内虚而成也。

又云：翻胃成于湿痰。

愚按：古人之言翻胃者，以气血不足，脏腑寒冷而成。言其病情已成之后，未言受病之由也。

又言脉数为热者，乃热犯上焦也。暂为呕吐有之，谓之火膈是也，非翻胃之久而期出也。

又言发其汗，令阳微，膈气虚，脉乃数，数为客热也。既脉数，既客热，当发为热候，何发为胃中虚冷，翻胃之凉症乎？此无稽之言也。

又言翻胃之症由饮食不节，痰涎停滞所致。特据当病中之时耳，饮食常餐，自然不能运化言也。

又言七情过度，脾胃内虚而成翻胃。若言七情则内伤脏腑，而五志之火发焉，何关于反胃之寒症乎哉！

又云翻胃成于湿热。湿热者，因饮停积，盒而为热、为糊、为痰，亦就脾胃已败之后而论也。

然翻胃之症，考之方书，入而反出，是无火也。斯言高出千古，病翻胃者之情尽矣。亦有饮冷停蓄而呕吐者，此一时之伤也。但至翻胃，朝食暮吐，暮食朝吐，有期有信而不混出，此重伤也，莫作寻常视之。虽知翻胃出于脾胃之关，由肾与命门二脏之致也。缘其人当夏令偏于贪凉，或冬寒而衣单乏御，或饮冷而无忌，致使阴寒之邪入则归肾，肾脏最深，又本寒宫，司冬令而质密，脏寒入深焉，何以复出耳？参之命门之火伏于两肾之中，赖肾中之水以相济，则命门之火静生脾土，方能磨化水谷，清浊攸分。然肾中之水亦赖命门之火以温暖，则肾水方能化气血，润脏腑，周身调和，是为水火即济，有何不消之食而反出耶？今翻胃不化者，乃寒凉之邪久归肾脏，而命门之火被肾脏之寒邪掩熄，焉能上生脾土，磨化水谷？是以翻胃者，要根于肾与命门者也。

又有生来阳分不足，气虚寒生，自然脾胃衰薄。或不善于调摄养生之道，过喜生冷瓜果无忌，或爱风凉而爽快一时，致及脾冷胃衰，食物难化。若斯者，皆致翻胃之病也，但热则消谷善饥，寒则完谷不化。其脉必迟而有力，治宜温肾、理脾、养胃相参之法，若久者，兼调气血之法。

常有集众家而成一家之说者，多以翻胃、隔食认为一症，或以翻胃为轻，以隔食为重；或以先为翻胃，后变隔食。至中古之明达者提出，食不得入是有火也，入而反出者是无火也，翻胃、隔食之分一言以蔽之也。观今之医者，犹从混说，竟不悟有火、无火之分，何其愚也。诚能通脉理，辨迟数于呼吸之间，则寒热分明，何患乎临症而有迟疑乎哉！

拟类大中风汤，拟类小中风汤，拟类温中汤，拟类温中消食汤，改正附子理中汤，改正五积散，改正回阳救急汤，拟类调顺阴阳汤，拟类理气汤。

隔噎食不入，是有火也

古人云：三阳结谓之隔。

又云：属血少、气虚、有痰。血液枯槁则痰涩凝，咽喉窒塞，食不能下，或食下胃脘当心而痛，此皆血少痰凝之明验也。

愚按：古人之言隔噎者，三阳结谓之隔一语，后世宗之，以为常法。稽夫经络中三阳者，大肠、小肠、膀胱也。此三经者，皆处下焦之分，若干枯涩结，则当为二便之闭塞，何越于上焦之噎塞者乎？且上焦之分有肺，有心，有胃，何以不结而独责其下焦腑中乎？

又言属血少、气虚、有痰。若就血少而论，血少则脏腑生热，犹未至燥而成噎也。若言气虚有痰，气虚则寒生，何热之有？按隔噎之症，本血液枯槁而无润泽，何有痰湿之相兼？诚有痰湿，自然润泽喉、胃，何至噎塞之患乎？有痰有湿者，此为翻胃者言之，何与于隔噎也哉！间有痰者，必沥涩喉间，咳咯难出，此为燥结之热痰，为隔噎也稍符合。

又言或下食当心胃脘而痛，此皆血少痰凝之明验。盖血少则胃内枯涩，所食之物自然历刺而痛，诚是痰凝，则湿润食物，何痛之有？难怪乎立方用药所以多混杂而不清矣。

观夫方书隔噎之篇多出，惟食不得入是有火也，斯言当耳。盖隔噎之成也，原非一朝一夕之由，其人忧愁思虑总关心，忿怒郁结多伤情；或素有聪敏之性，作事求疵，用心过度；或贫寒之士，求名未遂，谋生无策。种种病因皆能伤精、津、血、液，肠胃枯槁，经络燥涩，道路亢阳而不润，咽喉涩结而紧小，其饮食之过咽喉也，若舟楫之行浮水中，遇洪水也则滔然前往，水涸也则迟滞妨棹。且咽喉乃饮食之要道，水陆之关津，岂容时刻之有碍乎？考之中古人云：隔噎乃神思间病，惟内观静养。此言深中病情，高出千古。设遇斯疾者，惟省思虑，养精神，调气血，蓄津液，戒忿怒，忌香燥，庶乎勉治。若不知禁忌，偏于干犯，则轻者加重，重则身亡，虽有神丹，何能济乎？历诊隔噎之脉必细数而无力，细为气衰，数为血败，气血两伤，死期将至。治宜大养阴血、重生津液、清热分利之法，急为早治，庶得救其十中之一二也。

悲夫！隔噎本精、津、血、液干枯之躯，详古方中多以香燥、益气、破下之味杂立方法，后人执守成方，是以热济热，噫！误天下苍生病隔噎者，必斯等人也。

又有隔食之症，初起者亦有呕吐而似翻胃，每每为庸工多用香燥之误，但隔食脉数，翻胃脉迟；隔食食入即吐，翻胃食入稍停，吐出有期；隔食虚火上炎，面必红赤；翻胃寒冷，面多黄白。以此观之为殊也。

拟类隔噎汤，拟类小清热汤，改正消渴汤，改正竹叶石膏汤，改正黄连解毒汤。

历见隔噎已成者，反痰饮如涌泉而出，此肾将竭，水泛之痰也，又有火迫津化也。二者之脉必数而细坚，至此，难治之候矣。

消渴_{有三焦之分：上消渴而饮水，中消食后则饥，下消饮多，便多浑浊也}

古人云：有中金石之燥。

又云：肥甘之热。

又云：热在三焦为甚。

又云：五脏六腑燥热有由。

又云：醉饱色欲之至者。

愚按：古人之言消渴，有中金石之燥者。缘其人贪色无厌，取霸术以长欢，虽涩滞于片时，偏助命门之火尽灼煎沸，肾水之亏色残时外见，施泄之精元更甚，肾刻空虚，焉有不败乎？肾败则不能变化血液，而消渴之症由来也。

又言肥甘之热者。其人过食爆炙，偏爱辛辣，入胃蕴蓄，致使胃火熬干肾水，水亏血燥，亦成消渴之症也。

又言热在三焦者。则知脏腑皆燥矣，必然引水自救，甚则燥枯于外而烧热之症见，几何不病消渴者乎？

又言五脏六腑燥热有由。五脏有质无舍，受六腑之委输①也。六腑有质有舍，受肥甘之害也。且脏腑通于经络，达于皮肤，则周身亦燥，火炼食饮，自然食已则饥，而便

---

① 委输：家刻本作"遣移"。

见浑浊，消及下焦，致病之深而久矣。

又有妇人得斯症者，因亡血过多，又偏辛辣烘燎，使热济热而血益亏也。

又有孩童而得此症者，盖由胎中血分未足，或爱护过暖，热邪积蓄，迫血空乏，以至于斯也。以上之症，脉必数而有力者易治，宜清热、养血、分利之法，若数而无力者难治，宜滋阴养血之法。

拟类补血汤，拟类大清热汤，改正消渴汤，改正六味地黄汤。

一童子年八岁，病消渴，面色肌瘦，食减神疲，又脱肛，治多不效。延余治之，诊得脉来七至，此子本肌瘦，血不足也。余用四物汤去川芎，加黄芩、栀子、花粉、黄连少许，八剂而痊，再用补中益气汤，外用陈棕灰、牡蛎为末托于脏头，升上而愈矣。或用萝卜干叶煎水熏洗更好。

倦怠嗜卧

古人云：倦怠嗜卧，谷气不充则四肢倦怠，嗜卧无力。亦有食饱过伤，脾难运化，暂时倦怠嗜卧。

又云：湿与痰亦倦怠嗜卧。

愚按：古人之言倦怠嗜卧者，责之脾胃二经，而湿与痰亦在其中，剂当理脾、健胃、消导之法。愚屡历倦怠嗜卧之人，脾胃不衰，饮食如常，健运、磨化、分利皆清者有之，因其人素受风寒之邪，入脏腑之中，气血冰凝，筋骨坚硬，所以静则倦怠嗜卧而懒于言辞，动则举止艰难而常喘逆。其脉必迟而无力，或按之坚牢，治宜温中、散寒、行气之法。此症古人归脾胃之亏者，是先受风寒之故，致元神之衰弱者也。

拟类补脾汤，拟类大温中①汤，改正附子理中汤。

黄　疸

古人云：溺黄赤，安卧者，黄疸。

又云：饮酒过度，移于脾胃，复为风湿所搏，瘀结不散，热气郁蒸，故食已而饥，身体、面目、爪甲尽黄。

又云：分五种，黄疸、谷疸、酒疸、女劳疸、黄汗。

又云：劳役成黄。

愚按：古人之言黄疸，皆责之脾胃中湿热而成也。历诊黄疸之脉皆是迟而无力，则知黄疸之前已受风寒，伏于脏腑之中，致脾胃寒冷，运化少差，日饮浆水污湿渐积，盫久为热，且胆藏于肝，处幽深之室，性本清净，内藏黄绿汁水，不容尘埃之侵，司谋虑之决断，有刚强之道焉。缘寒湿久留，盫郁腐坏而为热也。亦因肝胆之气弱于先，则腐坏之污邪乘之，使胆不能自主而更伤矣。则胆中汁水受污邪之干杂，自然渗漏经络，洋溢皮肤。且目乃肝胆之

---

① 中：原无，据本书卷之一"拟类大温中汤"补。

窍，病黄疸者，眼目周身皆黄，不易之理也。若黄汗者，黄疸之轻也；劳役成黄者，因劳役中受雨湿，黄疸之重也；女劳疸者，非房室所致，因其人内积湿热，黄疸将发，不能慎于房室，亦为黄疸中之内伤也。其于酒疸、谷疸，皆本湿热之致也。但黄疸之病，人常以为轻患，不为介意，及致腹满烟熏，面目黧①黑，后成黄肿之病矣。治宜除湿分利，微兼温中之法。

拟类黄疸汤，拟类分利汤。

霉　症

愚历观五月间黄霉之时发陈病者居多，或精神衰弱，怠惰贪眠，胸膈胀满，不思饮食；或筋骨疼痛，手足酸软；或周身隐疹、疙瘩、疹斑；或先年故疾临霉时发；或远年疮口未收，至斯时而黄水淋漓；或似风症而肢难运用；或泄泻频出不休；或面乏真色，微浮熏黄；或头目眩晕，作事昏沉；或手足麻痹，腰腿不利，种种之病皆现也。前人或因病拟方，罔②追根源，后人遵古法、借古方者比比。悲夫！使病者之服药斛较斗量，而终无一效者，甚至误病者之危笃。呜呼！使天下之人身负病者，生不识何病之名，死不识何病死之鬼也。独不观夫黄霉之日也，柱石之下截潮涎不收，哭水淋漓，又人之衣服染汗汁、浸

---

① 黧：颜色黑中带黄。
② 罔（wǎng 网）：无，没有。

油腻者，闭之箱笼，至斯时则斑烂而霉痕宛然。以此观之，霉时所发之病皆湿也，但湿因寒留，是故寒症之脉居迟者多，迟则为寒也。或缓细者有之，缘寒湿常相连。受湿之症不发于当时者，气血强也；不发于春者，春时温热，未及暑热盦郁之时也；不发秋冬者，时气收敛也；独发于仲夏者，天地盦郁之时，伏留之湿自难藏于内，而渗发于外也明矣！治之者，养正为主，兼之流行气血，除寒分湿，斯为调理久病之良方。若不固气血，齐①根本，头痛脚痛而治之，非徒无益，而又害之耳。

　　按湿之藏于内也，经络被其浸淫，气血被其残伤，然后发之班班怪疾，古有云湿则害其皮肉是也。所以年深日久之外患，如腐烂漏疮，皆湿为害也。其脉亦迟而无力，治宜先补正气，除内湿，接以外敷者，除湿败毒之法，久久功成耳。世之为医者或借草术，守一望井观天之技，服、敷皆凉性，致使外患者延蔓不愈，安能救哉？

　　内湿：拟类渗湿汤。

　　外湿：拟类升湿汤，拟类分利汤，改正大秦艽汤，集录防己黄芪汤，集录除湿汤。

瘟　疫

　　古人云：冬伤于寒不即病者，春必发瘟。

---

　　①　齐：整治，治理。《礼记·大学》："欲齐其家者，先修其身。"

又云：冬伤于寒不即病者，夏必热病。

又云：瘟疫发于运气。

又云：冬当严寒而反温暖，非其时而有其气，为冬瘟。

愚按：古人之言瘟疫者，皆以冬伤于寒，至春变为瘟，夏变为热。细思温者，热中之次也。而瘟病中之瘟字，又次于温之义耳。使久寒可以变热，则天地间水久亦能变火，未有是理也。盖瘟疫者，因其人素有热蕴脏腑，至春温暖之时，温气入于内，与内之蕴热相冲而瘟发也，理之常情。至夏之热，理亦一也。且观春瘟、夏热二症，虽发热而无汗，或口渴便赤，则知为内热之藏而达于外也。

又言冬当严寒而反温暖，非其时而有其气，是为冬瘟。斯言当矣！则愈知乎瘟者，感于温暖之气而致耳。

又言瘟疫发于气运者有之。乃一方之人不守天和，而年岁反丰登，遇岁运火热当令，天降灾殃，或暴风疾雨，雾露不散，洪水涨流，毒藏于中，而众人受之者，皆为一体之病，是为瘟疫也。却之者修斋设醮，惟德是依，继用汤散，庶乎获福耳。病则头肿如斗，颈项如柱；或烧热蒸蒸，口渴便闭；或胸板狂言，斑丹疙瘩；或发黄便赤；或咽喉肿痛。其脉必数而稍有力，治宜养血、清热、败毒、消下、分利之法。

又有湿瘟者，面浮身黄，与黄肿同病，治亦如之。

又有山岚瘴气，亦瘟之类，另有他书集录。

拟类瘟疫汤，集录普济消毒饮。

一医生年四十岁，与余旅邸相对，闲来盘桓医道，言及皆病症、药性，并不题脉理，因之为疑，以言引之互相参诊，彼即欣然诊余之脉息，言皆不中。余诊彼之脉息，虽四至而平，独右关三至，按之有力，因思之右关乃脾胃之司，而寸、关、尺三部中关居中，当强旺，今缺一至，为陷矣。按之又有力者，内有积滞耳。时当瘟疫流行之时，余与之言曰：先生道高而时盛，日行乡村，肥腻少饮，恐交六月节令，汝自病也难免。彼虽惊，然而未深信耳。看彼每日晨往乡间疗病，午后醺醺然而归，时年癸丑五月二十六日交大暑节，其人二十五日病矣。着床贪眠，自服参苏饮二剂，不效反剧，心方服焉。着子延余往视之，诊其脉息如日前同，因彼病在昏沉，不便交语，用香砂六君子汤加山楂、神曲、枳壳，二①剂而效，接用补中益气而痊。求问于余，余曰：脾胃属土，六月未土，年上丑土，皆是脾胃之土管事，今临任事而有伤，几何不病及乎？方深信余之妥当，余曰：诚日前信之，服香砂六君子汤，何病之见有？

一人年三十岁，病时疫，首面红赤，烦躁口渴，胸腹板胀，肚痛有块形，已服药，不效。余诊之，脉来数而细

---

① 二：家刻本作"一"。

弱，看症属有余，脉为不足，未敢轻举，细询之：莫非烟酒之害乎？答曰：诚然。屋居河沿，有粪船停泊，秽气时冲口鼻，惟以烟酒解之，不无太过。余思烟酒，热也，迫干血分，今脉细弱，无血灌溉耳。但杂症以脉为先，时疫以症为先，且数日未大便，余用大承气汤加生地、黄芩、当归、花粉，一剂下热毒、恶血甚多，腹内块形犹在，再一轻剂，又下污秽不少，病退而身困倦，继用八珍汤数剂而痊。

一妇年及四十，于时症中病咳嗽烧热，头痛胸满，烦渴神乱。时余诊之，脉来五至，余用生地、当归、黄芩、栀子、木通、猪苓，一剂而效，三剂而痊。越数日病复，又诊之六脉皆迟，余曰：非前症复也，此受风寒之症。病妇之姑曰：昨日天时燥热，久坐风巷之中，受风寒者有之。用参苏饮去人参，一剂而效。因此严戒谨避风寒，其妇凛遵，一七未出房帏，病又复焉。又延余视之，脉来五至，余曰：非原病，乃谨慎之过，不出房帏，郁火生焉。用逍遥散一剂而效，二剂而痊，接修丸料，而体健如常也。

厉　风

古人云：风气与太阳入，行诸脉俞，散于分肉之间，与卫气相干，其道不利，故使肌肉膹膜①而有疡，其肉

① 膹（fèn 愤）膜：肿胀。

不仁。

又云：厉者为荣卫热胕①，其气不清，使鼻柱坏而色败，皮肤疡溃，风寒客于脉不去，名曰厉风。

又云：实受天地间杀物之风，所以酷烈暴悍可畏矣。

又云：大率多嗜欲劳动，气血郁热，或发汗②泄，不避风邪沴③湿，使淫气与卫气相干而成也。

又云：传染而成。

愚按：古人之言厉风者，以风与太阳入，行诸脉俞，与卫气相干而成。若言风寒之邪入，行诸脉俞，理也。何以言太阳入，行诸脉俞？若以脏腑中之太阳，膀胱也，何同六淫中而言？若作天之太阳，是热也，而厉风非热也，愚未能明焉。

又言厉风为荣卫热胕，其气不清而成_{胕，当作附}。夫热者，火也，发于内则为血枯干燥之象，发于外则为热毒疮疡之患。厉风④者鼻塌眉落，肤溃不仁，淋漓黄湿，全不似火热之候也。

又言实受⑤天地间杀物之风，所以酷烈暴悍可畏。夫一岁之中，至秋时则有萧杀之风，草木遇之则凋零枯槁；至冬时则有严寒凛冽之风，水土遇之则冰坚破裂。二者之

① 胕：同"附"，附着。
② 汗：原无，据《古今医统大全·厉风门》补。
③ 沴（lì 历）：旧谓天地四时之气不和而生的灾害。
④ 风：原作"病"，据上文改。
⑤ 受：原无，据上文补。

风，人或受之入经络脏腑，常为中风、瘫痪、痼冷之病，何独于皮肤缓缓而出，成延蔓之厉风者乎？

又言大率嗜欲劳动，气血郁热，或发汗泄，不避风邪渗湿而成。究之嗜者，爆炙过多，胃火盛也；欲者，色欲之伤，虚火炎也；劳动者，大劳则火起于筋，经脉干燥之谓。斯三者是热，热则流通，何郁之有？若言发泄不避风寒，然亦当时即发为伤感寒邪之患耳。惟不避渗湿，稍与厉风之症相应。

又言传染而成。夫传染者，与之同食共寝，不传染者，原无毒于内，何传之有？传染者，原有毒于内，未发于外，则自然过染而成也。古有云：物必先腐也，而后虫生之。

究其厉风之由，由于寒湿，或久冒雨于长途，或夜卧湿地，使潮渗之浸淫从皮肤达经络，入脏腑筋骨之中，历至三年五载，脏腑气血被伤，经络筋骨浸残，郁久成毒，闭盦虫生，肌肤败坏，鼻塌眉落，肉坠淋漓，若虫蚁之锥蛀，痛痒何堪？而形骸皆不仁之痹也。言热者，乃寒湿郁久成热，是假热也，非实热也。近察两广之地卑下湿淫，海水多咸，民居之，湿渗相伴，衣物霉烂，器皿潮渗，其患厉风者不可胜数。缘毒之深，脏腑有损，是皆命穷待毙而已。今其地设立公院，得此疾者入之，给粮就食，以终天年。间有祖茔①之发者，乃子乃孙代有见焉，此地理阴阳之说，未能穷其因由，谅在卑滥之地而厝②葬耶？总之古云：湿则害其皮肉也。其脉多迟而有力，愚意养气血，除寒湿，解深毒，发汗相参调治，久久服之而功缓成，或救其命之未穷天年者也。

拟类厉风第一汤，厉风第二汤，厉风第三汤。

以上三汤，倍分两为丸，次第吞之，久服功成。

---

① 茔（yíng 迎）：坟地，坟墓。

② 厝（cuò 错）：谓停枢以待葬，或浅埋以待改葬。

卷之四

呕吐哕

古人云：呕、吐、哕，皆责之热。

又云：哕为空声，寒谷相攻，而气上逆也。

又云：呕属阳明，有声有物；吐属太阳，有物无声；哕属少阳，有声无物。

又云：气、积、寒，分三焦之位。

愚按：古人之言呕、吐、哕者，皆以初起暴病而言。若久病而深者，是为翻胃，另有门类。而古人多责之热，却要分别虚实。实者，外入之热邪着把心胸胃脘之间，煎熬血分，腑无潮润，致使热滞涩停，脾胃畏其蒸迫则懒及磨化，妨碍饮食之消熔，所以食则呕吐，或干呕者有之。虚者，虚热也。病到虚热，胃亦弱矣，虚气虚火逆于胃脘，饮食不纳，反而上行，亦为呕为吐也。惟归于寒者，合乎古云：寒气入胃，食饮衰也。

又云呕属阳明，有物有声。夫阳明者，胃也，容纳食物，归之当矣。若分吐属太阳，有物无声。夫太阳，膀胱也，列处下焦，且上无入口，越隔小肠，饮食焉能入乎？有何物、何口能反上而出乎？又分哕属少阳。夫少阳者，胆也，为清净之腑，无纳无泄，饮食何能入胆乎？然后人亦靡乎宗之，遇斯症也，何治哉？

又云呕、吐、哕，分气、积、寒三因，为上、中、下三焦之分。考三焦之经络固有之，若言三焦之脏腑则无也，所以云三焦无脏空有名。按三焦之分，在脏腑之外上、中、下之空区也。总而观之，呕、吐、哕属于胃也明矣，愚今以热、寒、气分之。如呕者，有物有声也。乃饱食过餐，壅塞胃中，胃中本热，不能受纳，暴涌而出，冲动肺脘，故有声也。其脉必数而有力，或洪大坚硬，治宜清热分利之法。如吐者，有物无声也。乃胃中已受寒邪，饮食入胃不能受纳，反而上行，未冲肺脘，故有物而无声也。其脉必迟而有力，治宜温中散寒之法。如哕者，有声无物也。乃胃中虚气虚火，气随火上冲熏于肺，故有声而空发耳。若气虚者，脉则迟而无力，治宜益气分；若虚火者，脉则数而无力，治宜滋阴降火之法。未卜当否，俟同志者参酌之。

至于胃虚者宜温补，食积者宜消导，胃寒者宜温之，胃热者宜清之，呕吐有痰者，理脾胃以消痰。此症之药入即吐者，宜五金为引而坠之，使药性之稍停，累日渐效，方得其力也。

愚常经历呕吐者，或作胃寒，或作胃弱，又作痰饮，投皆不效，及至延久，又作翻胃，香燥浪投，致误肌瘦者有之，面浮黄者有之。间遇斯症，诊得脉息数而无力，以愚之补肾汤，或改正六味地黄汤，多有得效者，久服功全。此呕吐之变症，成虚火之候，反而上行，不能生脾土，则脾胃亦虚矣，所食之物自然不化而完出也。又有翻胃之久，肾水将败，亦得数脉，斯不足治也已。

热吐：拟类清中消食汤，集录胃苓汤。

寒吐：拟类小中风汤，改正附子理中汤。

哕：拟类和解汤，改正逍遥散，拟类调顺阴阳汤。

一人年六十岁，昔日饮烧酒过分，致有伤阴血之候，病则胁肋痛胀，已二十年矣。常发时，医者以酒法治之，微效而不能收功，忽一日得大吐之症，延医时亦以酒病之原告之，医者仍以酒病治之，而吐益甚，举家惊惶，后事皆备。及延余治，亦告以酒病之由，诊得脉来俱迟，按之有力，余曰：误也。汝之酒病发时胁肋痛胀，今日之病是呕吐，缘风寒之邪入于胃腑，与酒病何干？病者曰：吾老矣，慎于风寒。其子曰：父六月时将门板横于当门而熟睡，岂不受寒乎？只以凭脉用药为当，余用附子、干姜、二活、厚朴、吴茱萸、白芷，一剂吐减，五剂而痊。

目

古人云：诸脉皆属于目，目得血而能视。

又云：翳自热生，宜先退翳，后退热。

又云：叠叠目病属于火。

愚按：古人将害眼者另立一名，眼科分七十二症，总以风、火、热立论，与寒全无相干，后人因之主治，是两皆不揣其本，又不能齐其末，且不审脉理，分寒热，浪分五轮八廓，虚夸脏腑，信手用药，温凉倒施，难计不误于人者也。殊不知人身中气血流行经脉，是火热也，其行速，其脉数；是寒凉也，其行缓，其脉迟。迟数既明，寒热攸分，非仅于眼科小技，而大方亦得之以无差矣。愚望世之医者，上不愧于天，下不怍于人，虽未能熟读五车书，亦要焚膏继晷，绎圣贤之意旨，穷医中之原道，其于医也过半矣。

夫世之害眼者，惟切切于眼科，殊不知眼科者全未达经脉，不谙脏腑，仅守前之始作俑者风、火、热之说，立之汤散，味多凉剂，点亦寒性，偶遇火热者，颇得功效，若施之风寒在经络，虚火上炎者，祸不旋踵矣！

又言先退翳，后清热。暗昧者宗之，若乃害眼者闻说先退翳，以为效之速也，喜出望外而乐从之，殊不知有诸内方形诸外，岂有内未清而外息者乎？是以后章辨明寒凉之翳膜，故愈退而愈厚也。无怪乎俗云眼不医不瞎，此之谓也，诚千载之弊欤！然愚与世之司眼科中暗昧者素未相识，又无鼠牙雀角①之争，何责之甚哉？因念世之害眼者，上事父母，下蓄妻儿，双目既去，则八口之家无依，故尔心切谆谆，期望达要无误于世也。今将眼科分为寒、热两端，使害眼者按症对书，可以抄方而效，不必穷七十二症

---

① 鼠牙雀角：比喻能引起争端的细微小事。语出《诗·召南·行露》。

之烦，内障、外障、翳膜、胬肉之说，惟理诸内则顺乎外，所干之邪自然消散也已矣。

如热者，有虚有实。实者，或烟酒之过度，或酷日蒸晒，或爆炙辛辣，种种之热蕴结三焦，因目脏之先虚，邪从上出，目则红肿如桃如李，胬肉眵泪，头面烧热，目不能开，开则羞明畏日，乃热胜则血虚，血虚则热又生。其脉必数而有力，治宜养血、清热、分利之法；如虚热者，或色欲之过度，或负重劳力之伤，皆能损于气血，干于肾水之亏，则虚火上炎，目先受之，亦微红而无眵泪肤淫，视则无神而常泪出。其脉数而无力，治宜滋阴降火之法。

如寒者，或酒后贪凉，或夜卧失盖，或衣单以终岁寒，种种之凉因入脏腑经络之中，年深日远，气血被伤而邪出焉。亦缘目脏之先虚，则病上发，初则昏蒙，翳膜微上，黄白之珠渐无润色，黑睛瞳仁色带干黄，少精神之射亮。或未治内，辄点眼药，岂知眼药中凉性居多。点多不效，再寻粗工治法，服、点亦皆凉性，使害眼者日益深矣。更有针钩刀割者，徒使患目之苦而受无罪之刑法也。其脉必迟而无力。又久之目内加红，胬肉眦多，此是肾水冰凝，迫起无根之火上炎，五心潮烧，烦躁便赤，人多认之为热，其脉犹迟而无力。至斯也，凭脉用燥剂，更助虚火之上炎；凭虚火而用滋补，恐固寒邪之难出处。两难之地，只可调气血，顺阴阳，合行度数，使久附之风寒必随气血之流行而出，则虚火上炎之患亦赖气血之调和，自降而返其位矣。累累为丸，久服功成，斯为稳妥之良方也。更有日远年深，服药杂投之误，脉变为数，则肾水枯竭，斯不足治也已。

按两目乃人身之至要，如天之日月，容光必照焉。虽诸脉多属于目，目得血而能视，更得肾水之荣华，斯为万全也。又言翳自热生，但热者，火也，万物见火而消烁，何致留积乎？是寒则收引凝泣，必妨碍气血之流行，所以寒凉之脉必迟，欠行度数，阻滞经络也。观河涧中水滔滔然而流，一遇木石之挡塞则随水流行，渣杂经附之以停焉，致成堆墩也。而气血之流行身中，遇风寒之阻塞，亦如河涧中渣杂留焉。且翳膜其色白，白则为寒，则知翳自寒生，与热何涉乎？望司职者要审脉理，方别寒热，则用药的当①，使天下害目之人不致费躯也，幸甚！愚今立一汤，名调顺阴阳汤，倍分两为丸料，日下三次，一月必效，再修合之，久久功成，若急图功，未可许也。

又有痘风眼与痘后之废②疾者，缘儿已受风寒，于脏腑气血犹存而病未发，至出痘之际，便有难调之道，虽然收功，致目之带疾。诚医者知脉理，别寒凉，药兼温托，使风寒之邪与痘并出，何废疾之有？此医之过欤！只守其三六九朝之死法也。

拟类调顺阴阳汤，拟类流气汤。

---

① 的当（dí dàng 笛荡）：恰当，合适。
② 废：原作"费"，据下文改。

一人年及五十岁，家贫劳苦，两目昏暗，微微淡红，翳膜叠叠，神衰体倦，不能勤工，常卧于床，已数年矣。延余治之，诊得六脉俱迟，迟乃寒邪久积，气血两伤，若用燥剂以温寒，有碍于虚火上炎；若从目治，该用滋补，有碍于风寒，只可以调气血、顺阴阳之正法。病者求急，余权用改正附子理中汤，一剂不效，而目疾更甚，仍从正法，以余之调顺阴阳汤，二十剂目疾身病两全。

一人年及五十，目视昏暗，已三年矣。服药、点洗，终无一效，频医，更甚于前。后延余治，诊得脉皆迟而无力，余曰：本寒凉之原，今日虚火上炎矣。余将调顺阴阳汤为丸，病者见疑，旁人必驳[①]，余于方首案曰：延医者因目之患，立方者全无眼科之药，观者哂诸？后依方修合，服两料而痊。

耳

古人云：肾开窍于耳。

又云：精脱者耳聋。

又云：心通窍于耳，阳气上甚，是热也，故耳鸣。

愚按：古人之言耳聋，归于心肾二经。归于心，或忧思之过度，或郁怒而伤肝，且心主血，血不足则生热，气有余便是火，气火相连于三焦之地，逆之则上冲，历三焦

---

① 驳：家刻本作"阻"。

之经脉上巅顶，由耳畔而过，至耳之空窍内有气火急迫经筋，从兹而出，或如钟鸣，或如蝉鸣之不绝，耳内干燥红晕，多痒多垢，外之声闻从兹而入，两相冲击，自无闻焉。其脉必数而洪大，所以老人多耳聋者，血虚而有火，火助孤气之为热也。治宜养血、清热、破气之法。

又归于肾者，肾本寒脏，故寒之入，肾先受之，肾寒则掩熄命门之火，致经络皆寒冷也。而气血虽日行经脉，肾中之水亦灌溉，而无温暖之火以济之，则行巅顶、过耳畔皆寒冷之地，所以迟滞阻塞而度行有差，使内不通于心，外之举动、声闻何由而入也？其耳不响不痒，色干不燥，其脉必迟而有力，所以少年不病无故耳聋者，风寒之邪闭塞也。治宜温中散寒之法。

又有外因者，如相击打伤耳门，如被尖刺伤耳窍，或取耳撞伤者，皆难治也。

如心经者，考之《图经》，三焦之经自翳风穴至角孙穴，环耳而行。夫心脏居上焦之枢要，知心热根于三焦，治宜养荣、清热、通窍、分利之法。虽说是治而功缓，愚常于毫针用之数穴，多有效者，捷于药力之先也。

如肾经者，要知乎胃。胃，颊车穴、下关穴皆耳畔而过，治宜温中，流通血脉之法。

又有劳聋者，因真元之有损，劳力过度，所以勤作即发，治宜调养为主。

又有大病之后耳聋者，气血两虚也，宜调补之。

又有大怒伤肝耳聋者，宜养血平肝之法。

又有小儿脓耳者，乃溺湿郁久成热之故，久之浸淫糜烂成耳聋者，内宜分湿，外用燥湿之药为末掩之。

火：拟类大清热汤，拟类小清热汤，集录滋阴降火汤，集录凉膈散。

寒：拟类温中汤，通用拟类流气汤。

劳：拟类补肾汤，改正六味地黄汤。

针穴：

翳风穴：耳后尖角陷中，引耳中痛。《针经》：先以铜钱二十文令患者咬之，寻穴。

瘈脉穴：耳本后鸡足青络脉。《铜人》：刺出血如豆汁，不宜多，出针一分，可灸。

颅息穴：耳后间青络脉中。《铜人》：灸七壮。《明堂》：针一分，灸三壮，不得多出血，多出杀人。

角孙穴：耳角中间，开口有穴，《铜人》：灸三壮。《明堂》：灸八分。

鼻

古人云：鼻者，肺之外候。

又云：胆移热于脑，则辛頞①鼻渊。

又云：鼻热甚，出浊涕。

---

① 辛頞（è 饿）：证名，指鼻之頞部内有辛酸感，本证常见于鼻渊。頞，鼻梁。

卷之四

二四九

又云：气血俱热，发于鼻为鼻衄，甚则口耳皆出血。

又云：津液窒塞，气不宣调，故不知香臭，为齆^①也。至于生疮、息肉、流涕，皆是肺经受邪之害。

愚按：古人之言鼻病者，总归于热之一字，全不关之于寒，殆使后人不能无误也。历见鼻渊之症，与窒塞不通、不闻香臭，与鼻衄者，或年久频医不效，盖医家皆以血分为言，用四物养血、抑血之法，将鼻衄、窒塞等症概作热治，因株守古人之书，以热为规之误也。愚历诊以上等症，脉息十则十迟，用改正附子理中汤热服之，应手而效，则知是寒邪也何疑。惟浊涕、鼻齆、鼻痔者，当为热治，犹参脉理，分迟数，则寒热判焉。

其于热衄者，血出必带热，因烟酒过度，或椒姜无忌，致热邪煎迫而上出。其脉则数而洪大，治宜养血、清热、分利之法。

有虚热者，其人体本虚弱，或劳役辛苦而常发者，其脉数而无力，治宜滋阴、降火、抑止之法。

有凉衄者，衄出有期，或一月或半月一发，皆因素受寒邪，致使气弱阴强，衄出时必带冷，或脑中热，出入喉则凉，缘气弱不能敛血。脉必迟而稍有力，治宜益气分，温中收涩之法。医家每见鼻衄，便以四物汤、六黄汤相继而用，及至不效，则以芩、连、栀、柏清之，误于寒衄

---

① 齆（wèng 瓮）：鼻道阻塞，也指因鼻孔堵塞而发音不清。

者，出时更倍于前也。余于数者清之，寒者温之，皆应手取效，何疑于心而妨于手也。

实火：拟类大清热汤，拟类小清热汤。

虚火：拟类补肾汤，改正六味地黄汤。

寒：拟类血旺气弱汤，拟类自汗汤，改正附子理中汤，改正六君子汤。

一人年二十岁，家贫佣工，病鼻衄，无力医治，惟求草术得服之，而衄益甚。遇余视之，脉皆缓弱无力，独肺脉三至如丝，此虚寒之体，气弱不能敛血，致血长而气短，余用附子、干姜、吴萸、黄芪、白术、酸枣仁、远志、百合、紫菀、款冬花，三剂衄止，后则不复也。

一人年十六岁，病鼻衄，自八岁起延医调治，皆以四物汤、六黄汤，又或止血或涩血，非徒无效，而更甚焉。及后发时，昏迷闷绝，一月期来两发，方延余治之，脉得俱迟而有力，此孩童时日任贪凉，夜又失盖，致寒邪入脏腑经络，冰伤气分，血本未伤，因气弱不能敛血，血足则自流，与气齐而止也。治宜益气、温中、散寒，用四君子汤加附子、肉桂、干姜、枣仁、乌梅、羌活、独活，一剂效，八剂而痊，于今十载未复。

口

古人云：脾开窍于口。

又云：口疮者，五气之溢①也，名曰脾瘅，则热也。五味入口，藏于胃，脾为之行，故令人口疮，肥美之发，亦热也。

又云：口苦，病在胆经。

愚按：古人之言口病为疮者，以五味入口，湿热熏蒸而成也。窃思口疮多生于数月之婴儿，夫婴儿未接肥美，何五气之溢乎？观心之苗、脾之络通于口，手、足阳明之脉皆挟于口，则知婴儿之口疮者，母腹中之蕴热，又食母乳，乳乃气血化成，即肥美之甘类也。至于大人口疮则有虚实，实者，肥美过多，脾热冲口而发也；虚者，思想过伤，谋虑未决，神关心脾耳。实者，其脉数而有力，治宜清热、养血、分利之法；虚者，其脉数而无力，治宜滋阴降火之法。

又有满口浮泡，破皆黄水，或口外环疮，多痒湿流，此皆寒湿郁久为毒也。脉必迟而细弱，治宜内服渗湿之味，外用收水方。

又有小儿流涎者，口之内外湿淫不绝，致胸衣浸烂，但涎唾出于肾脏，此儿之生因先天之未足。试观流涎之儿，神衰体倦，行步多迟，则可知寿数非长也。

热：拟类大清热汤，拟类小清热汤。

寒湿：拟类升湿汤，拟类渗湿汤。

---

① 溢：原作"溢"，据《素问·奇病论》改。

口疮、脓耳：用寒水石、海螵蛸、黄柏、苍术、枯矾、黄丹为末，搽之效。

齿

古人云：肾衰则齿豁，精固则齿坚。

又云：齿者，肾之标，骨之余也。

又云：经络中，足阳明之脉络贯于上龈，止而不动；手阳明之脉①络贯于下龈，动而不休。

愚按：古人之言齿者，根于肾脏。上牙床属胃，下牙床属大肠，则知齿如草木，着种于牙床之土也。其或牙痛、牙肿，本于床病；动摇脱落，咎于肾脏。虽然，齿肿疼痛当分虚实，实者，因烟酒之过度，或爆炙多嗜，热蓄于内，肠胃干燥，发之于上，牙床肿痛，龈肉淫烂。其脉必数而有②力，治宜清热、养血、分利之法；虚者，或色欲之过度，或忧思而神伤，煎熬血液，致肾水不能制火，火则上炎，牙床亦微红肿。其脉数而无力，治宜滋阴降火之法；又有寒凉之症久而虚者，气血两败，肾水枯槁，无根之火上游齿分，不知者以牙痛为热也，辄用凉剂而痛更甚，但床不肿而色淡白也。脉必迟而无力，治宜重滋阴分，后调阴阳之法。

实火：拟类大清热汤，改正白虎汤。

---

① 脉：原无，据上文补。
② 有：原作"无"，据医理改。

虚火：拟类补肾汤，改正六味地黄汤。

寒：改正八味地黄汤，集录金匮肾气丸。

一人年四十岁，病齿痛，饮吞皆苦，草术煎剂皆不效，投黄连、石膏而痛更甚，已数月矣。来商于余，脉得迟而无力，乃虚火上炎之象，加以思虑伤情，致君相二火并发，急以六味地黄汤去泽泻，加元参，倍剂而进则效，三剂而痊。询之其人，家贫色重之弊也。

一人年十六岁，睡中错齿之声惊闻邻厢。求治之法，诊脉得缓而沉实，因思上牙属胃，连头骨不动；下牙属大肠，嚼物者。下牙就上牙耳，则知是大肠之热也。询之大便燥结，药用四物汤加芒硝，一剂是夜齿不错而终止。

舌

古人云：心属火，心开窍于舌。

又云：厥阴绝者，则舌卷、卵上，不治。

愚按：古人之言舌病者，属于心火。舌卷、卵上，属于肝寒。斯言确也。盖心主血，血盛神壮则思虑周而言辞清，因热邪干犯，熬煎血液，则心烦而无主宰。且血不足则热又生，以热济热，任其猖狂之火聚于上焦，从口而出，舌当之矣。且舌乃心苗，脾、肝之络，然心主血，脾统血，肝藏血，是三经者无阴血以荣润，则脏腑干而经筋槁，火出上焦，病则舌肿满口，环口疡疮，烦躁口渴，咽喉闭塞，不利言语，妨碍饮食，疼痛难堪。斯时也，生死相关，急以排针砭血为上策，用药次之。脉必数而洪大，治宜养血清热，兼微下之法。

又言舌卷、卵上，属于肝寒。盖肝主筋，肝之脉又环阴器①而上，且书云：传厥阴者不治。然舌卷、卵上非但传厥阴，而直中阴经者亦有之，乃寒邪多聚下焦，寒则收引故也。其脉必迟而有力，或未进寒凉之味者，速以艾火于气海、丹田二穴灸之，接用燥热之剂，亦可挽回十中之半也。

热：拟类大清热汤，拟类小清热汤。

寒：拟类温中汤，改正附子理中汤。

疝

古人云：任脉为病，男子内结七疝，女子带下瘕聚。

又云：肝经有热，外被寒湿包裹，肝性急速而痛。

愚按：古人之言疝病，首出任脉一经，而以七疝归之。但人身中有十二脏腑之经络，又有督、任、冲、带四脉，乃经脉中之次脉也。详任脉在脐腹居中一线而上，两旁之分皆他经脉之所行，与任脉无干，且足走腹之经脉有五，多挟阴而上，岂不相干于疝，何独以任脉任之耶？

又言肝经有热，外被寒湿包裹而为疝。夫天地间之理，水盛则火熄，火盛则水耗，岂有水火并合，而热与寒

---

① 器：原作"气"，据医理改。

之相持者为疝乎？试诊疝者之脉，十者十迟，则知疝病阴也，寒也。且寒则先归肾，但肾与肝乙癸同源耳。病疝者必因肝肾之虚，而寒湿之邪得乘虚而归之，待两脏之气衰而发焉。睾丸者，肾之司也。筋包睾丸者，肝之属也。或卧而上冲，立则下垂，暖则痛减，寒则痛增，则知疝病为肝肾两经之寒也。在睾丸不动者，肝肾之筋病也。或动而上冲者，肝肾之经病也。夫疝之病本兼湿言，因坐卧湿地，或内湿下渗，致寒湿相连而成者。且寒则多痛，湿则多坠，是以病疝者故下坠而肿痛也。且此症多起于少年，为孩童时大人失于调护，或任久坐湿地，或溺布之浸渗而致者。察之方书，有七疝之名，又有诸疝之说，徒立其名。又古方中有用山栀子而效者，乃寒湿郁久成其假热，或得山栀而效，未必山栀能全功也。按疝之发时，或按之痛甚，或按之有声，或有胀痛者，或是碍事者，至病久者面浮肌黄，神衰食减。治宜温中、散寒、疏破之法。若久病而虚者，先调气血，继用攻补兼施之法。

又有言者，左为疝气，右为膀胱气。自古至今多从之，遗治之方，亦未见其功效。其睾丸本二，又言左丸属水，水生肝木，木生心火，三部皆司血，统纳左之血者，肝也；右丸属火，火生脾土，土生肺金，三部皆司气，统纳右之气者，肺也。按肾与膀胱为表里，病疝者诚在下焦之末。若以肺金而论，肺之分野在胸胁间，虽统于气，分布脏腑，近者不入，焉得远遗下焦足三阴之疆界者哉！且肺与大肠为表里，大肠司后之关，膀胱司前之分，何致以肺经之病移膀胱而不入大肠者乎？且十二经皆从两边发，气与血并归经脉中，流行不息，何以左为血，右为气，岂是气血之相离者乎？足见斯症当以寒邪凝结为主，少壮新邪，专攻是则；老衰久病，兼补为视。至言乎哉！

拟类寒湿汤，改正导气汤，拟类流气汤，拟类调顺阴阳汤。

一人年二十岁，病疝气，肾囊如瓜，肾子如蛋，而疼痛，神衰，精滑，已二年矣。商余治之，脉得迟而稍有力，余用黄芪、白术、附子、干姜、厚朴、半夏、二活，连进十剂，肾囊未效，惟精神爽，精滑止，接以黄芪、白术、香附、川芎、当归、官桂、吴萸、乌药、青皮、牛膝、枳壳、槟榔，清水为丸，吞下十日而肾囊缩，肾子小，疼痛止，吞完丸药而方消平。

梦遗精滑

古人云：皆责之心、肾二经之火而致者。

愚按：此症当分虚实，实者，年壮气旺，旷夫①无制，所欲不得，日有所思，致夜有梦，梦中有及交情而泄者，有未及交情而泄者，或有意淫之念太过，火迫精府，致精元离舍而留伏中途，日动而阳气司主，夜静则阴气运用，

---

　① 旷夫：指未婚的成年男子。《孟子·梁惠王下》："当是时也，内无怨女，外无旷夫。"

推动伏留之精而出者，此为实火也。其脉必数而洪大，或两尺独洪大，治宜清热分利，兼益阴之法；如虚火者，或少年时常多自败，又或色欲之过度，致使肾脏空虚，虚则不能上交于心，心无荣润则不能下交于肾，肾败火炎，煎熬既亏之水而易泄也。又有劳役之夫，筋骨竭用，气血两亏，则肾中之水难以变化而应酬，日输月给，自然空乏，必成虚火劳瘵而致精脱者。二者之脉必数而无力，治宜滋阴为主，兼以养心，平虚热之法。

又有诵读过度，心劳神疲，心无主摄，气弱难提肾脏之精而泄者；又有失志之士，思虑惊愁，煎熬血液，真阴亦伤而泄者，治同前法。以上之症，或服药而不效，致百法之难疗，速以天王补心丹，力不足者，除人参，加黄芪一料夜服，接以改六味地黄丸一料早服，如再不效，接以补中益气汤重加收涩之味，并改六味共一料，亦可验也。诚果不效，遂委之命也。

又有虚寒之体，命门火衰，肾脏寒冷，加以气虚下陷，且命门之火乃生气之原，所以当房欲之际而亦难迎，必致愈虚而愈泄也，此为精滑者言也。

又有虚寒之体，误服泽泻伐肾之味，或本肾病，误服分利之品，又或菜蔬之性，内有克肾滑泄者。上症之脉必迟而无力，或缓而小弱，治宜补中益气汤加温中兜涩之法。

再梦遗、精滑，分为二端，不可混治。梦者，梦中见影而泄者，火强之害也；遗者，不梦而自滑出，下陷之病也。梦者清之，滑者提之。

实热：拟类补血汤，改正黄连解毒汤。

虚热：拟类补肾汤，改正六味地黄汤。

劳心：拟类补心汤，集录天王补心丹。

下陷：拟类补气汤，集录补中益气汤。

一人年二十岁，病遗精，形骸消瘦，精神疲倦，有二载余，诸医不效。遇余诊之，脉得三至，按之沉实，但沉实当为热伏于内，今三至者，只作得一时寒邪蔽之耳，此中桂、附之热也。答曰：于二年前害病，服药多而未效，有一医者改用桂、附而效，计服附子十二两，肉桂六两，前病虽却，继成此患。余用熟地、黄柏、丹皮、泽泻、龟板、女贞子、赤苓、龙骨、牡蛎等味，六剂而效，十剂而痊，接修丸料，保终不复。此案虽泻涩兼用，是因此症而施也。

癃闭

古人云：胞移热于膀胱，则癃、溺血。

又云：实则闭癃。

又云：有气虚，有血虚，有痰，有湿，有气结。

愚按：古人之言胞热者，考书中有胞门之句，胞门者，居当七椎，男子以藏精，女子以系胞，此乃命门，发则为火也，不致于癃闭。想手厥阴心包络居心之下，即膻

卷之四

二五九

中也，乃臣使之官，听君之主用，原与三焦为表里，何得有热移膀胱乎哉？或是三焦之热下流，浸于膀胱者有之，但癃、溺血者，实热也，其人或受酷日炎蒸，偏嗜辛辣爆炙，亦膀胱先虚，致各经之热从下归之。言血者，血因热迫则难安，经络亦从下出也。病则点滴难出，频频欲出不出，或出溺窍涩滞而痛。其脉必数而有力，治宜养血、清热、分利之法。

若言气虚闭者，气虚则下陷，致小便之常渗，且气虚则寒，何热之有？

若言血虚者，血虚则热生，是虚热也。病当烧热，或便短者有之，何致癃闭耳？

惟言痰言湿者，缘脾胃虚弱，寒湿伏留，积久成痰，渗漏下焦，妨碍空窍者有之。或胀闷不舒，或小腹按之冰冷，或点滴而来，或来多而歇久，或不多而频来，或不疼痛而面白体软，症多怪异之形，亦不致癃闭之甚也。其脉多迟而滑，或缓而弦弱，治宜散寒湿，消痰分利，微兼温中之法。

若言气结者，则气旺也。如气果盛旺，而气有余便是火，当过行经络，如奔走之过行程途，何有停止闭塞之理乎？是气弱者则虚寒生，未能充溢于皮肤，使风寒之邪易于乘虚而入脏腑、经络、筋骨之中，久之气血被伤，周身寒冷，邪归下焦，由膀胱而出。但膀胱之窍孔受容便出，今加寒邪下归，壅塞于窍孔之内地，则自然路狭道窄，妨溺之有阻而不能出者，几何不胀满乎？此冷结也，非癃闭也。愚多历此症为医之惑，辄用凉剂，致使病冷淋者日益深也。其脉必迟而有力，治宜温中、散寒、破结、分利之法。

热闭：拟类大清热汤，拟类小清热汤，拟类小下汤，集录八正散。

湿痰：拟类湿痰汤，集录半夏天麻白术汤，集录导痰汤。

冷闭：拟类冷闭汤，拟类温中汤，改正附子理中汤。

淋附冷淋

古人云：诸淋者，皆由肾虚而膀胱热也。

又云：心肾气郁，致小肠膀胱不利。

又云：淋有五证。

愚按：古人之言诸淋者，皆由肾虚而膀胱热也。夫肾虚则水涸矣，当为虚火上炎之候，岂甘伏于下乎？夫淋者，由嗜食爆炙，椒姜味爽，使热归下焦，膀胱燥结，且膀胱与肾为表里，虽同为津液之府，实是仰肾宫之水以濡润之，而膀胱得和耳。且膀胱与肾舍列，膀胱有热，肾皆同也。既肾燥热水涸矣，又焉有余汁分及膀胱乎！膀胱本受三焦之燥热，又乏肾水之荣给，几何不成为淋者乎？病则小便短少，涩沥而痛，或牵引少腹而痛，皆干燥之愆也，色多浑浊，或兼鲜血，或便淡红不绝，乃热迫中焦，致使将化之精元未能全归脏腑，渗漏下焦之末，同小便之总路而随出也。其脉必数而有力，治宜养血、清热、分利之法。

又言心肾气郁，致小肠膀胱不利。然心虽与小肠为表里，岂心有病而不自病，反移于表乎？肾虽与膀胱为表里，岂肾有病而不自病，反移于表乎？且观图像，小肠下口则连大肠上口，膀胱顶于二肠之交界处名分水穴地，兼渗水湿而入耳。膀胱并无上通之路，而大小肠本道路相通，何心肾之气郁不入通路之小肠，而反入不通路之膀胱乎？总而言之，热入下焦，则肾与大肠皆有兼证。

又言五淋者，气、血、膏、劳、石也。皆徒立名耳，只以浅深别之，气淋、血淋者，热之新也；膏淋、石淋者，热之深也；劳淋者，热之久而虚也，所以勤劳则发焉。其脉必数而稍有力，治宜养血、清热、分利之法。

历观淋症之中多有冷淋杂焉，惟冷淋之源最深，病亦最重，其形似热淋，常使医家惑略认为热淋，黄芩、栀、柏方中首选，石膏、黄连相继而用，使病冷淋者凉上加凉，日益深矣，为不能挽回者几许，呜呼痛哉！是故表而出之。曾业医三十载，常经山乡僻野之所，值夏炎时，日常穿衣，夜犹被絮，倘然阴寒袭体，其在男妇老幼，躬耕田亩，拮据山场，或劳倦而熟睡，或衣单与失盖，或口渴而辄饮凉泉，或性寒之黍稷以为常餐，种种寒因，入经络达脏腑，久之气血被伤，筋骨寒冷。且寒入则先归肾，而膀胱与肾为表里，膀胱寒，缘肾先寒也，病从下焦而发，冷淋见焉。病则肢体酸软，精神短少，腰痛背曲，少腹痛胀。其脉是迟而有力，或病之深而久者，脉存二至半之间，治宜温中、散寒、益气、渗湿之法。

再将热淋、冷淋细分之，以便临症者不惑。热淋者，其脉数；冷淋者①，其脉迟。热淋者，其神躁；冷淋者，其神疲。热淋者，痛则涩滞而便短少；冷淋者，或微痛，或不痛，而多胀满，便则清长。热淋者，便出时尿管热痛；冷淋者，便出时尿管冷。热淋者，兼鲜血，火迫血之离经也；冷淋者，或微红，或有瘀血，或成块紫黑，因脏腑寒之极，不能相留而下也，若冬时之严寒，水凝冰坚也。

热淋：拟类大清热汤，拟类小清热汤，改正黄连解毒汤。

冷淋：拟类温中汤，改正附子理中汤。

劳淋：拟类心肾两补汤。

一人年二十外，病热淋已两年矣。医者皆以八正、五苓、导赤等散，未离于口，亦有微效于顷刻。及延余治，告以二年之前食胡椒烹鲤鱼，饮烧酒而起，诊得六脉数而洪大，余曰：病至此亦深矣，岂止一餐之鱼酒而致乎！必数年之前爱饮早酒，空心之热性入于肾脏也。病者曰：诚

① 者：原无，据上文补。

然。余用生地、当归、白芍、丹皮、滑石、赤苓、女贞子，数剂而效，接修丸料而痊。

一人年三十岁，病少腹痛胀，小便时疼痛更甚，医作热淋治之，致病日深。延余治之，脉得迟而稍有力，此冷淋也。用桂、附、干姜、吴萸、二活、厚朴、黄芪、白术、香附，四剂效，八剂痊。

一人年六十岁，佣工劳苦，病淋已三年矣。诸医作热淋治之，不效，又一医曰：汝老矣，药不能效，惟饮凉泉，庶乎可矣。病者曰：伤心哉！我于六月间曾饮凉泉有二桶许，于今病更深矣！后延余治，脉得迟而稍有力，余曰：此冷淋也。乃风寒之邪入筋骨脏腑之深而久也，又服凉药过多，又饮凉泉冰凝，此病难以收功。病者哀求，余用附子、干姜、黄芪、白术、当归、川芎、香附，数剂虽效，终不能收其全功。

一人年四十岁，病小便闭塞不通，已十日矣。延三医在堂调治不效，病家之戚属荐余，邀越二十里，至病者之家，三医云：以五苓、八正、导赤三散参而用之，俱不效。至病者内室，仰卧于床，腹如载箕，胀痛难当，叫号之声闻达邻厢，诊得脉来迟而有力，余曰：此冷闭也。乃风寒之邪入深而久，冷气结塞下焦，留于膀胱之小便内窍耳。余用附子、干姜、槟榔、牛膝、枳实、青皮、乌药、赤苓、车前、滑石等味，一剂而进，顿饭时小腹内有响声，又移时小便出如涌泉，约小桶许，腹消平，便起床，举止如常，深服余之治病何其之捷也。

便　浊

古人云：小便浑浊，皆属于热。

又云：酒色过度，心肾虚弱，不能管摄精元，是以清浊不分而白浊下也。

又云：脾胃中湿热、湿痰下流，渗入膀胱，致使便浊，或赤或白，而浑浊不清也。

愚按：古人之言小便浑浊者，皆属于热。岂知小便浑浊亦有寒湿郁久而为热也。

又言脾胃中湿痰下流，渗入膀胱，致使便浊，赤白不分。夫脾胃居中，膀胱居下，间隔小肠，设果是脾胃中湿痰流下，必由小肠之要路，然后分渗于膀胱，且小肠之下口即大肠之上口，膀胱所接无非气化而入，若湿痰渗入膀胱，岂舍大肠之通路而不顺流乎？或提胃中湿痰渗入膀胱，犹可以言，若作脾中湿痰渗入膀胱，夫脾在肠胃之外，湿痰乃有形之物，何法入得肠胃之内，又转其弯流入膀胱者乎？

又言心肾气虚，色欲过度，不能管摄精元，是以清浊不分而赤白下也。若是心肾气虚，精元不固，下渗而出，是出自精窍，非出溺窍也。是遗滑之精病耳，非膀胱之溺病也，渐成虚劳之候矣。

愚观便浊之病，微患也，或服药而愈者，或不服药间有愈者。诚心肾既虚，则肾之精元自给不及，何得有余汁渗入膀胱乎？考两枚之肾附挂脊骨，膀胱列之于前，有下口而无上口，因蒸渗而入焉。彼两经所处，中有大肠间隔，脂膜如墙垣，而肾之精元何由渗入于膀胱乎哉？思人之饮食入胃，脾为磨化，轻清者为精汁化气血，重浊者为滓粕流居小肠，而小肠下口分水穴间，膀胱顶焉。又有稀坚之分，坚者过大肠为大便，稀者蒸入膀胱为小便。按浊之由也，因脾土之虚弱，磨提轻清之汁不清，致轻清中又有微浊混然，虽布脏腑，脏腑受其清而还其浊，浊乃无所归而偏渗下焦，从空处流散，归于小便之末路，同总门而出。人以为小便中出，认为膀胱及肾之病也，误矣。然此病男为浊，女为带，考之经书，人身中有带脉一条，形如束带，又言精气累滞于带脉。以愚度之，非也。夫带脉固有之，在皮里膜外，今精气下渗，上逆入皮里膜外，转其弯又渗乎？病名带者，缘浊物一线而出，其形似带，因而名之曰带也。又有赤白之分，白者，已化精汁之余浊；赤者，未全化精汁之余浊。言赤者，非如血色之鲜与红，不过微红之混浊耳。是以浊带皆一也，治之者何必之分为二哉？其脉多缓而无力，或迟而稍有力，治宜理脾胃，微加温中，仍参以升提分利之法。

拟类便浊汤，集录补中益气汤，拟类渗湿汤，拟类分利汤。

小便遗溺

古人云：膀胱不约，为遗溺。

又云：肝肾二经之虚，亦遗溺。

又云：溺者，借心肾二气之传逆。

又云：三焦气虚，亦遗溺。

愚按：古人之言小便不禁者，皆责之虚也。且如膀胱之腑，有下口而无上口，倒悬小腹内，而溺藏之不漏下者何哉？试观器之贮水，倒悬之必倾空而出，盖溺之蓄于内者，由肺主气，布行三焦，输运调和，则举提膀胱以安藏焉。欲便时，必以三焦之气努力下送而溺出焉。其小便遗失者，皆由中气不足，气虚则虚寒生，致膀胱之寒冷，则不能约束水液而遗矣。形多软弱，精神短少，其脉必迟而无力，治宜益气、升提、温暖，兼滋肾水之法。

又有虚热者，因肾经之不足则虚热生，难以滋润膀胱，未必致不禁，或屡出而短少也。其脉必数而无力，治宜滋肾水、降虚火之法。

又有老者小便多，皆少年时纵欲之过，老来时当下元衰败之际，自然小便多而频也。或出后有余溺之牵长不收，则中气虚弱之征也。

又有孩童之日多遗溺者，因年未及壮，肾尚未实，膀胱亦未曾足，所以遗溺多而频也。或有遗溺之少者，盖受先天足，元神强也。孩童遗溺亦有多方，治宜益气分，温补下元，兼缩小便之法。

又有实热者，因烟酒之过度，或酷日蒸晒，热蕴三焦，遗于膀胱，迫干津液，虽有气化之液归焉，而所出之道路枯涩，致热蓄之，溺出时自然疼痛迟滞，或屡出而短少。其脉必数而有力，治宜清热、养血、分利之法。

又有风寒之深偏及下焦，致膀胱寒冷，常使不禁者有之。其脉必迟而有力，治宜温中、益气、升提之法。

拟类中气不足遗溺汤童子亦用之

虚热：拟类补肾汤，改正六味地黄汤。

实热：拟类大清热汤，拟类小清热汤。

风寒：拟类温中汤。

一人年十六岁，病小便点滴频数，服分利之品皆不效。延余治之，脉得七至而无力，此乃先天阴分之不足，余用生地、当归、白芍、丹皮、元参、木通、车前，再观其貌，面白目大，气分亦不足，兼用升麻四分、柴胡四分，一服而效，二服而痊。此案虽分、升并用，乃因症而施也。

垢

愚按：垢之为病，或小便之前有二三点如米饮而滴出，或小便之后有数点之余遗，或小便不清而常浑浊，或凝结于马口之前，微碍小便之便利，此乃三焦蕴热，遗渗于下，从小便之总门而出也。又有身强肾健，常服桂、附燥剂，霸术固涩，致令肾热蕴于下焦，亦从渗出。人多认为精病，或认为浊病，皆非也。犹如汤罐底，火邪迫之而结白垢也。其脉必洪大而有力，或数而有力，治宜清热、养血、分利之法。

拟类大清热汤，拟类小清热汤，集录五苓散，集录导赤散。

秘　结

古人云：肾主五液，肾实则津液足而大便润，肾虚则津液竭而大便燥。

又云：年高血少，津液干枯者。

又云：体虚之人，摄养乖方，助火迫血而致者。

愚按：古人之言秘结者，统言肾与血也。究其病源，自有由来，或因炎日邪蒸，或辛辣无忌，或烟酒过度，或畏寒烘燎，日渐月累，精、津、血、液为煎迫，则肠胃枯涩，魄门秘结，内则坠胀，外见烧热，其脉必数而有力。古人立以承气汤主之，未尝不善，只是血分既亏，施此劫夺之方，恐通后又秘者有之。宜加养血之品，使肠胃荣润，则热蕴之邪不劳而自下也。余历枯燥之甚者，重养血而兼下，倘然通后又秘，屡通屡秘者有之，令其食大荤，饮浓脂，然后通和而愈也。

又有言风秘者，风乃寒之轻也，岂有风吹入肠胃中之秘乎？或热极成风燥，即是血枯也。

又有言气秘者，但气旺则血亏，血不足则生热，气有余便是火，亦从热治。

又有寒秘者，乃贫寒之士山野偏居多有之，因勤工力竭，贪凉熟睡，使风寒之邪静入经络脏腑，肾水为之冰凝，水寒火衰，不能温达脾土，虽日食变化之糟粕，无温暖之气以传送，犹然停滞肠胃之不能出者。其脉必迟而有力，治宜温中散寒，其便自通。但热秘者，身体热，心烦躁，内多胀坠，脉必数而有力；寒秘者，身不热，心安静，精神疲，内不胀坠，欲大便而不出，脉必迟而有力，以此为别。屡见治斯症者将寒秘认热秘，概以大黄、芒硝克伐肠胃，黄芩、黄连凉伤脏腑，使寒冷之躯更结更伤矣，诚何心哉？

又有先天未足，气血两虚之体，或二三日或四五日一大便者，便时又艰难迟滞，亦似秘结，此乃气弱不能传送，血虚不能润肠。其脉多缓而细弱，或五至而沉细，宜大养气血，使流通于肠胃之间，切勿以硝、黄辈而夺之，只图以一时之畅利，而致阴阳之更亏也。

热秘：拟类大下汤，拟类小下汤，改正承气汤，改正活血润肠生津饮。

寒秘：拟类温中汤，改正附子理中汤，改正小续命汤，改正大①秦艽汤。

---

① 大：原作"小"，据文义改。

气血两虚：拟类调顺阴阳汤，改正八珍汤。

一人年四十外，为木作①，病大便秘结，腹微痛胀坠。诊之脉得数而细坚，本烟酒过度，迫干血液，肠胃枯涩耳。病者曰：诚然。且烦躁神狂，食减肌瘦。余用四物汤去川芎，加大黄、芒硝，一剂而下污秽及鲜血数点，次日又秘，如是者三通三秘。余曰：肠胃枯之极矣，树皮草根不能透润也。着食大荤约五六斤，方通如常。

一人年五十岁，本业兽医，病秘结，却身静心平，内亦不胀坠，惟大便不解，已七八日矣。自用承气汤，三通三秘，意言着急。延余商之，诊得脉来三至，迟而有力，此风寒之邪久居脏腑，是为冷秘也。余用附子、干姜、二活、厚朴、香附、麻仁，一剂而通，三剂而平。

脱　肛

古人云：大肠热甚，或因润泻及用力过多，或因叫呼，或大下后，或久痢，努出脏头也。

又云：肺与大肠为表里，肺经蕴热则肛门秘结，肺经虚寒则肛脱出，久则下陷而滑脱也。

又云：血虚、血热之分。

又云：属气虚有热。

愚按：古人之言脱肛者，言大肠热，言润泻，言用力

① 木作：木工，木匠。

多，言小儿叫呼，言下，言痢，脱肛之症尽于斯矣。但言肺与大肠为表里，然表里者，如内外，如邻厢，皆能相近相亲也。按肺居上，大肠居下，隔有心、胃、肝、脾、小肠五重之远，能越之而成表里乎？言肺之蕴热、虚寒皆移脱肛，既肺中有热，本经何不自病，反历几许脏腑之相隔以移大肠乎哉？

又言血虚、血热之分，但血虚则热生，何分之有？

又言气虚与热，但气虚则虚寒生，何热之有？

观夫病至脱肛，大关之司不利也。只以热脱、寒脱之殊，如热脱者，缘三焦之地，脏腑舍焉，而外热之邪蕴蓄已久，血分亏伤，众脏腑之中缘大肠原已先虚，则三焦之邪乘其虚而下归之，使气血之偏胜，不能敛其肛门而自脱也。其脉必数而洪大，或五至而沉实，治宜养血、清热、升提，兼涩兼肾之法。

如寒脱者，其人素受寒邪，或叫号而伤其真气，或诵读以损元阳，气伤则必下陷矣。又或生来中气不足，则后天脾胃少健运以相赞，致使中气益衰，成其下陷者有之，皆致脱肛之患也。其脉必迟而无力，治宜补中益气、温托升提之法。

以上之症虽是各经之患移于大肠，虽大肠之先虚，实因肾水之有亏，所以未及遍给肛门之司合也。

又有孽病而脱者，治亦升提收涩之法。以上之症治之若效，兼心固元紧敛，常服之为杜耳。

热：拟类升提汤，拟类小清热汤，集录补中益气汤。

寒：拟类温中汤，改正附子理中汤。

历节风 又名白虎历节风

古人云：历节风是气血两虚，由饮酒腠理开，当风所至。

又云：风、寒、湿之邪气遍历关节，与气血相搏而痛。

又云：湿痰流注。

愚按：古人之言历节风者，由于气血两虚，风、寒、湿袭之而成。此皆病已成之言，未及致病之原也。若是气血两虚之人受风寒之邪，当时病即发作，何待历节于经络深而久也？原因风寒之邪入于经络筋骨之间，气血未虚，犹藏伏而不发，及致年深日久，气血伤矣，邪胜于正而病发焉。但人周身中气血本流通不息，邪之久也亦杂附于气血以流行，致关节中痛者，盖关节乃转弯曲折之处，经筋松软之地也，譬如地中之水，性皆顺流而前奔，一遇坎窟，必冲击暂停而后复流耳。然风寒之邪杂气血中以过关节，亦如流水之过坎窟，冲击疼痛，其理势同也。病形则筋骨坚硬，屈伸不便，精神渐减，胃口衰弱。其脉必迟而有力，治宜流通血脉，兼除寒邪之法，自然见效。常遭粗工守以风寒为治，发表升散，又或草术单方克伐之性连投，则已伤之气血更着伤矣。盖风寒之邪欲出时，少气血流行以相送，反着而不去，多有愈服药而病愈剧也。

再按：人身中气血根于肾水，变化以相灌溉，先被风寒之伤，继逢药饵之克伐，令气血更伤，肾亦竭也。肾竭，水不能制火，病则变症多端，或五心潮热，精神软弱，或憎寒壮热，胃口衰败。脉本迟而今变为数，按之无力，治宜滋阴降火之法。所以此症女人多有之，因产后亡血，风寒乘之，致使经筋阻滞而痛也。

又云湿痰流注者。人身经脉之中原有液汁附气血以流行，因脾胃衰薄，分渗烦艰，积饮成痰，既气血被风寒之伤，而附行之液汁为之阻滞，亦成瘀成痰，杂合流注经络之中，自然历节疼痛，何惑之有？其脉或迟而滑，或缓而弦弱，治宜流行气血、理脾消痰之法。

风寒：拟类大中风汤，拟类小中风汤，改正大秦艽汤，改正小续命汤。

血虚：拟类补血汤，拟类补肝汤，改正四物汤，改正六味地黄汤。

湿痰：拟类湿痰汤，拟类渗湿汤，拟类分利汤。

一妇人年及五十，病周身疼痛，昼夜无安，食减神疲，诸医不效，已三四年矣。一日发来更甚，延余治之，脉得缓而且弱，作以气血两虚，兼痰而治，用黄芪、香附、当归、川芎、半夏、青皮，微着大黄、芒硝，一剂下痰涎碗许，疼痛减半，仍以原方除硝、黄，倍半夏，数剂而痊，后数年未见反复。

鹤膝风

古人云：鹤膝风者，其病肘膝肿痛，臂胻细小，形似鹤之膝而名之也。

又云：腿胻枯细，谓之鼓槌风。

愚按：古人之言鹤膝风者，咎于风寒也。但得斯疾亦非一朝之患耳，缘其人干于风寒之邪，伏于脏腑筋骨之间，久久气血亏伤，经络寒冷，命门火衰，肾水冰凝，不能温养乎骨节，及足之胫肉先衰，邪向伏于曲折之处，是以病则脚膝筋坚，喜温畏寒，行步艰楚，脉必迟而无力。斯疾也，亦因下元不足，更遇风寒，经筋更伤也。治宜理气活血，滋肾舒经，散寒缓调之法。得斯症者要早治，或偏于草术单方，迟延岁月，气血枯槁，肾水将竭，寒症变火，火烁肌肉，臂胻日渐细小，病则潮烧骨蒸，数脉见焉，谓之鼓槌风是也。治宜滋阴养气血为先，次参症而调治之法。

拟类小中风汤，拟类小温中汤，改正大秦艽汤，改正顺风匀气散。

鼓槌风：拟类补肾汤，拟类补血汤，改正六味地黄汤。

颤振 即战栗瞤动

古人云：胃虚则脉虚，筋脉懈怠。

又云：寒气客于皮肤，阴盛阳衰，故振寒战栗，宜补阳。

愚按：古人之言颤振者，归于筋脉之虚。又言寒气客于皮肤，宜补阳。二者皆言病之发也。夫病之发，有由来矣。历观大病之后而成斯疾也，又有燥热之症，医者未明脉理，难辨症候，妄投药味，致伤筋骨，延蔓日久，气血更伤，益不能荣润筋脉，则筋脉不能约束乎骨，而骨无由管摄，自然振掉动摇，难于把持器物掉用之便利也。其脉数而洪大，或数而无力，治宜滋肾水，养荣血，壮筋骨之法。

又言寒气客于皮肤。客于皮肤者，微浅之分，病致颤振，筋骨摇动，病亦深矣。则知寒气实客于经络筋骨之间，骨受其寒则冰凝而僵，筋受其寒则气血流行涩滞，亦致筋脉不能束敛其骨。又或久伏之寒邪发从脾胃二经，脾胃者，四肢之原也，亦自振掉动摇而不能手足之舞蹈也。其脉必迟而有力，治宜温中散寒，强筋壮骨，益气血达于四肢之法。

其言宜补阳者，则知气弱矣。气弱则虚寒自生，而筋脉少元阳之充备，自亦难遍于循环之度焉，不能把骨应运于身躯也。其脉必迟而无力，或缓而细弱，治宜补气分，温虚寒之法。

血虚：拟类补血汤，拟类补肾汤，改正四物汤，改正六味地黄汤。

寒振：拟类温中汤，改正附子理中汤。

虚寒：拟类补气汤，集录补中益气汤。

风痹瘾疹　斑丹火毒

古人云：风痹瘾疹，风热郁于皮肤也。

愚按：古人之言风痹瘾疹者，归于风热郁于皮肤而发。若风热果郁皮肤中，人未尝不疾走远行，周身摇动，热气之冲发常有汗液渗流，由皮肤孔窍而出，既风热在皮肤浅地也，岂不随汗液出而偕泄乎？观夫风痹瘾疹，现于皮肤之间，其形红晕，或云头，或粟粒，或枕块，搔之则痒，痕形在干燥之象。盖皮毛乃肺之合，因肺中之蕴热久则血衰，热迫皮肤，而风痹瘾疹之患见焉。斯症与孩童之麻疹稍同，但麻疹发于六腑，亦热症也。愚见风痹瘾疹之脉皆数而洪大，则知脏腑皆有患也。虽从外入之内，伏蓄日久，又自内而达于外也。治宜养血、清热、疏散、分利之法。

斑丹火毒，古人之言亦热也。热积之久，发于皮肤耳。愚按：斑丹火毒甚者紫黑色，间有不治之症者。或因瘟疫之毒而发者，或因爆炙厚味，久炼烘燎，血液枯槁，脏腑蕴毒，发于外为斑丹也。人常神昏，口渴，胸结，便闭，烧热不休。脉必数而有力，治宜养血败毒之法。

又有寒斑者，其人素受风寒之邪留于脏腑，或女人产后风寒袭之，致使气血冰凝，亦发斑丹，亦有云头、豆粒，搔之亦痒，不成大害，常发常冒。其脉是迟而无力，治宜温中升散之法。俱此斑痕迹似热斑，惟以脉息中数与迟分之。

又有孩童因火烧于首，或火烧汤泡于手足，致成火疮，三年两载医治不效，株守以火毒治之。愚历斯疾之人，诊其脉多迟而稍有力，则知三年两载之久，火毒去矣。乃其子素受寒湿，郁久成毒，此毒从空孔出耳。故斯疾之形每多黄水稀脓，治为之理气血，散寒湿，后用生肌而痊。

拟类大清热汤，拟类小清热汤。

寒斑：拟类温中汤，改正附子理中汤。

脚　气

古人云：太阴之胜，大气内菀，流散于外，足胫胕肿。

又云：谷入多而气少，湿居下也。

又云：清气袭虚，病起于下。

愚按：古人之言脚气者，太阴之胜，是湿之害也。又言谷入多而气少，气少则脾土弱而磨化不清，则湿流下坠。二者，内伤之湿也。又言清气袭虚，病起于下。清气者，清湿之邪气，此外湿之伤也。

观夫脚胫有皮、肉、肌、筋、骨五者相把，乃坚硬形骸也，犹屋之柱，树之干，且非如脏腑之脆嫩而有运化日用之辛勤。诚饮食日生之元神，而脏腑、经络、筋骨均输之，今病至脚坚强之地，则受伤亦重而深矣，盖有诸内必形诸外者也。今将脚气之候分之，有外感者，有内伤者，有气虚下陷者，有大病之后者。

如外感者，其人本元阳之不足，不能充御肌肤，或冒雨湿浸，或涉水过多，寒湿留停，妨碍真气不能升提流行，则湿居下也。其脉必迟而有力，治宜益气分，兼行荣血升散之法。

如内伤者，缘肝肾久受寒邪，脾胃寒冷，分消失职，日饮水浆难全分利，移于经络，渗于皮肤，流行脚胫。或是奔走长途，致伤筋骨，外则肿满，如瓠如柱。或不仁之痹，行步艰难，内则筋骨疼痛，憎寒壮热。其脉迟而无力，或缓而细，治宜益阳、渗湿、温散、破壅之法。

如气虚下陷者，原其人气分未足，则脾胃亦弱，气虚则下陷，不能升提流行，脾弱则湿流渗于下，脚当之矣。其脉亦迟而无力，治宜益气、去湿、温寒、破壅之法。

如大病之后者，其人或乖于气分之伤，气虚则度行迟而留经络，为败气为滞气，当病时相杂为病也。至于病后，真气流通，则败、滞之气难留于经络，自然下坠脚间而出，类脚气也。其脉细而弱软，或缓而无力，治宜调气血，益脾胃之法。

外感：拟类升湿汤，拟类分利汤。

内湿：拟类渗湿汤，改正平胃散。

下陷：拟类寒湿汤，拟类渗湿汤。

病后：拟类调顺阴阳汤，改正八珍汤。

痹

古人云：风、寒、湿三气杂合而为痹也，其风气胜者为行痹，寒气胜者为痛痹，湿气胜者为着痹。

又云：以冬遇此为骨痹，以春遇此为筋痹，以夏遇此为脉痹，以至阴遇此为肌痹，以秋遇此为皮痹。

又云：众痹各在其处，更发更止，更居更起，以右应左，以左应右，非能周也，更发更休也。

又云：周痹者，在血脉之中，随脉上下，不能左右，各当其所。风、寒、湿气客于分肉之间，迫切而为沫，得寒则聚，聚则排分肉而痛，此内不在脏而外未发于皮，独居分肉之间，真气不能周，命曰周痹。

愚按：古人之言痹者，风、寒、湿三气之合也，有风胜、寒胜、湿胜之分，治之以轻重参酌用药。若论寒湿之偏胜犹可，若言风胜者，但风能胜湿，所以治湿之剂多用风味，则知风与湿不能并立于人身之中耳。

又言风、寒、湿之邪以春、夏、至阴、秋、冬而遇，则有脾、脉、肌、筋、骨之痹，又有众痹、周痹之分，又有肠痹、胞痹、血痹、热痹之说。在先圣贤可以辨别穷究，若后人不无歧路亡羊之患也。

窃思痹字之体，先从疾头，病症之常义，下用卑字者，卑下低深之义，容湿容寒之局，归于足之疾也。所以形症怪异多端，如麻木不仁，骨弱肉浮，肌肤淫烂，骨重不举，不知痛痒，行步难楚。此皆血脉不通，经络涩滞，气血不周者也。原其未病之前，因气血之本弱，虽流行于经络而失度未足，然后寒湿之邪得以乘间而入，至于年深日久，寒湿污邪相杂于微弱之真气真血，致离经停蓄而成败气败血，是内被伤而外不足之形见也。其脉必迟而无力，或缓而细，治宜调气血，散寒湿，温脏腑，兼分兼升之法。

拟类痹症汤，集录三痹汤。

女 科

古人云：任脉与冲脉皆起于胞中，循脊里，为经脉之海。男子内结七疝，女子带下瘕聚。

又云：带脉起于季胁，回身一周，其为病也，腹满腰痛，溶溶①如在水中。

又云：血满冲任匝月②行。

愚按：中古之士以女科叠出，致病皆与男子同，惟胎前、产后、带下、崩中四者之殊，仍有经期一说，只言不及期、过期之分，未穷其贮其来之因也。所言冲、任循附脊里，为经脉之海。考之《图经》，冲脉附③足少阴肾经而

---

① 溶溶：缓慢不能自收持。
② 匝月：满一个月。
③ 附：此下原衍"手"字，据医理删。

卷之四

二八一

行，夹脐上至胸中而散，则冲脉之亦短耳，其力亦薄焉，能大任乎？且附他经是走腹前，何言脊里？脊里、腹前有脏腑脂膜之间隔也。所言任脉亦循附脊里，何《图经》中腹前单行直上二十四穴之名在任脉者乎？

又言带脉起于季胁，回身一周如束带。夫女子之病常有白淫，似精似痰而漏渗于下，亦有赤者，通名为带。又有云风、寒、湿、热、痰流注于胞门，然带脉既居季胁之下，胞门者居当七椎之脊，女子以系胎，与带脉相去甚悬。思带之出路，若从精窍而出则是肾之元精，彼元精有几许而频出乎？若从溺窍而出则是膀胱中垢腻，此为下焦之热也。观女子之带病虽云虚弱而得，亦未见其形容之甚衰，其起居如常范。历诊带症之脉居迟者多，迟为寒，寒归脾胃，胃受水谷，脾为运化而成元汁，今脾土寒冷则运化之力减，虽勉为磨化，未得全清而归脏腑，脏腑受其清而还其浊，浊者下渗，从下焦空处流行，总归小便末路而出，痕若线牵而似衣带，当名为带也。所以治带病者多以理脾燥湿得效，何与风、热、气、痰之犯胞门乎？又迟为阴阳自不足，气虚下陷者有之，或兼升提，或兼分利，必以脉息参之，有力者当分，弱者当升耳。

又有血崩一症，言为劳伤冲、任二脉，又有言为气虚无约制，故令暴下若山崩。常历崩之为害，血之来也如涌泉而出，若溪涧常流，骇乎病深矣！其生也有限，何出之多耶？若以冲、任之伤，而冲、任藏血几许？若气虚无约制，是气虚则寒，寒则收引，何暴下之有？窃思崩字，若山之崩塌，重疾也，缘脏腑之伤也久矣。然脾统血，肝藏血，心主血，或思虑而伤于脾，或郁怒而伤于肝，或忧愁而伤于心，皆能耗散血液，元神亏伤，致脏腑不能管摄，血自离经而下，崩漏成也。且血虚而新热随生，虽日食新生之血，亦难全归脏腑之安也。既亡血过多之脉必数而洪大且涩，治宜滋肾水，养荣血，敛气，平虚热之法。常有急于取效，止涩之而暂止数日，过日如堤崩而莫能御也。

又如女子之经期不调者，自古迄今皆以调经养血，概以四物汤、地黄汤并用之，是二汤施之于血虚火炎者，不及期而来者当矣，若经闭若过期者岂合宜乎？经闭者，闭塞不通也。缘脏腑寒邪之侵，致成冷气冷痰，停结而成痞块，或附于肠胃之旁，或串于经络之间，如杯如拳，无时疼痛。斯时也，周身寒冷，筋骨无温，有冬无夏，万物何生。医者见之痞块，便曰血瘕，投以破血苦寒之剂，所以药愈服而块益彰也。痞块之脉是迟而有力，治宜温中散寒，流行气血，消磨之法。过期者，亦因寒冷，血分凝滞而期行迟也，色多淡红。其脉亦迟，按之无力，治宜补气温中之法。若概以四物、地黄辈而施之寒冷气滞、经闭不调者，反助阴而舍阳，则经愈闭而块愈塞也，何血脉有流通之日而能孕育乎哉？

世之言阴包乎阳为男胎，阳包乎阴为女孕，此说不合于理。观天之施雨露，地则承之以长养万物，若以阳包乎阴，岂地之有雨露令天承之长养物者乎？然言骨为父之遗，肉为母之长，却合阳生阴长之理，其中成男成女之萌芽，实天地造化之妙，虽明智者莫能明焉。愚度之，阴阳之合也，暂有强弱之时，阳旺者成男胎，阴厚者为女孕，未知合论乎否？但观鸟之卵生者，卵内之黄则成胎形，黄外之白则供胎食，壳脱时形骸全矣，毛羽未充，雌雄难识，实天地造化之机已分于先者也。

又女子之临产，斯时也，气血尽泄，生死之关，有难产者，有胞衣不下者，有血晕者，有恶露者，与夫杂病不相同者也。难产者，多系富足之家，勿劳安逸，供养太过，胎形肥大，以致气血凝滞，不能流通。若贫贱之妇，劳苦动作，无时安闲，则气血自然流通，临产时易于脱育也。又有在草①太早，用力过送，致有难产之患也；胞衣不下者，多因产时受伤，精神疲软，常就睡卧，瘀血浸入，致胞胀满而难出也。又或产时去血过多，气血两虚，不能传送，致胞衣不下者有之；血晕者，一时昏闷，不省人事，亦因血去过多，心无主宰也；恶露者，败血余污也，亦因真血去多，气分又弱，不能传送，致败血停留为害也。败血冲于肝则目暗生花，冲于心则如见鬼神，冲于肾则或淋或秘，冲于脾则腹痛而胀满，冲于肺则息逆不宁。又如横生、逆生、侧生、碍生，皆血去过多，气分之

---

① 在草：也作"坐草"，谓妇女分娩，临盆。

弱也。治以活血行气，更要者，重在收生之手也。

至于阴阳气合，人道之常，期望后嗣气力难。必有妻妾充室而乏嗣者，有家徒壁立而瓜瓞①者，此皆出于天然。又有望子之切者，易妻易妾而终无闻焉。又有贞娴之妇，却欲诵②经，无能孕育也。又有男子自病而归责妇人之不育，又有女子自病而致怨夫之无嗣。考雷公之遗言，男子乏嗣有六因：精寒空入不停留者，气衰易泄难就者，精元衰薄不充溢者，痰湿相杂者，相火炎炎易泄者也。女子不孕有十病：下焦胞冷者，气血两虚者，脾胃虚寒者，气郁肝虚心火败者，相火炎炎烧阳元者，肾水虚弱者，带脉无力于腰脐者，膀胱水湿即下焦之湿者也。愚历诊男、妇艰嗣者之脉皆是迟，按之牢坚，乃风寒入筋骨经络之弊，致男子则水寒火衰，女子则下焦胞冷，如春夏温暖则万物长养，值秋冬寒冷则播种何育。又有贫乏之徒，食不能充而精力不足者。遇之医家不能明白男、妇身中许多因由，只守其种子调经之法，不效则技穷矣。伤心哉！致使天下苍生立于世多有孤独之无依也已矣。

胎前：拟类恶阻汤，拟类胎动不安汤，拟类漏胎汤，拟类子悬汤，拟类子肿子气汤。

产后③：改正八珍汤<small>血晕</small>，拟类热瘀血汤<small>恶露未尽</small>，集

---

① 瓜瓞（dié 叠）：喻子孙繁衍，相继不绝。瓞，小瓜。
② 诵：家刻本作"调"。
③ 产后：原无，据上文内容补。

录补中益气汤_{子宫脱出}，拟类带下汤，拟类调经不及期汤，拟类调经过期汤，拟类调顺阴阳汤，夺命丹_{子死腹中}，胞衣不下_{用路上草鞋系之}。

又子死腹中，胞衣不下_{灸独阴穴，穴在足二指第一节宛宛中}。

一妇年及四十岁，有妊五个月，未识男女。延余诊之，脉得缓平，惟左尺三至无力，缘生育过多，肾当亏弱，虚寒有焉。妊是男兆，病将出耳，是下焦之咎。越两月，大便泄泻桃花色，延医不效，后一医用八珍汤加肉桂、附子，数剂而痊。

一妇年及四十岁，病呕逆体倦，不爱饮食而贪眠。余诊之，六脉虽缓皆弦，当为妊看，思之经曰：妊娠脉弦，后必大下，其胎难安也。且弦是厥阴肝经之脉，肝主第二个月管事，必然小产。随服养血安胎之剂，至两个月足，果然小产，血不能止，人事昏沉，困卧床褥，手足不能动移，身痛心烦，皆血之愆也。比诊其脉，数而洪大，是失血之脉见焉。药用生新、除瘀、平热，数剂污尽，脉却减平，身犹着床不起，更延医士从风投治不效，后仍商余，只以养血为是，不可更改也。后请卜士者曰：其人有血光灾，病至交秋，方可脱体。计服药三个月，并未见效，果至是年七月初二日交秋节，是日轻然起床，全无病容，整理家务，则知害病皆星辰之犯也。此妇系余戚属，故不避嫌细以尽医也。

一妇年三十岁，小产后污血尚未清，忽然头痛如破，烧热不休，沉卧于床，在垂危之候。延余治之，诊得六脉迟而无力，思之小产后血未清，脉当数而洪大，今日得迟脉，是受寒邪，治该先发表，后理血，看在危急之时，重用四物汤加干姜、白芷、藁本，一剂而头痛止，再剂而起于床。越数日病复，又延，脉又得迟，药用温散而效，接以四物汤加黄芪固表，使不再感而痊。

　　一妇年三十岁，病烧热不退，面赤身躁，胸板腹痛，神乱口渴。延余治之，脉得数而洪大，大便未通，余用生地、当归、白芍、丹皮、大黄、芒硝、枳壳、木通，一剂大便通，病减六七，仍以清热养血，三剂而痊。病家方言有四个月妊，延三医皆辞去，称余之稳当，余曰：非也，用药对病，病当之而退。药不对病，胎当之而害也。

　　一妇年三十外，潮烧咳嗽，心痛身痛，头昏食减，面浮而黄。延余治之，脉得七至而无力，乃产后血败也。用四物汤加丹皮、地骨皮、元参、知母、木通、车前，二剂后往视之，脉得四至为平，当为效矣，妇曰无效，余思前日七至，今日四至，何得无效？其夫亦曰无效。当时病妇靠立当门，鼻出清涕，举衣襟拭之，余曰：昨日曾在风凉处否？其夫曰：有之，昨日彼我在风巷中勤事，我身上似觉微凉，说彼病人衣单，恐受寒邪，彼即归房加衣，莫非此之凉也？更用参苏饮，姜、葱引以疏寒邪，后以原方十剂而痊。

男人无嗣，后有嗣，先病之误：

一人年及四十岁，两度妻房，自伤无子。向余言及情切，诊得脉皆迟而有力，余曰：寒邪久归肾脏，致使肾寒水冷，命门火衰，宜当温散，使肾强火旺，后嗣可必。信余治之，药用改正附子理中汤十剂，接修丸料服之，今数载中连得三子之效也。

妇人无嗣，后有嗣，亦病误也：

一妇年三十五岁，自二十五岁生一女后，腹内得痞块，未能再妊，妇之伯长亦业岐黄，自治数年不效。伯长一日就余旅邸，述妇之由而商之余，偕往，诊得六脉迟而有力，此风寒之邪入脏腑经络已久，致冷气冷痰结串肠胃之旁而成痞块，治宜温散，药用附子、肉桂、干姜、吴萸、厚朴、三棱、莪术，四剂而效，八剂而瘥，接修丸料，熬玉竹膏为丸，许以生育，但伯长不善熬玉竹膏，便以绿豆粉糊为丸，吞之半月而病复焉。再延余视之，告以不善调丸之故，余仍用前方十剂，代为修合丸料，今已数年连生二子之应也。

一妇年及三十，病咳嗽烧热，胸满食减，形如鬼录，已数月矣，乳旁又生一痈，疼痛难当。延余治之，脉得数而如丝，乃虚之极矣！而乳痈者，火烟之热也。余用熟地、生地、当归、白芍、丹皮、元参、木通、蒲公英、连翘、银花，二剂而效，再兼败毒散二剂而乳痈稍定，此妇畏药，后调理而瘥。

一妇年二十岁，有妊七个月，忽然周身浮肿，首、身、腹、足如柱，皮肤坚硬，疼痛叫号，已十日矣。延二医士，闻知妊妇皆辞去。后遇余治之，脉得沉迟而牢，余用水杨梅枝叶一斤、葱一斤共煎水，倾澡盆内从容蒸洗，即时痛止，移时肿消，上床安卧而痊。

一妇年及四十，病前阴内垂出一片，似猪肝色样，已八个月，二医士皆以补中、益气、升提不效，诸家书载皆以补中、益气、升提为法。后商余治之，脉得数而洪大，余用四物汤去川芎，加丹皮、酸枣仁、元参、麦冬、五味子、柴胡、升麻，四剂效，八剂痊。

小儿科

愚按：中古之士将小儿一科各姓自立一家，其于立言，概以食指侧面分风、气、脉三关为式，以风关为轻，气关为重，脉关为危，又以筋纹定症候，若珠形、蛇形、弓形、虫形等样之纹，分别小儿百病，愚未敢轻信也。观司幼科者，皆守筋纹为依，不分寒热，虚实莫辨，是将不能言之小儿竟作谜猜，所用丸散，几个呆方，幸而中者，惊夸名扬，其不中者，是寒热倒置，温凉失度，儿亡顷刻，莫能挽回矣。愚初习医，看至小儿科，学察筋纹，常将小儿食指侧面拭看，有纹透三关而无病者，或有危笃之际三关全无筋纹之透露者，以此见三关之不足凭也。考之《图经》，三关之分近手阳明大肠之经脉，商阳、二间、三间穴地，又手阳明之筋亦附近三关之路，是经筋并行其间而上。若认筋纹为主，考古人无筋纹立论主病者，若认经纹为主，而大方脉中以手太阴肺之经脉分寸、关、尺三部而定，惟反关脉从大肠经阳溪穴而定，以此言之，从三关者，从大肠之经脉也。但幼时从大肠之经脉，长大时陡换太阴肺之经脉，何一时之间则舍彼而从此哉？

又有中古之士将儿之部位为式，以青、白、红、黄、黑之色定脏腑之病，青、白、黑为寒，红、黄为热。此一论虽合于理，要明达者通于闻望，方能辨形容，通脏腑耳。况色亦有难辨之时，如儿之性纯善者，任视细玩部位中形色，如儿之性急者，见面生之人辄啼哭，面位皆红，何以辨色乎哉？此说只可兼而用之，不能为画一之规也。

又自古迄今，以小儿男看左手三关，女看右手三关。夫上古之书，男女脏腑一也，两手之脉皆同也，何幼年之男女有左右之分耶？又女儿十五岁诊脉又与男子同，岂一日之间女子之脉忽左右之掉换乎？究之何其荒唐者也。又有司小儿科者，每每称说小儿至十五岁方有脉可诊，未及十五岁悉以筋纹为准，殊不知有生之初自有血气之灌溉，经脉流通不息，诚无流通之脉，则无气血之流行，其儿依何之以长养成人乎？今姑为驳明，望同志之士当以脉为主，部位、筋纹合参而用之，则万举万当也，使不能言之儿免遭药饵之冤也。夫人生十六以上至百岁皆以四至为平，脉行经脉中，昼夜循环不息，惟老幼身有长短，长者合度，短者过行，所以婴儿之脉常七至者，身之短也。今参定小儿之脉，一二岁七至为平，四五岁者以六七至为平，九十岁者以五至为平，兼审脉中浮沉迟数，有力无力，则为病中之虚实朗然明亮矣！

观夫天地有寒热，人情有爱恶，且儿之出胎也，常有胎寒、胎热之躯，当其遇父母之富足，又值长胎，则爱上加珍，重棉厚絮，却日避风，或是胎热之体，则热上加热，几何不成急惊者乎？当其遇父母之贫乏，又值多子之秋，是为喜中不足，反增一忧愁耳，衣裳单薄，睡无温暖，或是胎寒之体，几何不成慢惊者乎？

再幼科书中皆以急、慢惊风立名。夫惊者，骇也，缘触物之声也。盖热之深，病将发矣，因之而惊骇也。以之立名可耳，以之立实则非也。又言惊风者，按儿之热症乃血枯干燥之象，干燥则筋急，有类乎风也。实风者，乃天地之凉气，与热何言？又言热极则风生，于天地间则有之，于人身中则未也。如人身中有热，热则干燥，风者，凉气也，使果热则生风之凉气，以热见凉则病解矣，何惊发之有？

又有急、慢惊风并症，但急惊者热也，慢惊者寒也，使寒热可以同病，则水火可以并合，而阴阳不足与分别矣！又有慢脾风之症，死在一刻之间而无救者。夫病死于一刻，则脏腑气血败于先也，岂只脾之一脏乎？惟慢惊者凉也，然风亦凉寒中之轻也，寒者凉之重也，稍合于症云耳。

俗云儿在腹中，有血块在儿之口，儿含之以饮血。然儿之在胎中，有包衣裹其身而无出入之路，惟包衣之口通于脐带，然母之气血浸润之而入，盖儿之口乃消血之路，血得从路而归之耳。

夫小儿之躯，大人亦由之而长大，何有二哉。无非脏腑未实，气血未充，筋骨未坚，经络未满，疾病大同而小异也，只以用药轻重之殊。今将小异者提明，如胎寒、胎热、急惊、慢惊、脐风、夜啼、走马牙疳、口疳之异也。

如胎寒者，面白唇青，呕吐不消，四肢厥冷，眉攒声细，内瘹①伤食等症。

如胎热者，目闭口疳，大便结，小便赤，体黄舌苔，热毒疮疡，赤游丹毒。

如急惊者，牙关紧闭，目窜唇红，反张搐溺，面黄口赤，鼻气热冲，大便结，小便赤。

如慢惊者，眼漫声细，面色白青，身肢厥冷，痰涎额汗，低头露眼，下利清谷。

如夜啼者，有寒热之分，寒者，脏腑有寒邪，则肚腹疼痛；热者，心肝有热，面红舌燥，烦躁喜灯，皆常

---

① 瘹（diào 吊）：小儿狂病。《博雅》："瘹，狂也。"

夜啼。

如脐风者，虽在七日之内，实由胎寒，加出胎日又受寒邪，是以病深，看脐有湿，口内臭恶气冲。

如五疳者，形瘦发焦，四肢枯细，肚大筋青，口干壮热，面赤心烦，眼生翳膜，喘急疮疥，足冷龈宣，腹满泄利，骨蒸盗汗等症。

如口疮、牙疳者，皆心脾之热也。口疮，热之浅；牙疳，热之深也。

琥珀抱龙丸 此方本王道药味，急慢等症从权之

胎寒、慢惊：拟类温中汤，改正附子理中汤。

胎热、急惊：拟类大清热汤，拟类小清热汤，集录大连翘饮。

胎黄：拟类渗湿汤。

哮：拟类小中风汤，改正麻黄汤。

喘：拟类调顺阴阳汤。

五疳：拟类小清热汤。

蛔虫：拟类虫心痛汤。

一女孩年七岁，吐血已二年，一月期吐二次，吐期二日为止，医治之，吐益甚。延余治之，脉得三至无力，此乃虚寒之候，生来气分不足，血分有余，气短血长，长则满而溢也。病在父之遗，非母之咎也。病家长曰：诚是明士，胎中之病已详矣！此女童系吾之孙女也，吾儿幼得弱症已亡，今媳孀居于内也。药用人参、附子、肉桂、干

姜、枣仁、乌梅，正在吐时，一剂而止，仍原方五剂而痊，于今十余年矣，未见复焉。

针灸二科

愚按：医家名目，计有一十三科，次第者，一针，二灸，三砭，四药。针有劫病之功，灸获回生之论，今人畏针之刺痛，惧火之焦灸，惟以大方脉乐而从之。按砭科者，砭乃玉石之类，出于东海三千里有山焉，名东峰山，产砭石之所，取之磨为利簪，刺病所之分，见血病愈，功效顷刻。于今迷失道路，石之不可得也已，至此科之失久矣。详夫《铜人明堂图》内，经络穴道，分阴分阳，寸节立名，有头上病而脚下针，有脚下病而头上取，有左病而右畔灸，有右病而左边寻，阳经之病阴经取，阴经之病阳经求，皆应手取效之功。审其病亦多而穴亦烦，及后之进者芒①难步艰，未能入而志疏矣。故略选数穴，使热症者针之以泻热，寒症者灸之以温散，诚能用之者，比大方脉之先捷也。望业歧黄者留心焉，则古人立针、灸二科之功不致遗亡也。

且如两臂顽麻，少海遂旁于三里；半身不遂，阳陵远达于曲池。肩井除两臂难②任，尺泽治五般肘疼。两腿风邪疼痛，环跳、绝骨；左瘫右痪难移，亦觅环跳。腿股筋

---

① 芒：形容众多。束皙《补亡诗·华黍》："芒芒其稼。"
② 难：原无，据《针灸大成·卷二·通玄指要赋》补。

酸，环跳、风市及阴市；脚膝肿痛，悬钟、二陵、三阴交。脚气经年内外踝，仍取昆仑并吕细①。

头痛眩晕针百会，头风头痛灸风池。头面耳目口鼻病，曲池、合谷为之先。

瞽目不开取肝俞、命门，目痛血翳审左右太阳。目昏不见，二间宜取；眵蔑②冷泪，临泣尤准。攀睛攻少泽、肝俞，泪出刺临泣、头维。

两耳聋闭，合谷、金门；听会、迎香，穴泻功神。

口㖞偏斜，颊车、地仓；牙齿疼痛，承浆、大迎。

咽痛时液门、鱼际，喉闭时少商、照海。

或针风，先针风府、百会中；或针痰，先针中脘、三里间；或针吐，中脘、气海、膻中良；或针劳，须向膏肓及百劳；或针虚，气海、丹田、委中奇；或针气，膻中一穴分明记；或针水，水分侠脐上边取；或针结，针着大肠泻水穴。魄户、膏肓能除传伏之尸，百劳、通里可疗心经之损。虚损须寻天枢，羸瘦却向三里。

七疝偏坠，大敦、太冲、期门；膀胱气痛，气海、照海、关元。胸胁腹痛，内关、飞虎；脾冷胃疼，公孙、中脘。

脾虚五谷不消，脾俞、膀胱俞觅；胃冷饮食难化，魂门、胃俞堪求。天枢理脾泄，中魁治翻胃。痢疾危际，多

---

① 吕细：太溪穴的别名。
② 蔑（miè 灭）：眼部分泌物堆积凝结。

灸气海、中脘；水肿水蛊，针刺水分、气海。阴陵泉开通水道，三里穴刺消蛊胀。

肿满偏身胀不宽，两大拇指缝中看。或足二指上寸半，艾壮多灸肿亦全。

痞块之穴用章门，根究须寻十三椎。各开三寸多灸左，两边块结两边寻。又法足掌用杆量，折半尾骨尽相当。两边各开如韭许，左右易燃是神方。又法足次指歧叉，左右易灸块亦消。

世间瘰疬最难医，左右易燃有风池。杆心比口双折则，手腕窝中四处量。又云颈项生核药无功，原络井俞会合参。随针病去真为妙，加上艾灸复何疑。天井、少海，瘰疬能消；五里、臂臑，病疮可治。

昔妇痫病二十秋，鸠尾、中脘二穴针，再加肩颙、曲池穴，健脾化痰收捷功。后溪鸠尾及神门，治疗五痫立便全。劳宫涌泉加针灸，何愁五痫不能除。鸠尾虽针五痫病，临时针发勿妄施。

卒暴中风，百会、风府；中风涎沫，人中、颊车。

肠鸣大便泄泻，脐旁二寸天枢；热秘气秘风秘，长强、大敦、阳陵。

五淋久积，血海、气海；白浊遗精，气海、三阴。肾虚梦遗，肾俞、心俞所司；遗精白浊，志室即是精宫。

脱肛百会、尾翳①穴，久脱鸠尾外丘收。肠风痔漏几人医，十四椎下穴当知。各开一寸针灸左，不拘新久效捷奇。长强、承山，肠风下血；人中、委中，腰脊疼痛。寒疟缠身，商阳、太溪；骨寒髓冷，灵道、至阳。

阴跷、阳维下胎衣，照海、外关须寻取。阴交、昆仑穴亦用，死胎速刺三阴交。

秋夫②针腰俞而鬼免沉疴，王纂针交俞而妖精立出。高皇抱疾未瘥，李氏刺巨阙而立醒；太子暴尸为厥，越人针维会而后苏。徐文伯泻三阴补合谷，生胎立下。尸厥，百会、隐白；梦魇，隐白、厉兑。发狂奔走，上脘、神门；狂言盗汗，气海、璇玑。夜梦伏尸，少商独灸；卒死暴绝，大敦称奇。灵台治气喘不卧之良方，至阳治周身寒冷之仙诀。脐风速灸然谷，瘿瘤须求浮白。肩井乳痈而极效，商丘痔瘤而最良。

妇女崩淋病日沉，膏肓、三里灸须求。产后血污浮肿候，亦针三里肿消除。

以上穴道，愚多用之而效，故录之附卷内，以便采用。

少海 心。肘内廉节后大骨外，去肘端五分，屈肘向头取之。

三里 大肠。曲池下二寸，按之肉起锐肉之端。

---

① 尾翳：即鸠尾穴。
② 秋夫：徐秋夫，南朝宋著名医家，善针术。

阳陵 胆。膝下一寸外廉陷中，蹲坐取之。

曲池 大肠。肘外辅骨，屈肘横纹头陷中，手拱胸。

肩井 胆。肩上陷中，缺盆上大骨前一寸半，以三指按之，当中指下陷中取之。

尺泽 肺。肘中约纹上动脉中，屈肘横纹筋骨罅陷中取之。

绝骨 又名悬钟，胆。足外踝上三寸动脉中寻，摸尖骨取之。

风市 胆。膝外廉两筋中，以手着腿，中指尽处。

阴市 胃。膝上三寸伏兔下陷中，拜而取之。

三阴交 脾。内踝上三寸骨下陷中，足三阴会。

昆仑 膀。足外踝后五分跟骨上陷中，有细动脉。

吕细 即太溪穴。

百会 督。顶后寸半顶中央旋毛中，直两耳尖。

风池 胆。耳后颞颥①后脑空下发际陷中，按引耳。

合谷 大肠。手大、次指指骨间陷中。

肝俞 膀胱②。九椎下两旁相去脊各寸半，正坐取之。

太阳 眉尖后。

二间 大肠。食指本节后内侧陷中。

临泣 胆。目上直发际五分陷中，正睛取穴。

头维 胃。额角入发际本神旁一寸五分，神庭旁四

---

① 颞颥（niè rú 啮如）：头骨两侧靠近耳朵上方的部位。

② 胱：原无，据医理补。

寸半。

迎香　大肠。禾髎上一寸，鼻下两旁五分。

颊车　胃。耳下八分曲颊端近前陷中，侧卧开口。

地仓　胃。侠口吻旁四分，如近下有脉微动。

大迎　胃。曲颊前一寸二分骨陷中，动脉口当肩。

承浆　任。唇棱下陷中，开口取之。

液门　焦。小、次指岐骨间陷中，握拳取之。

鱼际　肺。大指本节后内侧白肉际陷中。

少商　肺。大指内侧，去爪甲角如韭许。

照海　肾。足内踝下四分，前后有筋，上有踝骨，下有软骨，其穴居中。

肺俞　膀胱。第三椎下，两旁相去脊各一寸五分。

风门　膀胱。第二椎下，相去脊各一寸五分，正坐取。

章门　肝。脐上二寸，横去各六寸。

魄户　膀胱。直附分下三椎，两旁去脊三寸，平肺俞。

风府　督。顶后入发际一寸中央宛宛中，疾言肉起。

中脘　任。上脘下一寸，脐上四寸。

三里　胃。膝下三寸胻骨外廉大筋内宛宛中，两筋分肉间，举足取之，极重按之则附上动脉止矣。

气海　任。脐下一寸半宛宛中。

膻中　任。玉堂下一寸，横量两乳间陷中。

膏肓 膀胱。四椎下一分，五椎上二分，两旁相去脊各三寸，四肋三间，正坐屈脊伸两手，以臂着膝前，令端直，手大指头与膝头齐，以物支肋，无令动摇。

百劳 督。第一椎陷中。

丹田 任。脐下一寸半。

委中 膀胱。腘中央约纹动脉陷中，伏地取之。

水分 任。下脘下一寸，脐上一寸，穴当小肠下口。

泄水 大肠。即偏①历，腕中三寸。

通里 心。掌后一寸陷中。

天枢 胃。去盲俞一寸，挟脐中两旁各二寸陷中。

三里 曲池下二寸。

大敦 肝。足大指端去爪甲角韭叶及三毛中。

期门 肝。直乳下两旁端，不容旁一寸五分。又曰：乳旁一寸半，直下又一寸半。

太冲 肝。足大指本节后二寸动脉陷中。

关元 任。脐下三寸。

内关 心包。掌后去腕二寸两筋间，与外关对。

飞虎 三焦。即支沟，腕后臂外三寸两骨间陷中。

公孙 脾。足大指本节后一寸内踝旁。

胃俞 膀胱。十二椎下，旁去脊一寸五分，正坐取之。

---

① 偏：原作"遍"，据医理改。

脾俞　膀胱。十一椎下，旁去脊一寸半。

中魁　中指二节尖，又阳溪名中魁。

阴陵泉　脾。膝下内侧辅骨下陷中，伸足取之，或屈膝取之，在膝横纹下，与阳陵泉对，稍高一寸。

五里　大肠。肘上三寸行向里大脉中央。

臂臑　大肠。肘上七寸腘骨端，肩颙下一寸，两筋两骨罅陷宛宛中，举臂取之。

鸠尾　任。两岐下一寸。

肩颙　大肠。肩端两骨中有穴。

后溪　小肠。手小指外侧本节后陷中。

劳宫　心包。掌中央动脉，《铜人》屈无名取之，又屈中指取之，又云屈两指取之。

涌泉　肾。足心陷中，足卷指宛宛中白肉际，跪取。

人中　督。鼻柱下沟中央近鼻孔陷中。

长强　督。骶骨端计三分，伏地取之。

血海　脾。膝膑上内廉白肉际二寸半。

心俞　膀胱。五椎下，两旁去脊一寸半，正坐取之。

肾俞　膀胱。十四椎下，去脊各一寸半，前与脐平。

志室　膀胱。十四椎下，两旁去脊三寸。

尾翳　即鸠尾。

承山　膀胱。腨肠①下分肉间陷中，又云腿肚下分肉

---

① 腨（shuàn 涮）肠：即腓肠，小腿肚。

间取穴，须以两手高托壁上，两足指离地，用足大指尖竖起上看，足锐腨肠下分肉间。

商阳　大肠。手大指、次指内侧去爪甲角韭叶。

太溪　肾。足内踝前起大骨下陷中，又内踝前一寸。

灵道　心。掌后一寸五分。

天突　任。在颈喉下一寸宛宛中。

筋缩　督。九椎下，俯取。

阴维　即照海。

阳维　三焦。即外关，腕后二寸两骨间，对内关。

腰俞　督。二十一椎下宛宛中，以挺身伏地舒身，两手相重支额，纵四体，复乃取穴。

交俞　未详。

巨阙　任。鸠尾下一寸。

维会　任。脐下四寸。

隐白　脾。足大指端内侧去爪甲角韭叶许。

厉兑　胃。足大指、次指之端去爪甲角如韭叶。

上脘　任。巨阙下一寸，脐上五寸。

神门　心。掌后锐骨端陷中。

璇玑　任。天突下一寸六分陷中，仰头取之。

至阳　督。七椎下，俯取之。

然谷　肾。足内踝前起大骨下陷中，又云：踝下一寸。

浮白　耳后入发际一寸。

商丘　脾，足内踝骨下微前陷中，前有中封，后有照海，其穴居中。

愚于岁次甲子仲夏间，到姑苏设针灸局于西阊之外，六七两月但下江风从针灸，亦便贫者之施。愚临针灸疾病时，先诊脉理，分别症候之寒热，然后从经络按穴道，皆遵《明堂铜人》参图，或当病而用针，或当病而用灸，或头有病而脚针，或左有病右畔灸，因病审穴，未敢差拗。书云：针则不灸，灸则不针。针本刺孔以泄热，热症之相宜；灸艾灼以火入，寒症之符节。若将针刺寒症犹可，误用艾灼热症，是以热济热，如人既入井而反加之石也。倘临治寒症之深者，如痞块、痰瘰之候，勉以针孔加灸，仍用膏盖，以助消散磨坚也。又或遇病之更深，虚弱之至者，虽针灸之得效，非针灸可收功，又立方，或煎剂，或丸料，内外相兼，以却其根固者也。当其设局之时，至午不针，随步闲行，历观设局约有十辈，愚常杂于众人中而观之。又日也，步西阊外，立局者有姓氏，称号大师，衣纱罗，坐高堂，就局者盈庭满室，观其用针，长有二寸许，针尾有三系曲钳，将针刺入，即用艾圆安于钳内，或三壮，或五壮，任其火灼。愚问就治者：汝是何病？病者曰头痛，则针上加灸于头，又易病者而问之，病者曰足病，则针上加灸于足，并不知脉理分寒热，概以针、灸并施于天应穴<small>天应穴者，痛处则针痛处，名曰天应穴也</small>，当寒症未尝不效，值热症者，是以火济火，病反增剧也。其余之局，皆难全经络穴道之施也！

怪异劳伤杂症医案

读《脉诀》中有乍大、乍小、乍数、乍迟为祟脉，多有左数右迟、左迟右数同也，由世之医工呼吸未清，迟数何别。如孔子曰：鬼神之为德，其盛矣乎。如秦缓疗晋成公病入膏肓，针之不及，灸之不到，公曰：厚赠而归之。诸大夫请厚赠之由，公曰：吾夜梦二童子有言，膏肓二穴可藏焉。今夫知脉理分迟数者，遇祟可祀，反为怪异惊笑，殊不知三教中多从事于鬼神也。

一妇年三十外，病咳嗽潮烧，饮食减少，形容脱真，诸医服药，反复不常。延余诊之，脉得左手六至，右手四至，乃左右不齐，是为祟脉。其夫细述病源，余曰：皆非也，汝问之梦中有死者之灵相与语乎？对曰：有是梦。余曰：即于少商穴以艾火灸之，方可挽回，非药可及也。妇畏火灸，只求服药，勉用八珍汤不效。夫问死期，不满两月，果如期而殁。

一妇年三十岁，病心痛，有块如杯大，不思饮食，形瘦经闭。商余治之，脉得左手七至，右手三至，按之有力，问之梦中有死者相与语否，对曰：然。余曰：此病不全在药力，当于艾灸两大拇指，汝愿乎否？妇曰：救命是听。余将两大拇指少商穴用红头绳系合为一，连灸艾壮七圆，是夜不梦，次日胸块觉微小，再诊脉息，数而洪大，药用四物汤加桃仁、红花，六剂而痊。

一女年十四岁，病疟，五日一次。余曰：疟无五日，此非疟也，气血两虚之病。脉得右手六至，左手四至，此为祟邪伏体，亦先天未足。余用艾灸少商穴，接用八珍汤减人参，倍黄芪，十剂而痊。

一老妇病咳嗽吐痰，食减神疲，形容憔悴，卧床昏沉，家且贫乏，又值丧子痛伤。遇余诊之，左手三至，右手六至，问之梦中有人与语否，妇曰：闭目时则有红脸者，穿红袍，身长过半，形魁威武，立于身前。余曰：此土神也，当敬而祀之，速备净献，多办资钱，于更深时送十字路而祀之，再备净献，是当方正神，并香火亦祀之，自然病安。病家信而行之，果是夜不梦，病亦渐安，未曾服药而痊。

一妇年二十外，食止心痛，神疲昏沉，日惟贪眠，已数月矣，服药不效。延余视之，脉得左手六至，右手四至，问之梦中有人相与语否，对曰：有邻里一女，在半载前亡过，今闭目时即见之相语相食。余曰：不必服药，可备三献安堂上，供奉城隍、土地、司方灵神，再备三献，多办冥资，送往十字路口化钱祀之。病家依行，果是夜不梦，次日病减而痊。

一妇年二十外，因小产后病咳嗽潮热，心痛烦躁，食减神疲，泄泻经闭，筋骨疼痛。药服百剂，病反日深，延及一载，方迎余治，阅其方案，皆以气血两虚，用八珍汤之加减。余诊得脉来七至，按之稍有力，药用养血清热，二剂效，十剂病减半。忽一日吐血碗余，鲜瘀并出，脉来右手七至，左手四至，余曰：今见祟脉，有邪附体，宜多备冥资三献，于更深时分送十字路而祀之，然先备三献，安城隍、土地在堂上，亦先祀之。其妇曰：诚然。于昨夜黄昏时分觉卧房窗外似是老妇之音，有言曰：只在明日一日已，吾去矣。妇闻而惊惧，即呼家中人同执烛而视之，不见其踪。是夜遵而祀之，次日病脉皆平和。余思昔秦缓疗至病入膏肓事同耳，设余生当时，将膏肓二穴针刺艾灼，观其祟又何匿哉！

一人年三十外，病痿症，诸医认为湿痹，发表升湿，致病沉重，倒卧床褥。及延余治，以痿本不足，用滋补而病稍效。忽一日周身肉战，呼号疼痛，昏沉食止，急延余视之，脉得左手四至，右手七至，余曰：非本病之反复，是谓祟脉邪伏之。其父曰：然。于近处有卜者，皆称神明，着人往卜之而回言：吾家有亡戚附祀，于今祀斩，是有碍焉。言之符合，余着谨备三献，恭奉本境正神，又备三献，多办冥资，于更深时分送往十字路口祀之，次日病减，仍治痿症而又效耳。但此症多有再婚之妇，前夫访至为祟者，或孤魂野鬼干于亲属，求索宿债者，此不足为异也。

一人年六十外，家甚殷厚，病形骸柔弱，神衰食减，遇风则却退无避，或遇大风常被吹倒，因之不敢外出，遇事外出，着人伺其旁，以便了扶，已二十年矣。延医百余，服药车载，未见一效，且未知是何病名，心伤甚切。言虽慕余之名，实则观余案方而来也。将病源细述一番，诊得脉来四至洪大，乃虚火上炎之象，但症与脉不相符，时尚沉吟，细思彼是富人，妻妾必多，过服霸术者有之，问曰：昔年曾服八味丸否？对曰：常服。此中桂、附之毒也，乃热伏肾宫，致肾水不达皮肤，故形骸如是也。余用六味地黄汤去山萸肉，加赤茯苓、龟胶、女贞子、黄柏为丸，服之十日而效。后又检前服之方数纸与余看，内有一方与余之方相同，只是字丑，余问之：既得此方，为何不服？对曰：此医生本不通医理，如治病者，必俟仙判得方，因之未服也。后仍以六味加减，一料而痊。

一人年五十岁，病形衰体倦，惊悸梦遗，饮食减少，行走间有心虚坠倒之畏等症，已二十年矣。家道颇充，迎医百余，药服千剂，未见一效，病反增剧。时余治彼之邻里病症，迎余相商，脉得迟而有力，然病之由，由于风寒而起，对曰：二十年前壮健时，单衣就睡，夜卧露地。余曰：病症亦杂，非一方也。余用黄芪、白术、当归、川芎、附子、干姜、厚朴、独活等味，六剂而神稍清，食稍增，因是久病，改用六味地黄汤去泽泻，加龙骨、牡蛎，又六剂，遗泄之病减期，又改天王补心丹，而惊悸恐坠之病稍定，再以八珍汤减人参为丸料，于今十年，病痊七八，以保其身而无前者之磨苦也。

一人年四十八岁，病十六年矣，只有三症，每日饮热茶计十壶，至夜卧时眼胞皮肉不能闭合，又身卧于床上，两足相掣，若农夫之打连杖者，百治不效，意以待终，惟求识病之名即心甘也。一日有友相荐，不远五十里而来求治，脉得五至沉实，问之酒量，性不饮酒，问之烟量，日吃两余，自十六岁吃起，以至于今三十二年矣。余曰：烟之害也不浅，精津血液则俱被烧干，致脏腑、经络、筋骨皆枯燥也。胃燥则渴，引水自救，则过饮茶汤，心、肝燥则目张不得闭合，筋中燥，卧则不能敛骨，骨不撑筋，筋枯自皱，是以掣也。三病皆一也，理明症楚，何疑乎哉？问可治否，戒烟可治，余用四物汤去川芎，加丹皮、木通、猪苓、滑石、黄芩、栀子、黄连，四剂茶止，仍以原方加减为丸料，半载而痊。

一人年二十岁，病饮食不思，亦不知饱饿，精神疲软，日惟水酒数杯，已半月矣，曾服药不效。延余治之，脉得细弱无力，此乃勤工之过，劳伤之病也。旁者曰：幼年失父，母、弟数人仗子佣工度日。余用香砂六君子汤，四剂不效，仍原方加附子、干姜，一剂而应，谕以自知重惜，庶乎可保。

一妇年二十岁，病心痛，作热治之不效，又寒凉治之亦不效，求神解杀亦不效，病家无措。及延余治之，脉得迟而有力，本是凉症，已服过桂、附，何得不效？细思之，当从痧治，放痧紫血出，痛止病安。

一人年及三十，病少腹疼痛，每日到午时即发，夜半方止，已经三载，服药无效，不能佣工度日。商余治之，脉得数而无力，乃劳伤之脉息，虚火已上炎，而少腹痛当作负力之死血。余用四物汤去川芎，加元参、麦冬、杜仲、木通，连进十服，脉息平缓，痛不止，仍以原方加红花、桃仁，痛亦不止，再以原方加大黄、芒硝、三棱、莪术，二服下痰冻微少，色如藕粉，如是者三下，下得白冻约二三碗，缓缓痛止而痊。余思白冻者，本寒痰也，其人先受寒邪，后加劳伤，所以劳伤之脉现也。

病本不死，加病而死：

一妇年五十岁，病咽喉微痛，齿亦微痛，面微浮，膈不舒，头眩晕，食减半。延余治之，素知其妇生育多胎，所出病症皆血虚、虚火之候，诊其脉三至为迟，此一朝寒邪掩了脉息，未便用药，以葱汤微服之，并拭上身，次日寒散，脉得五至无力，此脉与症相合，余用生地、当归、白芍、丹皮、元参、木通、桔梗、瓜蒌，二剂而效其半，家贫自调。越七八日，又来延余，言及呕吐，往诊脉又得三至为寒，余曰：此病本不死之症，今日二次受寒，若三次受寒则不可治。勉用理中汤而效，其妇凛遵不出房帏。越七八日，又来延余，说两胁刺痛，余曰：三次名曰插胁之寒，不可治也。辞之，越十日而果亡矣。

与前同：

一人年二十外，病得风瘫之症，全身不能掉移，仰卧于床，已两月矣，延医数辈，服药不效。迎余治之，脉得迟而有力，乃风寒入骨，所以筋骨皆废也。余用附子一个，干姜五钱，厚朴、二活、香附、川芎大剂，一服而效，八剂而痊，病者遍游村党，喜悦之。至越半月，又来延余，言头痛甚，筋骨软，胸胀满，复诊得脉又迟，今日受风，勉用参苏饮而无效，务要慎重十分。又越日，又来延余，说头痛，身坚硬，往视之，脉又迟，勉以理中汤而又效，此是二次受凉，作病复二次矣，若三次受凉，汝命尽天年，不可治也。又越半月，果又来延余，说头痛身痛，食呕卧床，余辞之，再三哀求而去，投以理中汤、补中益气汤，皆不效。后延医更治，亦不效，越半月而殁。

病当死，反不死：

一人年三十外，病泄泻，色污浊如扬尘水，肌瘦神衰，形登鬼录。延余治之，诊得脉来七至如丝，已八日矣，观之病至十分，无治法也。病家哀求，勉用六味地黄汤去泽泻，加苍术、防己、木瓜，六剂而病微效，脉亦渐减，而犹如丝。病家意急求功，余辞不治，后延挨①月余，亦未服药，缓缓而痊。医家以此症观之，难定生死耶。

与前同：

一人年三十外，病已两月，延医不效。余他往方归，延往视之，面青神败，胸板食止，口渴便赤，大便艰结，

---

① 挨：家刻本作"漫"。

心烧不眠，形如鬼录，诊其脉七至如丝而坚弦，此乃劳伤气力之象，辞以不治，再三哀求，死无怨焉。余用熟地、生地、当归、白芍、丹皮、黄芪、栀子、元参、木通，一剂而稍效，脉稍平，接服之五剂，腹内疼痛，脉又七至而稍有力，此乃烟酒之毒将离肠胃，以原方加大黄、芒硝，下热毒污秽碗许，痛止，身稍安。又数日，腹肿面浮，脉来八至，余辞之，病者昆玉再四哀求，仍以原方滋养，数剂则胃口开食进，渐调数日，神健步强，能任轻工，似痊愈矣。但此病犹疑反复，余有他行，即离彼地矣。

一人年三十岁，病烧热身软，卧于床褥，食止神疲，筋骨疼痛，已十日矣。自以葱姜汤汗之，致病益甚。延余治之，素知其人好勇斗狠，又劳役奔走，脉得七至而无力，余曰：此乃劳心劳力，劳伤筋骨之候。急以熟地、生地、当归、白芍、丹皮、元参、麦冬、木通、枣仁、远志等味，二剂而病释矣。

一人年及四十，曾习医道，从师日久，书颇熟练，知自己脉在不足之列，观自己病在软弱之形。得会于余商焉，脉得五至，弦细而如刀责①，余曰：劳伤之象也。药用熟地、当归、白芍、丹皮、元参、车前、栀子，四剂而脉平缓，效矣。仍以原方四剂，彼言又效，余曰：病效而脉反复五至，其中有劳伤之象现焉。再以原方四剂，脉得

---

① 如刀责：家刻本作"坚"。

两手寸尺皆平，惟两关三至，此是中陷之脉息现耳，缘思虑伤脾，积滞留焉。亦以原方加减，兼补中益气汤，四剂而下恶血污积十余行，而尽止脉方平和，而精神身体渐健也。

药性述要_{共药壹佰零六味}

考本草之书有数十家，品类过多，以中才之士读之，类其名亦且繁，尚难尽其性也。但其性一味可治数病，而今人以数味共为汤散尚未能夺其病者，虽用之而未达病源，故无相符耳。然本草之书不可不读，要识其繁而简其要，熟得药性之旨，方能合于病而应于手也。愚今拆其繁而选其要者百味，备述性味，皆合正汤散王道之需，附于卷内以便览焉。其疗病也，只此过半矣！又有高才之士，何妨无书不读，自有博而致约之功，总归捷录之要者也。

人参味甘，性微温　开胃扶脾，接真气在顷刻；益肺宁心，回元阳于既倒。虚寒阳陷相宜，阴虚火炎反戾。

生地黃味甘、苦，性寒　凉血补阴，去瘀生新。胎前产后必须用，热症吐衄为相宜。

熟地黃味甘、苦，微温　补肾益精，利血脉而精神充足；润腑滋脏，壮筋骨与关节咸宜。阴虚火上炎者急需，气虚阳下陷者更迫。

天门冬味甘、苦，性寒　润肺去燥，生津止渴。补肾降火，骨坚筋强。痿痹要药，干咳宜资。

麦门冬_{味甘、平，性微寒} 清心宫之热，烦躁皆安；润肺中之燥，干咳能平。利于虚火，实热功微。

白术_{味苦、甘，性温} 健脾开胃，磨化食物成精微；燥痰除湿，能消积滞宽肠胃。阳虚者可采，阴亏者反燥。

苍术_{味辛、甘，性温} 燥脾去湿，水饮皆消。发汗散满，瘴气宽平。

黄芪_{味甘，微温} 补元阳而定喘，充肤敛汗；开胃口以进食，虚寒下陷。生用走表托汗，肿毒升散。

远志_{味苦，性温} 益心气而惊悸无忧，走肾经而志强有赖。

菖蒲_{味辛，性温} 开心宁神，耳目聪明。归脾燥湿，九窍通利。

葳蕤_{味甘，性平} 润肺气和，寒嗽无忧；益肾精足，腰府常强。走元阳功同人参，益阴分性均地黄。力薄也，宜多用。

山药_{味甘，性温} 益气分而脾胃健，补阴分而肾水和。虚泻者补正之功，下陷者升举之力。

薏苡仁_{味甘，微寒} 润肺经，痿痹咳嗽皆宜；理脚气，湿痹软弱有赖。燥者使润，湿者能燥，惟寒凉筋急者忌也。

木香_{味苦、辛，性温} 入心肝，疏气郁，疼痛自平；走脾胃，散寒食，呕逆常消。痢中用之，冷痢宜也；热痢服之，受害非轻。

石斛_{味甘，性平} 归肾益精，足膝之患有助；扶胃平热，饮食之滞不停。质气轻而力薄，利大剂膏丸之需。

牛膝_{味苦、酸，性平} 准产者益肾宫，利腰膝，强筋壮骨，通经坠胎；川产者理跌仆，正伤损，过关通气，引药下行。

川芎_{味甘，性温} 虽养血而善走，能调经以利行。血滞凝结为当，血行崩漏宜减。四物汤用之不当，血虚火炎者服之升助。

当归_{味甘，性温} 性全血分，生新除瘀之功；荣润经络，疗疼止痛之力。阴虚火炎者以之降伏，女人胎产中仗以扶持。

白芍药_{味酸、苦，微寒} 平肝而泻血热，胁下刺痛；养脾能润枯燥，热痢调和。人徒以酸敛为戒，谁知血虚火炎功宜。

五味子_{味皮肉甘、酸，核苦、辛，都咸，性温} 入肺宫，敛耗散之元阳，生津定喘；走肾经，摄不足之真阴，梦遗精滑。

丹参_{味苦，微寒} 性归血分，味益心气。力全胎产，功同四物。安生胎，落死胎，去瘀生新；止崩漏，调带下，力薄重剂。

玄参_{味苦、酸，性微寒} 性虽寒凉，泻阴分火炎；味苦清热，壮水中真阴。所以劳症、骨蒸、斑毒、烦躁咸宜。

知母_{味苦，性寒} 清肺经之枯燥、干咳、烦渴，泻肾经之虚火、骨蒸、劳热。

贝母_{味辛、苦，性微寒} 润养肺经，利干咳并燥痰；涤荡心宫，清烦躁与郁结。

紫菀_{味辛，性温} 性辛温，利肺寒。气促痰喘寒劳也为宜，咳吐脓血属热也反碍。

款冬花_{味甘、辛，性温入肺} 性辛利于散，性温利于寒。久病喘咳，寒也应用；新病痈痿，热也无功。今人遇虚损之咳嗽辄以投之，误人也不浅。

百合_{味甘，性平} 润养肺经，宁咳止嗽，收敛之功耶；力入心宫，安神定魄，镇御之力欤。

天花粉_{味苦，微寒} 清中焦之燥痰，利膈中之烦渴。实名瓜蒌，治疗多用。

续断_{味辛，性温} 续筋骨之软弱，补劳伤之虚损。行气血，关节利；益肾水，泄遗无。腰痛宜投，胎产频用。

秦艽_{味辛，性温} 去风活络，辛散之性也；筋骨痛减，温逐之力耳。人皆以为补剂，非若防风之猛耳。

木通_{味辛，性平} 淡能宣通，君火宜也；妊妇须忌，下乳催生。

车前子_{味甘，性寒} 引膀胱，水邪不留；通五淋，热结常清。

灯草_{味淡，性寒} 清心宫之热，烦躁安宁；分小肠之蓄，利水偏长。烧灰吹喉痹，涂乳止夜啼。

金银花_{味苦、甘，性寒} 解脏腑热毒，散经络痈疽。酷热频饮而热邪清，烟酒过度而湿热渗。

升麻_{味甘、苦，性微寒} 升清阳之气于上，提风寒之邪于外。气虚下陷者要也，寒泻脱肛者用之。

柴胡_{味苦，性微寒} 入胆经，主寒热疟疾；入肝经，主胸满胁痛。升清阳佐上，散胸中气逆。

前胡_{味甘、辛，微温} 降气则胸满宽平，理痰而喘咳多效。

独活_{味甘、辛，性微温} 性搜风寒，筋骨疼痛有效；湿痹酸疼，经络凝滞消散。独活惟伏，无风不入；羌活多游，功达肌肤。

细辛_{味辛，性温} 主头痛，风寒湿痰；理鼻塞，下气破结。

防风_{味辛、甘，性温} 去风寒深入脏腑，散热郁浅停皮肤。

荆芥_{味辛、苦，性温} 理血疏风，皮肤邪去。疮疡寒湿，经络滞消。

薄荷_{味辛，性温} 疏散风热而头目清，宣通郁结而气下平。

紫苏_{味甘、辛，性温} 温中焦寒邪达表，苏子降气逆消痰。

干葛_{味甘，性平} 止消渴，清胃热。理血痢，止呕吐。

麻黄_{味甘，性温}　诸家表症而载，岂知里证堪取。同温燥能提脏腑寒冷，共风剂可散经络寒邪。

白芷_{味辛，性温}　散足阳明风邪，呕逆胀满；走足太阳经络，头痛齿疼。肌肤瘙痒，止痛排脓。

藁本_{味辛，微温}　去风专于巅顶，除湿长于升散。

香薷_{味辛，微温}　夏月阴寒闭遏，暑气腹痛。开胃和脾，霍乱吐泻。

黄连_{味苦，性寒}　清上焦之热，斑狂阳毒疮疡；理脏腑之燥，烦躁热痢腹痛。用黄连而兼养血，无热不功。

黄芩_{味苦，性寒}　入肺经，止热嗽，燥结痰黏口中疡；清大肠，除泻痢，二便闭涩肠内痈。

桔梗_{味辛，微温}　宽中焦，理咽喉；清肺热，消痈痿。胸胁疼痛须用，托载诸药缓留。

香附_{味辛，性温}　开郁行气，舒经散寒。同参、芪而气益彰，与归、芍而血流行。

草豆蔻_{味辛，性热}　入脾胃，温寒邪，心腹疼痛致效；暖中焦，化食积，吐泻胀满多灵。

肉豆蔻_{味甘、辛、涩，性温}　入大肠，泄痢滑脱者兜涩功能；走肾经，泄自滑者温暖仗持。

元胡索_{味苦、辛，性温}　行气血之凝滞，调经水而流通。止心腹疼痛，破胸胁阻滞。

郁金_{味辛、苦，性温}　开气郁，血积痞逆能平；散胀满，饱闷凝结舒宽。

京三棱_{味苦，性平}　破坚积，消痞块。新邪强实者当之，久病乘虚者兼补。

蓬莪术_{味苦、辛，性温}　破脏腑之壅滞，积聚痞块皆消；疏经络中串结，痰饮凝结通调。

半夏_{味辛、平，性温}　性燥消脾胃中湿痰，味温散经络之冷邪。头眩咳逆，上焦痰升；胸痞胁胀，中焦湿留。

附子_{味辛、甘，性大热}　温脏腑之陈寒冷积，燥经络之痞块凝滞。益命门火旺，温肾宫泉冷。寒散即已，过服燥阴。

大黄_{味甘，性寒}　性雄味烈，瘀血积聚消除；号曰将军，留饮宿食无停。便闭须要，热痢莫缓。

商陆_{味酸、辛，性寒}　水肿胀满，莫大之功；分利二便，决流之力。外湿功专，内湿宜减。

蕲艾_{味苦，性温}　暖子宫，安胎孕，虚寒合宜；止血痢，理肠红，寒症者中。灸百病而功高，误燥症反为害。

牛蒡子_{味辛，性温}　疏风热之痰壅，肌肤隐疹；理咽喉之闭塞，肿毒疮疡。

防己_{味辛、苦、平，性温}　利脏腑之湿，水肿腹满皆消；理脚气之肿，着坠酸软能除。

威灵仙_{味苦，性温}　宣经络痛风，强实者当之；去冷气痰凝，虚弱者兼补。

牵牛_{味苦，性寒}　逐水之力烈，气血未衰者可也；下气之性猛，元神犹旺者能当。

青蒿_{味苦，性寒}　退骨蒸烦热，性不偏燥；调脾胃进食，芳香有益。

高良姜_{味辛，性热}　去心腹之寒痛，疗胸满之逆冷。

连翘_{味苦，性寒}　清三焦热邪，解脏腑蕴毒。疮痒痛痒宜用，斑丹火毒须要。

葶苈子_{味苦，性寒}　泻气分之有余，胸胀喘满皆宽；利水中之肿满，痰饮聚停消平。

狗脊_{味苦、甘，性微温}　入肝经而强筋壮骨，归肾经而腰膝坚强。

白及　补肺经而痈痿有效，清血热之脓秽消平。

肉桂_{味辛、甘，大热}　温中行气，扶脾胃寒冷；益火壮阳，济经络凝泣。奔豚疝气，坚积痞块。

白茯苓_{味淡、甘，性平}　益脾胃，分水湿；入肾经，降泛痰。成形年深者力厚，抱根为茯神，安神定魄；红者为赤苓，破壅分利。

地骨皮_{味苦，性寒}　治在表有汗骨蒸，平腹内脏腑虚热。

酸枣仁_{味酸，性平}　收敛心神，管摄血液，乃固表虚之汗；补益肝脏，血自归经，用安彻夜不眠。

黄柏_{味苦，性寒}　泻命门火旺，肾水安静；利膀胱湿热，下焦安和。浣口舌之疮，敷足胫之患。

五加皮_{味辛，性温}　入肝舒筋，能除风湿；入肾壮元，力及固敛。脚弱风寒者相宜，血虚气弱者反戾。

桑白皮_{味甘，性寒}　泻肺中蕴热，喘嗽皆安；疏下焦闭滞，水邪宽平。枝可去风明目，子能益血生津。

杜仲_{味甘，性温}　益肾功溥，腰强骨坚；入肝强筋，机关咸利。

吴茱萸_{味辛，性热}　温肝脏，阴寒腹痛；燥肠胃，滑泻疝气。

山茱萸_{味酸，微温}　温肾宫，精足阳闭；荣肝脏，强筋壮骨。

槟榔_{味辛、甘、涩，性温}　性降，三焦气分莫能当；味烈，后重里急见解释。

山栀子_{味苦，性寒}　清脏腑燥热而烦躁安，泻三焦火郁使从便流。

枳壳_{味苦、酸，性微寒}　破真气，胀满痰癖可用；疏三焦，湿热邪留便利。按：枳壳性稍缓，而枳实性烈也。

厚朴_{味辛、苦，性温}　逐寒邪，胸满腹胀宽舒；理气痰，宿食呕吐应效。病去宜减，过服泄真。

猪苓_{味淡，性平}　分消水湿，亦利热邪。

乌药_{味辛，性温}　顺气，理冷邪攻冲；温经，散湿停为害。

木瓜_{味酸，性寒}　司筋，筋急筋缓皆便利；主湿，脚气痹弱有功能。

橘皮_{味辛、苦，性温}　入肺经，止嗽定喘；入胃经，清痰理气。留白名陈皮，能补；去白名橘红，能疏。

青皮_{味苦、酸，性温}　行经络阻滞之气，理脏腑胀满之积。

香橼　顺上焦之气，呃逆随降；进中州之食，痰饮消除。

芡实_{味甘，性平}　走肾涩精，遗泄多效；归脾健运，泄痢功能。

桃仁_{味甘，性平}　行瘀血而不猛，润燥结以不迫。

杏仁_{味甘，性温}　散上焦风热，喘咳痰清；利胸中气逆，闭郁宽平。

山楂_{味甘、酸，性平}　消肉食积滞，肠胃调和；行乳汁留停，瘀血消散。

麻仁_{味甘，性平}　润脏腑血分之燥，通大肠闭涩之患。

神曲_{味甘，性温}　开胃进食，健脾运化。腹痛食积，痰饮消平。

军姜[①]_{味辛，性大热}　温中散寒，翻胃呕逆之功；开胃扶脾，消食去滞有验。炮黑力减，因义相制。

生姜_{味辛，性热}　发表温中，燥胃止呕。气胀腹满有效，冷疼胁疼为宜。

葱白_{味辛，性温}　达表功速，风寒立除；通中发汗，经络流通。

石膏_{味甘，性寒}　性本寒凉，阳狂消渴从便出；味薄体

---

① 军姜：干姜的别名。

重，热结三焦随下行。

滑石_{味甘、淡，性寒}　利六腑之燥结枯涩，通小便之闭塞短数。

朴硝_{味苦、辛，性寒}　入胃腑，消食除痰；走大肠，破血荡热。

五灵脂_{味甘，性温}　理脏腑冷痰停蓄，行经络气血滞痛。

补泻温凉要得宜

如补者，补其不足也。夫人身中之病因气血偏胜而发焉，诚气血调和，斯人无恙，似物之长短不齐，当截长以补短，则形相侔也。是气虚者，宜拟类补气汤、改正四君子汤以补气。是血虚者，宜拟类补血汤、改正四物汤以补血。若血虚补气而气虚补血，是截短以补长，非为有益于物，而反损物也。果是气血两虚者，方用八珍之味，斯不过十中之无一耳。如果肾虚者，宜拟类补肾汤、改正六味地黄汤以滋之，此二汤者误用于气虚下陷者，反戾也。

如泻者，泻其有余也。然干燥闭结，因热邪迫血分之有亏，宜补血为本，兼用大黄、芒硝而下之，不过一二剂即止，恐下多则亡阴，仍养血以配气。又有湿症者，常使腹内胀满，坚硬不消，本因气分之弱，致寒湿相连，停留为害，宜补气为本，兼用商陆、牵牛、贯众、大戟而行之，必推痰冻而出，亦只一二剂即止，仍补气以配血，或气血两调之。

如温者，温燥寒邪也。若风寒之邪入筋骨脏腑之深，亦因气分之弱不能充御皮肤，故邪乘间而入，宜补气为本，兼用二活、防风、紫苏、肉桂、附子、干姜、吴萸以散燥之，亦不过六七剂即止，接以八珍汤调其气血。药过发散，有亡阳之患，药过温燥则伤阴分，引虚火之上炎而虚损致也。

如凉者，清其热也。但热邪之入则伤血分，久则干燥，宜补血为本，兼用石膏、黄连、栀子、黄芩以清之，亦不过二三剂即止，仍以养血配气，微热者兼分利之。

校注后记

一、作者考述

方肇权（1691—1760），字秉钧，清·新安休宁（今安徽休宁县）东山里人，与同里明代医家方广（字约之，号古庵）有属，为新安医学著名医家之一。方氏因母病而习医，既而感慨于当时名为医而实不知医者比比皆是，遂立志钻研医学并以医为业，之后遍阅古今医典方书，昼夜揣摩探究，历时数年乃成，后业医又达数十年之久，其间曾行医于大江南北，足迹遍布江、浙、汉、湘各地，积累了丰富的中医理论知识和临症经验，也形成了敢于变革的医学品格。方氏性本仁慈，做事敦厚笃实，业医的初衷便是以济世利人为己任，因此经常深入偏远山区，替百姓解除病痛，行医时不避亲疏，不分贵贱，不惟利是图，曾在苏州城内设针灸局，其间时时行走乡间，为穷苦百姓诊治疾患。晚年又结合平生所学以及医疗实践等编著成《方氏脉症正宗》一书，另有《药性述要》单行本行世，集中反映了方氏的中医学术思想及诊治经验。

二、版本流传考

该书现存两种清刻本，先由方氏家传存仁堂初刊于乾隆十四年（1749），即清乾隆十四年己巳（1749）刻本（以下简称家刻本）；之后又由武林大成斋复刻于嘉庆四年己未（1799），即清嘉庆四年己未（1799）武林大成斋刻本（以下简称嘉庆本）。

家刻本现藏于中国中医科学院图书馆、上海中医药大学图书馆以及成都中医药大学图书馆。计有 2 函 8 册，线装，竹纸，经后人金镶玉改装，板框尺寸为 17.6cm × 12cm。扉页牌记三列，右刻"新安方秉钧著"，中间刻书名作《医学正宗》，左刻"存仁堂藏板"牌记，上栏以上横排刻有"乾隆己巳年刊刻"字样。序言部分为手抄字体，行款：每半页 7 行，每行 17 字。有三篇序言并作者自序，每篇序言后均有作序者姓名、字号的阴阳文印章各一枚。正文部分为仿宋字体，每半页 9 行，行 20 字，版式四周单边，版心花口，单鱼尾，上记书名，中间记卷次、篇名，下记页次。该版本的刊刻时间已明，刻成后书板为方氏存仁堂所藏，扉页有"此书不可失落，此板家藏，无传世间"之戒，且京江钱为光作所的序言称"岁次己巳孟春朔日，沐盥敬拜于先祠，祠有修谱之役，工将告竣，庀下梨枣堆积尚多，予因而问之，梓人曰：徽郡方子之医书也。持稿以归，阅之数日，叹其用力之精勤，非苟作者"。该书凡例则有"后白下改《医学正宗》"之语，考京江即今江苏镇江，白下为古代南京的别称，说明此板即为方氏存仁堂家刻，刊刻地点为南京或镇江一带。

嘉庆本则仅见于中国医学科学院图书馆、中国科学院上海生命科学信息中心生命科学图书馆、苏州市中医医院图书馆，亦为 2 函 8 册，扉页牌记三列，右刻"新安方秉钧著"，中间刻书名作《方氏脉症正宗》，左刻"武林大成斋"牌记，上栏以上横排则刻有"嘉庆四年己未"字样，行款同家刻本。该版本从版式上看与初刻本基本一致，而其刊刻、包装都更为工整，校勘也更为精良，从内容上看似乎比初刻本要准确，原来该书除了以上两种刻本以外，尚有方氏家藏手抄本存世，是为该书的祖本，1990 年由安徽科技出版社整理出版的"新安医籍丛刊"本《方氏脉症正宗》即是以该手抄本为底本校勘而成。可见嘉庆本很可能是参考了手抄本以及初刻本的内容刊刻而成，而其在校勘上则更为精细，因此在内容上更接近于该书的原貌。此次整理以清嘉庆四年己未（1799）武林大成斋刻本为底本，清乾隆十四年己巳（1749）方氏存仁堂家刻本为主校本。各证候篇首引文依据他书校勘，并综合考订，旨在使该书的文献价值和学术价值得到进一步的保护和利用。

三、学术思想及临证经验

《方氏脉症正宗》四卷，综合性医书，刊于乾隆十四年（1749），其中卷一以脉诊和方剂为主，先辨脉理，次将前贤脉诀条分缕析，又列诸汤散。卷二至卷四则分列内、外、妇、儿等各科疾病的症、治、方药及医案，卷末又附有针灸撷英并常用药药性述要。该书集中反映了方氏的中医学术思想及诊治经验，即"准以呼吸迟数为脉中提纲，以寒热虚实为病中要领，以气血为身中根本，其余二十六字兼附其间，稽之病症百有余条，尽在十字之内"，而其中"改正诸汤散""拟类诸方"等内容则是对前人处方用药的大胆变革，对方剂学的发展做出了贡献。

1. 诊脉倡导呼吸迟数为纲

方氏认为诸病非寒即热，则脉必有呼吸迟数之别，诊脉时应先辨明迟数，然后参考其他脉象以辨症。他说："视二十八脉中惟迟、数二字是脉中提纲，病中渊源，何伪诀并不以提纲、渊源题明，反以二十五脉兼附者，浪分七表、八里、九道之胡说，全不达经脉之由来也。"诚然，古代医家论呼吸时，大多以"呼出二至、吸入也二至，四至合为一息周"为标准，再以呼吸来定脉数或脉迟，方氏认为是有困难的。他在初学时，不管白天还是夜间，经常按自己的寸、关、尺三部，将呼吸与脉搏进行比较，结果越观察越模糊。这样孜孜不倦地研究两三年，才忽然醒悟过来。他将呼吸倒悬推，以吸为先呼为后，发现"吸入则数至一二，呼出接数三与四，一息四至为缓脉，平和之则为权衡"。如果一息之中如不及，三至以下为迟脉，五至或六至为数脉，只有"息定吸呼数无差"，才能"病症心中了了明，然后稳诊他人手"。而高阳生假王叔和名所作的《脉诀》，以浮、芤、滑、实、弦、紧、洪列为七表，以微、沉、濡、弱、缓、涩、迟、伏列为八里，以长、短、细、虚、促、结、代、牢、动分为九道，则导致数、大、散三脉无所归。方氏说："经脉者，血气之先也，周于身而根于脏腑，或遇六淫之侵，七情之犯，病则达于脉也。惟明达之士，定其呼吸，分其迟数，察其盛旺休微，得其情由，如目视形容，言辞对答，何脉息理难明乎。"他认为《脉诀》将二十八种脉象分七表、八里、九道，是胡说。他说："据表者，浮也，浮于上为阳分；里者，沉也，沉于下为阴分。将浮、芤、滑、实、弦、紧、洪列于表，而沉分岂无滑、实、弦、紧之脉乎？将微、沉、濡、弱、缓、涩、迟、伏列于里，而浮分岂无缓、迟、微、濡之脉乎？论九道，道者，道路之道也，道理之道也，将以九脉为道路乎？为道理乎。"因此，他提出"二十八脉中惟迟、数二字是脉中提纲，病中渊源"。证之现今临床，以迟、数作为脉诊的提纲，不仅容易掌握，而且切中病机，符合中医临床实际情况，值得探讨。

2. 证治主张寒热虚实为要

方氏认为诸般病源都不离寒、热、虚、实四字，他说："夫治之理，寒者温之，热者清之，虚者补之，实者泻之，此一条大路而无弯曲也。"因此，他在临证治疗时强调"寒者散寒，热者清热，实者峻削，虚者益补"。虽然病证千般，汗牛难竟，但可以此四字概括。"如中风寒也，入于筋骨经络；火则热也，干乎脏腑血气。寒邪之侵当以温散，暑阴之犯惟从热剂。惟寒为湿，用升渗以分利；枯焦即燥，须荣润而清凉。气病者，虚气、实气，冷滞宜分；血病者，虚火、实火，寒陷要审。中寒者直中三阴脏腑，受寒者渐次经络筋骨。伤风冒之近浅，痼冷寒之久深。寒包乎火，素有热蓄；火包乎寒，不无凉积。水肿者，阳水、阴水之分；疟疾者，热疟、寒疟之殊。肺痿，劳伤肾败；肺痈，热毒肺燥。痢疾两端，要穷冷热；泄泻多异，审其实虚。翻胃者命门火衰，隔食者肾宫水涸。心痛者寒、热、虚、实相参，虚损者水、火、气、血须穷。癫痫者寒痰乘陷心宫，阳狂者热邪干犯君主。腰痛有根肾之寒虚，黄疸本是脾之湿蒸。霉症总因寒湿，怪病多端；痰饮亦缘湿停，奇症难明。原夫头痛，风寒之干，亦本气虚血弱而致；眩晕，气血之亏，致令痰涩经络有阻。呕吐哕，热寒气火；肋胁疼，寒热血亏。喘因火迫，三焦血少；哮为气弱，肾脏寒邪。霍乱者内外伤感，干霍乱肠胃枯焦。咽痛者脏腑热壅，倒鱼刺肾败火炎。咳嗽有寒有热，须知虚炎；眼目有虚有实，要察寒凝。鼻病究寒凉逆犯，口苦穷热邪干冲。耳聋须知寒与火，齿症辨别胃与肾。惊悸者，谋虑伤心也；健忘者，心肾不交也。呃逆，火咎于胃，原为阴火攻冲；消渴，热归三焦，盖由血分有损。自汗阳虚，盗汗阴弱。积聚脾伤，痞块冷结。身体痛，风寒痰滞；骨节痛，寒湿血亏。瘟疫虽归气运，六淫干犯；郁结咎于脏腑，七情相牵。颤振无握，经络筋伤；倦怠嗜卧，脾胃寒湿。风痹瘾疹，热邪之轻也；斑丹火毒，热邪之重也。鹤膝风者，风邪入骨也；鼓槌风者，风寒伤筋也。梦而遗者，相火之强也；精自滑者，气虚下陷也。魄门秘结有冷热之分，膀胱癃闭为虚实之别。遗溺者，肾膀寒虚之异；淋症者，三焦冷热之殊。便浊，脾胃病，渗漏空处而流行；垢腻，膀胱热，附于便道以随出。疝归肝病，风寒入肾肝而冷结；痹虽杂邪，寒湿侵气血以壅阻"。以上短短数十言，将临床疾病的要领尽概括于此，对于临病立方，可谓是提明捷径。

3. 方剂改正以得原情合病

方氏喜读历代医家著作，认为"遍观诸方书中汤散，多有温凉并用，表里同施，或不辨气血之偏胜，纯行克伐者有之；或不分脏腑之虚实，补泻混用者有之；或十余味、二十味者，立汤散之名。思之古人设一拦江网，待愚昧者之为医也。若明白者，何必以古人之规耳！且汤散中药多性杂不相对病者，反致元神之益亏也"。因此，他对前人处方用药大胆变革，将首用汤方改正一二，以得原情合病。如改正六味地黄汤，他说："六味地黄汤者，原因肾经虚弱，水不制火而立也。今人不识分辨阴阳，举手错乱，一遇虚弱之症及久病未能取效者，或不知病之名者，概以六味地黄汤加减用之，或加减为丸料，或纯以六味地黄汤为煎剂为丸料者，是阴虚火炎者相宜，若是阳虚气陷者用之，反致阳衰阴旺，唤起偏胜之患出也。又有将六味地黄丸经数年服者，有经一二十年服者，未见功效者多。但六味中功虽补阴，唯泽泻一味不当用于肾虚水弱汤中，察泽泻之性虽泻阴火，实泻肾之元神，如肾虚水弱之火岂堪泻乎？设遇阳虚体弱、中气下陷者服之，则气益陷而肾水又泻，以一药而二者受害，必致精滑不可胜言矣！处方者当未及深思耶。或是体健、相火炎者爱以六味滋养其身，于中泽泻只可须微用之耳。理宜去泽泻，易车前，车前之性走溺窍，闭精窍，是易为当也"。再如改正四物汤，认为"四物汤者，因血分虚弱而立也。但血虚则热生，火必上炎，脉必数而洪大，迫经脉中气血奔腾前走，过行度数矣。四物汤用生地、当归、白芍，皆能养血，血得生而热自平，不当用川芎，川芎之性虽养血而长于催行，血虚度数已过行，何得又催行乎？理去川芎，改丹皮"。因为"丹皮之性能和血，又清血中伏热，易之当也"。从中可以看出方氏对方剂改革下了很大心血，为方剂学的发展做出了贡献。

《方氏脉症正宗》为清代的一部综合性医学著作，具有较高的学术价值，学术界对其进行的整理研究始于1990年，时由安徽科技出版社以该书的家传手抄本为底本校注出版，从而引起学术界的普遍重视。之后对该书的研究大致包括三个方面，首先是对《方氏脉症正宗》某一方面学术主张的研究，如章健《〈方氏脉症正宗〉方剂学特点初析》、洪必良《浅探方肇权的"改正汤散说"》、程园园《方肇权治痹用药刍议》、徐重明《浅析〈方氏脉症正宗〉治痿》等；其次是在对"新安医学"的研究中提及此书，如蔡宗扬《〈新安名医考〉休宁籍医家补遗》、童光东

《〈试述新安"温补培元方"》、王键《新安固本培元派》、陆翔《新安医家创方研究思路与策略》、王又闻《新安医家诊法发明》等；再次是中医文化学方面的研究，如台湾学者涂丰恩《择医与择病——明清医病间的权力、责任与信任》一文，通过对《方氏脉症正宗》大量医案的研读，分析了清代医患关系中涉及的权力与伦理等问题。我们在对《方氏脉症正宗》进行系统整理研究的同时，借鉴学术先行者的研究成果，综合考察了它的作者、学术思想及版本源流等。

总 书 目

I

本　草

方　书

卫生编

袖珍方

仁术便览

古方汇精

圣济总录

众妙仙方

李氏医鉴

医方丛话

医方约说

医方便览

乾坤生意

悬袖便方

救急易方

程氏释方

集古良方

摄生总论

辨症良方

活人心法（朱权）

卫生家宝方

寿世简便集

医方大成论

医方考绳愆

鸡峰普济方

饲鹤亭集方

临症经验方

思济堂方书

济世碎金方

揣摩有得集

亟斋急应奇方

乾坤生意秘韫

简易普济良方

内外验方秘传

名方类证医书大全

新编南北经验医方大成

临证综合

医级

医悟

丹台玉案

玉机辨症

古今医诗

本草权度

弄丸心法

医林绳墨

医学碎金

医学粹精

医宗备要

医宗宝镜

医宗撮精

医经小学

医垒元戎

医家四要

证治要义

松厓医径

扁鹊心书

素仙简要

慎斋遗书

折肱漫录

丹溪心法附余